Systemische Supervision in der Pflege

Gordon Heringshausen ·
Natalie-Reyes Castellanos-Herr ·
Ivo Winterstein

Systemische Supervision in der Pflege

Methoden, Instrumente und
Fallbeispiele für die Umsetzung

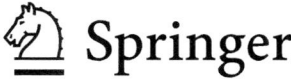

Gordon Heringshausen
Berlin, Deutschland

Natalie-Reyes Castellanos-Herr
Hannover, Deutschland

Ivo Winterstein
Borkheide, Deutschland

ISBN 978-3-662-71703-5   ISBN 978-3-662-71704-2 (eBook)
https://doi.org/10.1007/978-3-662-71704-2

Die Deutsche Nationalbibliothek verzeichnet diese Publikation in der Deutschen Nationalbibliografie; detaillierte bibliografische Daten sind im Internet über https://portal.dnb.de abrufbar.

© Der/die Herausgeber bzw. der/die Autor(en), exklusiv lizenziert an Springer-Verlag GmbH, DE, ein Teil von Springer Nature 2025

Das Werk einschließlich aller seiner Teile ist urheberrechtlich geschützt. Jede Verwertung, die nicht ausdrücklich vom Urheberrechtsgesetz zugelassen ist, bedarf der vorherigen Zustimmung des Verlags. Das gilt insbesondere für Vervielfältigungen, Bearbeitungen, Übersetzungen, Mikroverfilmungen und die Einspeicherung und Verarbeitung in elektronischen Systemen.
Die Wiedergabe von allgemein beschreibenden Bezeichnungen, Marken, Unternehmensnamen etc. in diesem Werk bedeutet nicht, dass diese frei durch jede Person benutzt werden dürfen. Die Berechtigung zur Benutzung unterliegt, auch ohne gesonderten Hinweis hierzu, den Regeln des Markenrechts. Die Rechte des/der jeweiligen Zeicheninhaber*in sind zu beachten.
Der Verlag, die Autor*innen und die Herausgeber*innen gehen davon aus, dass die Angaben und Informationen in diesem Werk zum Zeitpunkt der Veröffentlichung vollständig und korrekt sind. Weder der Verlag noch die Autor*innen oder die Herausgeber*innen übernehmen, ausdrücklich oder implizit, Gewähr für den Inhalt des Werkes, etwaige Fehler oder Äußerungen. Der Verlag bleibt im Hinblick auf geografische Zuordnungen und Gebietsbezeichnungen in veröffentlichten Karten und Institutionsadressen neutral.

Springer ist ein Imprint der eingetragenen Gesellschaft Springer-Verlag GmbH, DE und ist ein Teil von Springer Nature.
Die Anschrift der Gesellschaft ist: Heidelberger Platz 3, 14197 Berlin, Germany

Wenn Sie dieses Produkt entsorgen, geben Sie das Papier bitte zum Recycling.

Vorwort

Meine Entscheidung vor nunmehr über 30 Jahren für eine Berufsausbildung in einem Gesundheitsfachberuf folgte seinerzeit den eindrücklichen und zugleich inspirierenden Erfahrungen und Erlebnissen, die ich in meiner Zivildienstzeit sammeln konnte. Dass im Laufe der Zeit noch ein weiterer Berufsabschluss im Gesundheitswesen hinzukommen sollte und ich parallel den Weg der Akademisierung einschlage, war damals nicht absehbar. Als jemand, der selbst viele Jahre hauptberuflich aktiv im Gesundheitswesen tätig war und dabei sowohl den außerklinischen als auch innerklinischen Versorgungsbereich erlebte, weiß ich aus eigener Erfahrung sehr genau, was es bedeutet, in einem Arbeitsfeld tätig zu sein, in dem sowohl physische, psychische als auch soziale Belastungen in einer Intensität vorkommen, wie sie kaum in anderen Berufen zu finden sind. Pflege ist genau solch ein Arbeitsbereich. Ich erinnere persönlich viele Situationen und Momente in der Notaufnahme, auf Station oder im OP, in denen wir gemeinsam unter extremem Zeitdruck lebenswichtige Entscheidungen treffen, in emotional belastenden Situationen einen kühlen Kopf bewahren und dabei doch stets professionell zum Wohl der Patienten und Patientinnen handeln mussten. Trotz aller Professionalität erwies sich der Umgang mit Gedanken und Gefühlen, die sich aus dieser anspruchsvollen Tätigkeit heraus ergeben, höchst individuell und im Erleben und in der Bewältigung unterschiedlich. Doch nicht nur das: Arbeit in der Pflege ist auch Teamarbeit und erfordert regelmäßig multiprofessionelle Zusammenarbeit. Auch hier sind Irritationen und Konflikte vorprogrammiert. Ich kenne also aus eigenem Erleben die Herausforderungen, die patientenorientierte Arbeit mit sich bringt, und zugleich die tiefgehende Erfüllung, die sie schenken kann, wenn das Gefühl von Selbstwirksamkeit und der Erfolg der eigenen beruflichen Tätigkeit sichtbar werden. Gleichzeitig habe ich erlebt, wie sehr die psychischen und emotionalen Belastungen an den Kräften der pflegerischen Kollegen und Kolleginnen zehren können und wie wichtig es ist, in der Pflege eine nachhaltige Unterstützung anzubieten, um langfristig gesund, emotional stabil, arbeitszufrieden und somit leistungsfähig zu bleiben. Seit über 20 Jahren in meiner Tätigkeit als Dozent, Berater und Supervisor in der Pflege bekomme ich dies hautnah und tagtäglich aus dem Praxisfeld gespiegelt. Genau deshalb liegt mir persönlich das Thema „Supervision in der Pflege" besonders am Herzen.

Da die aktuelle Literatur diesbezüglich keine berufsspezifischen Publikationen vorhält, habe ich mich gemeinsam mit Natalie-Reyes Castellanos-Herr und Ivo

Winterstein dem Thema „Systemische Supervision in der Pflege" angenommen und ein Buch mit Methoden, Instrumenten und Fallbeispielen für interessierte Pflegekräfte, Supervisoren und Supervisorinnen und Entscheider in der Pflege geschrieben.

Weshalb haben wir für dieses Buch aber nun den systemischen Ansatz gewählt? Nun ja, weil aus unserer Sicht nur die systemische Supervision mit ihrer theoretischen Verortung aus den verschiedenen Ansätzen der Systemtheorie und den Prinzipien systemischen Denkens im Arbeitsfeld Pflege eine adäquate Möglichkeit zur Erweiterung der Denk- und Handlungsmöglichkeiten und zugleich die notwendige entwicklungsfördernde Perspektive bietet. Dadurch, dass systemische Supervision lösungs- und ressourcenorientiert arbeitet und dabei die pflegespezifischen Kommunikations- und Interaktionsformen Einzelner, in den Pflegeteams und unter den Mitgliedern der jeweiligen Kontextsysteme thematisiert, eignet sie sich hervorragend für Themen wie interpersonale Beziehungen, Krisenintervention, Konfliktberatung oder Stressbewältigung in pflegerischen Handlungsfeldern. Aber auch insbesondere Inhalte wie Persönlichkeitsentwicklung, Berufsidentität, Berufswegfindung oder Karriereplanung lassen sich systemisch gut supervidieren. Somit ist systemische Supervision aus meiner Sicht weit mehr als nur eine Möglichkeit zur Reflexion – Supervision ist ein essenzielles Werkzeug, um die langfristige Gesundheit und Leistungsfähigkeit von Pflegekräften zu erhalten. Das ist mir persönlich wichtig und beschäftigt mich seit vielen Jahren in meiner Berufstätigkeit, in Lehre, Forschung und Praxis. Durch unsere Art, systemische Supervision im Arbeitsfeld Pflege zu gestalten, bieten wir Pflegekräften einen geschützten Raum, in dem über das Erleben und die Erfahrungen gesprochen, belastende Situationen verarbeitet und neue Perspektiven für den Umgang damit entwickelt werden können. Dabei steht nicht nur das Individuum im Fokus, sondern auch das Team und das gesamte organisatorische Umfeld, in dem wir als Gesundheitsfachberufe arbeiten. Diese ganzheitliche Betrachtung hilft, Dynamiken besser zu verstehen und konstruktiv mit Herausforderungen umzugehen. Gerade in der Pflege, wo Teamarbeit und zwischenmenschliche Beziehungen von entscheidender Bedeutung sind, kann systemische Supervision so dazu beitragen, Konflikte zu lösen, den Zusammenhalt im Team zu stärken und eine wertschätzende Kommunikationskultur im Arbeitsfeld Pflege zu etablieren.

Unser Buch stellt als erstes pflegespezifisches Fachbuch die Bedeutung der systemischen Supervision in der Pflege heraus. Es zeigt praxisnahe Methoden an Beispielen auf und beschreibt, wie systemische Supervision auf verschiedenen Ebenen – von der Einzelsupervision bis hin zur Teamsupervision – im Arbeitsfeld Pflege effektiv umgesetzt werden kann. Es richtet sich an Fach- und Führungskräfte in der Pflege, an Supervisionspraktiker sowie an alle, die sich für die nachhaltige Verbesserung der Arbeitsbedingungen und der psychischen Widerstandskraft von Pflegekräften engagieren. Die Inhalte basieren nicht nur auf theoretischem Wissen, sondern auch auf unseren vielfältigen eigenen Erfahrungen im Arbeitsfeld Pflege und der Begleitung, Beratung und Supervision von Führungskräften und Teams in ihrer beruflichen Entwicklung.

Wir möchten an dieser Stelle kurz etwas zur sprachlichen Gestaltung dieses Buches sagen. Die Frage, wie wir gendergerecht formulieren, haben wir intensiv diskutiert, verschiedene Varianten durchdacht und erprobt. Letztlich haben wir uns aber ganz bewusst für die Verwendung der grammatikalisch maskulinen Form entschieden, und zwar aus Gründen der besseren Lesbarkeit, der Verständlichkeit und der sprachlichen Ausdruckskraft, insbesondere in den praxisnahen Textstellen, den zahlreichen Abbildungen und kleinteiligen Tabellen. Systemische Supervision lebt von Sprache, von Klarheit und Präzision und sie lässt sich in vielen Fällen einfacher sprechen als schreiben. Uns ist dabei wichtig zu betonen – und das verstehen wir als Selbstverständlichkeit –, dass sämtliche Personenbezeichnungen unabhängig vom Geschlecht gedacht sind. Niemand wird dadurch ausgeschlossen.

Das Buch gliedert sich in neun Kapitel: Im ersten Kapitel geben Ivo Winterstein und ich eine grundlegende Einführung in die systemische Supervision in der Pflege. Dabei werden ihre Merkmale sowie ihre Abgrenzung zu anderen Beratungsformaten wie Coaching oder kollegialer Beratung herausgearbeitet.

In Kapitel zwei zeige ich die Notwendigkeit systemischer Supervision in der Pflege auf. Neben der Analyse typischer Belastungen erläutere ich, welche strukturellen und personellen Voraussetzungen für eine erfolgreiche Supervision geschaffen werden sollten. Ich thematisiere, wie ein bewusster Umgang mit psychischen Belastungen nicht nur die Gesundheit des Einzelnen schützt, sondern auch die Qualität in der Patientenversorgung verbessern kann.

Das dritte Kapitel von Natalie-Reyes Castellanos-Herr und mir widmet sich den verschiedenen Möglichkeiten der Supervision in der Pflege. Hierbei verdeutlichen wir, wie Beratung, Reflexion und Teambildung durch Supervision gefördert und evaluiert werden können und wie diese Formate gezielt zur Verbesserung der internen Kommunikation und Zusammenarbeit eingesetzt werden können.

In den Kapiteln vier bis acht werden von Natalie-Reyes Castellanos-Herr, Ivo Winterstein und mir die verschiedenen Formen der Supervision detailliert vorgestellt: von der Einzelsupervision über Team- und Gruppensupervision bis hin zur Leitungssupervision und zum systemischen Coaching. Jedes dieser Kapitel stellt Methoden, Instrumente und Anwendungsbeispiele vor, die sich in der Praxis bewährt haben. Dabei wird auf konkrete Fallbeispiele eingegangen, die veranschaulichen, wie Supervision zur Lösung von Herausforderungen im pflegerischen Berufsalltag beitragen kann. Die einzelnen Kapitel schließen wir mit einem interessanten Erfahrungsbericht aus Anwenderperspektive zum Erleben, zur Durchführung und zum Nutzen des jeweiligen Formats ab.

Im abschließenden neunten Kapitel fasse ich fokussiert die wichtigsten sieben Argumente für die Implementierung der systemischen Supervision in der Pflege zusammen. Das Kapitel soll Entscheidungsträgern eine fundierte Grundlage bieten, um Supervision als festen Bestandteil der psychosozialen Unterstützung in Gesundheitseinrichtungen argumentieren und etablieren zu können.

Wie Sie sehen, ist dieses Buch nicht nur eine informative Sammlung von Wissen, Ideen und weiterführenden Inhalten, sondern eine Einladung zum Dialog und zur aktiven Teilnahme an der Gestaltung einer Supervisionskultur in der Pflege.

Dazu möchte dieses Buch konkrete Impulse für die praktische Umsetzung liefern. Die vorgestellten Methoden, Fallbeispiele und Erfahrungsberichte sollen dazu ermutigen, Supervision in der Pflege gezielt einzusetzen, um die Resilienz der Mitarbeitenden zu stärken und langfristig die Qualität der pflegerischen Versorgung zu sichern. Mein Wunsch ist es, dass dieses Werk nicht nur das notwendige Fachwissen präsentiert, sondern auch eine Inspiration für die Weiterentwicklung der Pflegekultur bietet – für einen wertschätzenden, unterstützenden und reflektierten Umgang miteinander. Möge dieses Werk dazu beitragen, dass systemische Supervision als fester Bestandteil der professionellen Unterstützung in der Pflege erkannt und genutzt wird.

Viel Spaß beim Lesen, herzlichst Ihr   Professor Dr. Gordon Heringshausen

Competing Interests Die Autor*innen haben keine für den Inhalt dieses Manuskripts relevanten Interessenkonflikte.

Inhaltsverzeichnis

1 Verständnis von systemischer Supervision in der Pflege 1
   1.1 Grundlagen von Supervision 1
        1.1.1 Begriffsklärung 2
        1.1.2 Ziele und Funktionen von Supervision 3
   1.2 Merkmale systemischer Supervision in der Pflege 5
   1.3 Systemische Blickwinkel auf das Handlungssystem Pflege 8
   1.4 Systemische Supervision im Kontext von Beratung, Coaching
        und Psychotherapie 10
   1.5 Fazit 12
   Literatur. 12

**2 Notwendigkeit und Umsetzung systemischer Supervision
in der Pflege**. 15
   2.1 Relevanz systemischer Supervision in der Pflege 16
   2.2 Belastungen und Beanspruchungen in der Pflege 18
        2.2.1 Physische Belastungen. 19
        2.2.2 Psychische Belastungen. 20
        2.2.3 Soziale und organisatorische Belastungen. 21
   2.3 Bedarf und Notwendigkeit von Unterstützung 22
        2.3.1 Psychische und emotionale Entlastung 24
        2.3.2 Verbesserung der Arbeitsqualität. 25
        2.3.3 Förderung der professionellen Weiterentwicklung 26
   2.4 Organisatorische Voraussetzungen von Supervision in der Pflege . . . 28
        2.4.1 Rahmenbedingungen für Supervision in der Pflege 28
        2.4.2 Verfügbarkeit von Ressourcen 29
        2.4.3 Struktur und Ablauf systemischer Supervision
                in der Pflege. 30
   2.5 Personelle Voraussetzungen für Supervision. 34
        2.5.1 Die Rolle des Supervisors 34
        2.5.2 Die Rolle der Supervisanden 35
        2.5.3 Die Rolle des Auftraggebers bzw. der Leitung 38
        2.5.4 Interne versus externe Supervision 38
   2.6 Fazit und Ausblick 40
   Literatur. 41

3 Möglichkeiten von Supervision in der Pflege ... 45
- 3.1 Möglichkeiten von Supervision in der Pflege ... 45
- 3.2 Beratung als Bestandteil der Supervision ... 48
- 3.3 Reflexion als zentraler Aspekt der Supervision ... 49
- 3.4 Teamentwicklung durch Supervision ... 53
- 3.5 Kritik an Supervision ... 54
- 3.6 Forschungsstand ... 55
- 3.7 Evaluation ... 57
- 3.8 Fazit ... 59
- Literatur ... 60

4 Systemische Einzelsupervision im Handlungsfeld Pflege ... 63
- 4.1 Relevanz systemischer Einzelsupervision im Handlungsfeld Pflege ... 63
- 4.2 Theoretische Rahmung ... 65
- 4.3 Methodenskizze ... 66
  - 4.3.1 Ziele von Einzelsupervision ... 66
  - 4.3.2 Methoden und Techniken ... 67
  - 4.3.3 Struktur und Ablauf ... 68
- 4.4 Fallbeispiel „Systemische Einzelsupervision im Handlungsfeld Pflege" ... 71
  - 4.4.1 Fallbeschreibung ... 71
  - 4.4.2 Durchführung ... 73
  - 4.4.3 Ergebnisse ... 77
  - 4.4.4 Evaluation ... 79
- 4.5 Erfahrungsbericht aus der Praxis ... 80
- 4.6 Fazit ... 84
- Literatur ... 84

5 Systemische Teamsupervision im Handlungsfeld Pflege ... 87
- 5.1 Relevanz systemischer Teamsupervision im Handlungsfeld Pflege ... 87
- 5.2 Theoretische Rahmung ... 89
- 5.3 Methodenskizze ... 91
  - 5.3.1 Ziele von Teamsupervision ... 92
  - 5.3.2 Methoden und Techniken ... 92
  - 5.3.3 Struktur und Ablauf ... 95
- 5.4 Fallbeispiel „Systemische Teamsupervision im Handlungsfeld Pflege" ... 96
  - 5.4.1 Fallbeschreibung ... 96
  - 5.4.2 Durchführung ... 99
  - 5.4.3 Ergebnisse ... 103
  - 5.4.4 Evaluation ... 105
- 5.5 Erfahrungsbericht aus der Praxis ... 105
- 5.6 Fazit ... 107
- Literatur ... 108

6 Systemische Gruppen-/Fallsupervision im Handlungsfeld Pflege 111
- 6.1 Relevanz systemischer Gruppen-/Fallsupervision im Handlungsfeld. 111
- 6.2 Theoretische Rahmung 113
- 6.3 Methodenskizze. 115
  - 6.3.1 Ziele von Gruppen-/Fallsupervision 115
  - 6.3.2 Methoden und Techniken. 115
  - 6.3.3 Struktur und Ablauf. 119
- 6.4 Fallbeispiel „Systemische Gruppen-/Fallsupervision im Handlungsfeld Pflege". 120
  - 6.4.1 Fallbeschreibung 120
  - 6.4.2 Durchführung. 122
  - 6.4.3 Ergebnisse 125
  - 6.4.4 Evaluation 126
- 6.5 Erfahrungsbericht aus der Praxis. 127
- 6.6 Fazit 129
- Literatur. 130

7 Systemische Leitungssupervision in der Pflege 131
- 7.1 Relevanz systemischer Leitungssupervision in der Pflege 132
- 7.2 Theoretischer Rahmen. 133
- 7.3 Methodenskizze. 136
  - 7.3.1 Ziele. 136
  - 7.3.2 Methoden und Techniken. 137
  - 7.3.3 Struktur und Ablauf. 138
- 7.4 Fallbeispiel „Leitungssupervision in der Pflege". 140
  - 7.4.1 Fallbeschreibung 140
  - 7.4.2 Durchführung. 142
  - 7.4.3 Ergebnisse 146
  - 7.4.4 Evaluation 148
- 7.5 Erfahrungsbericht aus der Praxis. 149
- 7.6 Fazit 151
- Literatur. 152

8 Systemisches Coaching in der Pflege. 155
- 8.1 Relevanz von Coaching in der Pflege 155
- 8.2 Theoretischer Rahmen. 157
- 8.3 Methodenskizze. 160
  - 8.3.1 Ziele. 160
  - 8.3.2 Methoden und Techniken. 162
  - 8.3.3 Struktur und Ablauf. 163
- 8.4 Fallbeispiel „Coaching in der Pflege" 165
  - 8.4.1 Fallbeschreibung 165
  - 8.4.2 Durchführung. 167
  - 8.4.3 Ergebnisse 173
  - 8.4.4 Evaluation 174

8.5	Erfahrungsbericht aus der Praxis	176
8.6	Fazit	179
Literatur		180

9 Sieben Argumente für systemische Supervision in der Pflege 183

9.1	Argumente für systemische Supervision in der Pflege	184
9.2	Gesundheit: Psychische, physische und soziale Belastungen bewältigen	185
9.3	Kompetenzentwicklung: Reflexion und Lernen ermöglichen	188
9.4	Arbeitszufriedenheit: Motivation und Wohlbefinden steigern	190
9.5	Personalbindung: Mitarbeiter langfristig halten	191
9.6	Teamentwicklung: Zusammenarbeit und Kommunikation fördern	192
9.7	Personalentwicklung: Personal individuell und beruflich fördern	194
9.8	Qualitätssicherung: Sicherheit und Effizienz in der Pflege sichern	196
9.9	Zusammenfassung und ein systemischer Blick nach voraus	197
Literatur		198

Abbildungsverzeichnis

Abb. 1.1	Dreieck der Supervision. (Eigene Erstellung in Anlehnung an Lüschen-Heimer & Michalak, 2022)	3
Abb. 1.2	Das „Sieben-Augen-Modell der Supervision" und seine Blickwinkel im System Pflege. (Eigene Erstellung in Anlehnung an Loebbert, 2016)	8
Abb. 2.1	Funktionen von systemischer Supervision in der Pflege. (Eigene Erstellung in Anlehnung an Loebbert, 2016)	16
Abb. 2.2	Belastungs-Beanspruchungs-Modell. (Eigene Erstellung in Anlehnung an Rohmert & Rutenfranz, 1975)	18
Abb. 2.3	Resilienzfaktoren zur Abmilderung der Belastungsfaktoren in der Pflege (Wesselborg & Bauknecht, 2025, S. 142)	23
Abb. 2.4	Kernkompetenzen für Supervisoren in der Pflege. (Eigene Erstellung in Anlehnung an Hausherr et al. 2013)	35
Abb. 3.1	Phasen des Supervisionsprozesses. (Eigene Erstellung)	48
Abb. 3.2	Risikofaktoren von Supervision. (Eigene Darstellung in Anlehnung an Schigl, 2011)	54
Abb. 3.3	Kirkpatricks Pyramide. (Eigene Erstellung in Anlehnung an Heinrichs und Heinrichs, 2014)	58
Abb. 4.1	Beispielhafte Anliegen für Einzelsupervision im Handlungsfeld Pflege. (Eigene Erstellung)	65
Abb. 4.2	Kriterien zur Evaluation der Einzelsupervision. (Eigene Erstellung)	79
Abb. 5.1	Belastungsfaktoren von Pflegenden in allen Pflegesettings. (Eigene Erstellung in Anlehnung an Doppelfeld, 2013)	88
Abb. 5.2	Mögliche Anliegen für eine Teamsupervision in der Pflege. (Eigene Erstellung in Anlehnung an Lüschen-Heimer & Michalak, 2022)	91
Abb. 5.3	Ablauf einer systemischen Teamsupervision. (Eigene Erstellung in Anlehnung an Zwack & Zwack, 2023)	95
Abb. 6.1	Kriterien für die Hypothesenbildung. (Eigene Erstellung in Anlehnung an Ebbecke-Nohlen, 2022)	118
Abb. 7.1	Themenfelder für Leitungssupervision in der Pflege. (Eigene Erstellung in Anlehnung an Junkers, 2009)	135

Abb. 7.2	Methoden für Leitungssupervision in der Pflege. (Eigene Erstellung in Anlehnung an Schlippe & Schweitzer, 2007/2010; Lippmann, 2013)	138
Abb. 7.3	Ablauf einer Leitungssupervision in der Pflege. (Eigene Erstellung in Anlehnung an Lippmann, 2013)	139
Abb. 8.1	Wirkfaktoren von Coaching. (Eigene Erstellung in Anlehnung an Grawe 2005, zit. n. König & Volmer, 2012, S. 273 ff.)	162
Abb. 8.2	Ablauf eines Coachings in der Pflege. (Eigene Erstellung in Anlehnung an König und Volmer, 2012, Webers, 2015)	164
Abb. 9.1	Argumente für systemische Supervision in der Pflege. (Eigene Erstellung)	185
Abb. 9.2	Schutz- und Risikofaktoren in der Supervision in der Pflege. (Eigene Erstellung in Anlehnung an Klinger 2023)	187
Abb. 9.3	Kompetenzentwicklung in der Pflege. (Eigene Erstellung in Anlehnung an Erpenbeck & Sauter, 2013)	189
Abb. 9.4	Triangulierung von Teamsupervision. (Eigene Erstellung in Anlehnung an Pühl, 2009)	191
Abb. 9.5	Supervision im Kontext der Personalentwicklung in der Pflege. (Eigene Erstellung in Anlehnung an Winterstein & Hofmann, 2006)	195

Tabellenverzeichnis

Tab. 1.1	Funktionen von Supervision. (Eigene Erstellung in Anlehnung an Loebbert, 2016)	4
Tab. 1.2	Definitionsmöglichkeiten von systemischer Supervision. (Eigene Erstellung nach Ebbecke-Nohlen, 2022)	7
Tab. 1.3	Sieben Blickwinkel auf das Handlungssystem Pflege auf Grundlage des „Sieben-Augen-Modells der Supervision". (Eigene Erstellung in Anlehnung an Loebbert, 2016)	9
Tab. 2.1	Stressoren, Stressfolgen, Ressourcen und To-dos in der Pflege	23
Tab. 2.2	Systemische Supervision: Formen und Settings im Überblick	31
Tab. 2.3	Beginn eines systemischen Supervisionsprozesses in der Pflege mit Pflegekräften	31
Tab. 2.4	Ablauf einer systemischen Supervision in der Pflege mit Pflegekräften	32
Tab. 2.5	Evaluation von Supervisionsangeboten	34
Tab. 2.6	Anforderungen an Supervisoren in der Pflege	36
Tab. 2.7	Interne versus externe Supervision	39
Tab. 4.1	Zieldimensionen der systemischen Einzelsupervision. (Eigene Erstellung in Anlehnung an Winterstein, 2024)	67
Tab. 4.2	Systemische Fragenarten im Überblick. (Eigene Erstellung in Anlehnung an Schlippe & Schweitzer, 2019; Kindl-Beilfuß, 2022)	69
Tab. 4.3	Ziele von Achtsamkeit und Selbstfürsorge. (Eigene Erstellung in Anlehnung an Groen et al., 2024)	70
Tab. 4.4	Übungen zu Achtsamkeit und Selbstfürsorge. (Eigene Erstellung in Anlehnung an Schug, 2022; Juchmann, 2022; Kaluza, 2023)	70
Tab. 5.1	Mögliche Funktionen von systemischer Teamsupervision in der Pflege. (Eigene Erstellung in Anlehnung an Ebbecke-Nohlen, 2022)	90
Tab. 5.2	Fragenbeispiele für die systemische Analyse und Anliegenklärung in der Teamsupervision. (Eigene Erstellung nach Lüschen-Heimer & Michalak, 2022)	93

Tab. 5.3	Perspektiven und Fragestellungen im Teamsupervisionserstgespräch. (Eigene Erstellung in Anlehnung an Ebbecke-Nohlen, 2022)	97
Tab. 6.1	Zieldimensionen systemischer Gruppen-/Fallsupervision in der Pflege. (Eigene Erstellung in Anlehnung an Winterstein, 2024)	116
Tab. 6.2	Voraussetzungen und Leitfragen des Reflecting Team. (Eigene Erstellung in Anlehnung an Lüschen-Heimer 2022)	117
Tab. 6.3	Selbstevaluation des Supervisionsprozesses. (Eigene Erstellung in Anlehnung an Lüschen-Heimer & Michalak, 2022).	127
Tab. 7.1	Notwendigkeit von Leitungssupervision in der Pflege, Auswahl. (Eigene Erstellung)	135
Tab. 7.2	Zieldimensionen von Leitungssupervision in der Pflege. (Eigene Erstellung in Anlehnung Junkers, 2009; Möller, 2012)	137
Tab. 8.1	Notwendigkeiten von Coaching in der Pflege.	157
Tab. 8.2	Gestaltungsmöglichkeiten von systemischem Coaching in der Pflege, Auswahl.	159

Verständnis von systemischer Supervision in der Pflege

Ivo Winterstein und Gordon Heringshausen

Zusammenfassung

Systemische Supervision ist ein zentrales Instrument zur Reflexion und Verbesserung professionellen Handelns im Arbeitsfeld Pflege. Sie basiert auf Prinzipien systemischen Denkens, das die Wechselwirkungen zwischen Person, Rolle, Aufgabe und Organisation in den Fokus rückt. Pflegekräfte werden dabei nicht isoliert betrachtet, sondern im Kontext ihrer beruflichen und sozialen Systeme. Die theoretische Fundierung der Supervision stützt sich auf die Systemtheorie, den Konstruktivismus und die Chaostheorie. Es handelt sich dabei um Konzepte, die der Komplexität des pflegerischen Handelns gerecht werden. Ziel ist die ressourcenorientierte Entwicklung individueller und kollektiver Lösungsstrategien, die sowohl die Handlungsfähigkeit der Einzelnen stärken als auch Team- und Organisationsstrukturen weiterentwickeln. In der Pflege kann systemische Supervision die Selbstreflexion, die Kommunikationsfähigkeit und die Konfliktlösungskompetenz von Pflegekräften fördern und sie kann zugleich einen Beitrag zur psychosozialen Gesundheit, Personalentwicklung und Qualitätssicherung in pflegerischen Arbeitsfeldern leisten. Daher sollte systemische Supervision als integraler Bestandteil eines zukunftsfähigen betrieblichen Gesundheitsmanagements in der Pflege fest etabliert werden.

1.1 Grundlagen von Supervision

Die systemische Supervision ist eine innovative Beratungsform, welche sich durch systemisches Denken und Handeln auszeichnet, d. h., sie betrachtet professionelle Herausforderungen nicht isoliert, sondern im Kontext sozialer, organisationaler und struktureller Wechselwirkungen. Im Zentrum steht dabei die Reflexion beruflicher Rollen, Beziehungen und Handlungsmuster unter Einbezug unterschiedlicher Systemebenen. Als spezifische Ausprägung der Supervision basiert sie auf einem mehrdimensionalen Verständnis von Realität, das durch Konstruktivismus, Systemtheorie und kommunikationstheoretische Ansätze geprägt ist (Ebbecke-Nohlen, 2022). Da sich systemische Supervision methodisch und inhaltlich von anderen Formen professioneller Beratung unterscheidet, wird zur konzeptionellen Einordnung im Folgenden eine grundlegende Einführung in das Verständnis und die Entwicklung von Supervision gegeben, um ihre spezifischen Ausprägungen – insbesondere im systemischen Kontext – nachvollziehbar zu machen und ein theoretisches Fundament für die Anwendung in der Pflege zu schaffen.

1.1.1 Begriffsklärung

Systemische Supervision ist ein professionsbezogenes Reflexions- und Beratungsformat, das insbesondere in helfenden Berufen – etwa Sozialarbeit, Psychotherapie, Pflege und Rettungsdienst – zur Sicherung professionellen Handelns, zur Bearbeitung berufsbezogener Herausforderungen sowie zur psychosozialen Entlastung eingesetzt wird. Supervisanden reflektieren dabei mit Unterstützung von Supervisoren ihre Berufsrolle, Teamdynamiken und organisationsbezogene Fragestellungen. Die Prozesshaftigkeit und Ergebnisoffenheit ermöglichen einen ressourcenorientierten Zugang, der sich bewusst vom funktionalen Zeit- und Entscheidungsdruck abgrenzt (Belardi, 2018).

Erste institutionalisierte Formen von Supervision entwickelten sich Ende des 19. Jahrhunderts in der Sozialen Arbeit und Psychotherapie. Seitdem wurde sie durch kommunikationswissenschaftliche, psychoanalytische und systemtheoretische Perspektiven weiterentwickelt. Begrifflich leitet sich „Supervision" vom lateinischen *supervidere* ab im Sinne eines beobachtenden, distanzierten Draufblickens (Lüschen-Heimer & Michalak, 2022). Im europäischen Verständnis gilt Supervision als prozessorientierte, triadisch angelegte Beratung (Person – Rolle – Organisation), die Reflexion, Perspektiverweiterung und berufliche Entwicklung ermöglicht (EASC, 2019). Die DGSv (2023) beschreibt Supervision als ein Beratungsformat für Berufsgruppen, deren Tätigkeit durch zwischenmenschliche Beziehungsgestaltung geprägt ist. Die Reflexion professioneller Rollen, die Spannung zwischen Nähe und Distanz sowie der organisationale Kontext werden hierbei systemisch zusammengedacht. Denn gerade in pflegerischen Arbeitsfeldern entstehen regelmäßig besondere Anforderungen, die sich aus Situationen der Beziehungsgestaltung ergeben, sei es in der tagtäglichen pflegerischen Versorgung, der Zusammenarbeit mit weiteren Fachkräften, der kommunikativen Beziehungsarbeit innerhalb des eigenen Teams, aber auch zu den Angehörigen. Supervision unterstützt hier die Entwicklung beruflicher Handlungssicherheit, Teamkohärenz und psychischer Resilienz (Steil, 2018). Die europäische Supervisionsauffassung eignet sich daher besonders, um die komplexen Anforderungen in diesem Feld systematisch zu reflektieren. Dem gegenüber steht das angelsächsische Verständnis, in dem „Supervision" eher mit Kontrolle und Hierarchie verbunden ist – etwa im Konzept des „Field Supervisor", das auf medizinische Qualitätsüberwachung zielt (Redelsteiner 2018). Im hier vertretenen europäischen Modell bietet Supervision Raum zur Selbstreflexion auf Grundlage systemischer Fragestellungen und methodischer Prozessführung. Die Beobachtung zweiter Ordnung – das Reflektieren des eigenen Beobachtens – bildet hierbei ein zentrales Element. Das sogenannte Supervisionsdreieck (Abb. 1.1) modelliert die Wechselwirkungen zwischen Person, Rolle und Organisation als zentrale Analyseeinheit.

Darüber hinaus eröffnet Supervision für die Pflege Möglichkeiten zur Reflexion von Struktur- und Prozessdynamiken sowie zur gezielten Weiterentwicklung organisationaler Rahmenbedingungen. Sie wird damit auch zum Instrument nachhaltiger Personal- und Organisationsentwicklung. Theoretisch-methodisch speist sich Supervision aus psychoanalytischen, gestalttherapeutischen, konstruktivistischen und systemtheoretischen Ansätzen (vgl. Literaturempfehlung). Die aktuelle Praxis versteht sich dabei als reflexives Unterstützungsformat zur Förderung von Selbstorganisation, Rollenklarheit und beruflicher Identitätsentwicklung (Ebbecke-Nohlen, 2022).

1.1.2 Ziele und Funktionen von Supervision

Supervision ist ein wichtiges Instrument zur professionellen Reflexion und Weiterentwicklung des beruflichen Handelns in der Pflege. Damit Supervision ihre Wirkung entfalten kann, ist es notwendig, dass sich Supervision an Zielen orientiert (Belardi, 2018; Schibli & Supersaxo, 2009). Zentrales Ziel von Supervision in pflegerischen Arbeitsfeldern ist die Kompetenzerweiterung der Akteure. Dieses Ziel lässt sich unterschiedlichen Ebenen zuordnen:

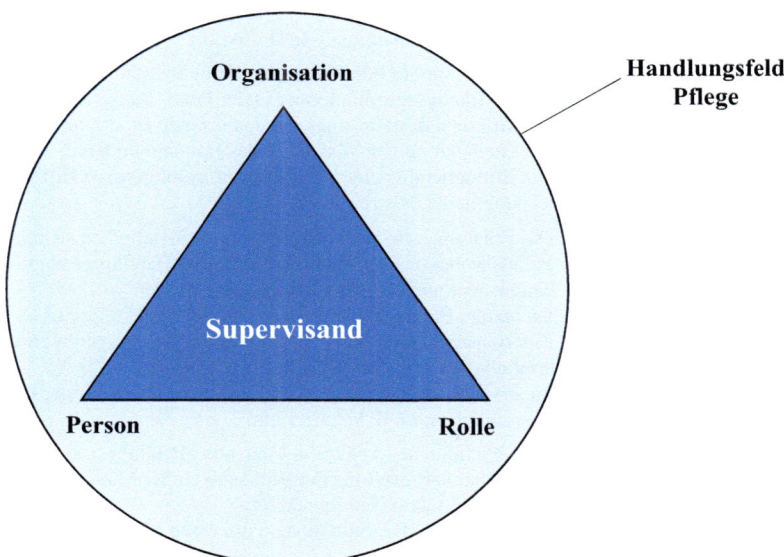

Abb. 1.1 Dreieck der Supervision. (Eigene Erstellung in Anlehnung an Lüschen-Heimer & Michalak, 2022)

1. **Personalkompetenz**: Durch Supervision werden die Selbstreflexion sowie das Bewusstsein für die eigene Wirkung im beruflichen Kontext gefördert. Die Erweiterung des Wissens über sich selbst sowie der Austausch mit anderen stärken die Personalkompetenz.
2. **Sozialkompetenz**: Die Förderung von Fähigkeiten zur Beziehungsgestaltung, Kommunikation, Konfliktprävention und -lösung sowie zur angemessenen Arbeitsplatzgestaltung steht im Fokus. Supervision trägt somit zur Verbesserung der sozialen Interaktionen und des Arbeitsumfelds bei.
3. **Methodenkompetenz**: Die Verbesserung des berufsspezifischen Handlungswissens durch Supervision ermöglicht eine frühzeitigere Identifikation beruflicher Herausforderungen. Zudem werden Bewältigungsstrategien und Krisenmanagementfähigkeiten optimiert, was zu einer Erweiterung der Methodenkompetenz führt.
4. **Strukturelle Kompetenz**: Supervision unterstützt die Entwicklung von Kompetenzen zur effektiven Bewältigung von Aufgaben im Berufsalltag sowie zum adäquaten Umgang mit Positionen, Funktionen und Rollen innerhalb der pflegerischen Organisationsstruktur (Belardi, 2020).

Um das übergeordnete Ziel von Supervision erreichen zu können, besitzt Supervision eine Vielzahl von Funktionen (vgl. Tab. 1.1). Supervision hat demnach eine Entwicklungs-, Ressourcen- und Qualitätsfunktion (Hawkins & Shohet, 2012) sowie die Funktion der Organisationsentwicklung (Loebbert, 2016).

Tab. 1.1 Funktionen von Supervision. (Eigene Erstellung in Anlehnung an Loebbert, 2016)

Funktion von Supervision	Aufgaben und Leistungen der Funktion
Entwicklungsfunktion	• Die Reflexion des beruflichen Handelns steht im Fokus, welche auf die Handlungsoptimierung in der Praxis ausgerichtet ist • Das Erlernen des Umgangs mit den eigenen Emotionen sowie die Entwicklung von Werten für das Handeln im Beruf • Die Ermöglichung einer effizienteren, gelungeneren Hilfeleistung in der Pflege
Ressourcenfunktion	• Die Erhaltung und Entwicklung der Arbeitsfähigkeit steht im Fokus, wobei das berufliche Dasein nebst Handlungsmöglichkeiten, aber auch Grenzen thematisiert werden • Es werden Entlastung und Stabilisierung durch reflexive Emotionsregulation und durch Förderung der Psychohygiene ermöglicht • Supervision stellt einen geschützten Raum zum Umgang mit menschlichem Leid, Schmerz und Trauer dar
Qualitätsfunktion	• Ermöglichung des Abbaus ineffizienter Handlungsroutinen sowie eine Verbesserung der Wirksamkeit der Maßnahmen im Einklang mit aktuellen Standards • Reflexion von Pflegesituationen, um einen Mehrwert für die Patienten zu erreichen
Organisationsentwicklung	• Reflexion von Strukturen und Prozessen, welche zur Optimierung der Abläufe angepasst werden sollten

Es ist darauf zu achten, dass die jeweiligen Funktionen nicht mit dem Ziel der Supervision in Verwechslung geraten. Hierdurch kann es zu Missverständnissen, Verwirrung und in der Folge zu nicht zufriedenstellenden Ergebnissen im Supervisionsprozess kommen. Werden die Funktionen von Supervision vorrangig zu ihren Zielen fokussiert, so stellt dies im besonderen Maße eine Gefahr für den Supervisionsprozess dar. Als Ziel wird immer das verstanden, was am „Ende" des Supervisionsprozesses erreicht sein soll. Die Funktion ist hingegen eine Aufgabe oder auch Leistung, die das Erreichen des Ziels ermöglicht. In der Pflege kann beispielsweise die Verbesserung der Hilfeleistung ein mögliches Ziel sein, welches durch Supervision mittels verschiedener Aufgaben erreicht werden kann. Die Art und der Umfang der Reflexion sind kontextspezifisch und werden durch die Supervisanden vorgegeben (Loebbert, 2016).

▶ **Praxistipp:** Systemische Supervision sollte in pflegerischen Arbeitsfeldern fest ins Jahresprogramm integriert werden, z. B. in Form von monatlichen Teamsitzungen oder vierteljährlichen Reflexionsworkshops. Dabei geht es nicht nur um Krisenbewältigung, sondern um die kontinuierliche Reflexion von Arbeitssituationen, Teamprozessen und beruflichen Rollen. So können Pflegekräfte z. B. schwierige Kommunikationssituationen aus dem Versorgungsgeschehen gezielt aufarbeiten, neue Perspektiven gewinnen und ihre Handlungssicherheit im Alltag stärken.

1.2 Merkmale systemischer Supervision in der Pflege

Die systemische Supervision stellt eine spezifische Form professionsbezogener Beratung dar, die sich durch eine konsequente Lösungs- und Ressourcenorientierung sowie durch die Analyse von Wechselwirkungen innerhalb komplexer sozialer Systeme auszeichnet (Ebbecke-Nohlen, 2022). Sie basiert auf theoretischen Fundamenten der Systemtheorie, des radikalen Konstruktivismus, der Kommunikationstheorie sowie – in erweiterter Perspektive – auf Differenz- und Chaostheorien (Loebbert, 2016; Valler-Lichtenberg, o. J.). Auch integrative Bezugnahmen, beispielsweise zur Neuro-Linguistischen Programmierung (NLP), lassen sich systemisch fundiert einbinden (Loebbert, 2016).

Im Kontext der Pflege erscheint die Anwendung rein psychologisch-theoretisch fundierter Supervisionsansätze aber nur bedingt geeignet, da diese der hohen Komplexität und situativen Unbeständigkeit der vielfältigen pflegerischen Arbeitsfelder nicht hinreichend Rechnung tragen. Die systemische Supervision hingegen bietet eine Vielzahl methodisch variabler und theoriebasierter Interventionsmöglichkeiten. Dadurch lassen sich in der Pflege kognitive, emotionale und handlungsbezogene Veränderungsprozesse initiieren. Systemische Supervision adressiert nicht nur individuelle Reflexionsanliegen, sondern auch organisationale und teambezogene Entwicklungsbedarfe, und wird damit dem spezifischen Anforderungsprofil des Berufsfeldes Pflege gerecht (Schibli & Supersaxo, 2009).

Die systemische Supervision operiert auf Grundlage einer spezifischen professionellen Haltung, die aus dem systemischen Denken hervorgeht. Diese systemische Grundhaltung stellt ein zentrales Unterscheidungsmerkmal zu anderen Supervisionsformen dar und bildet das epistemologische wie interaktionale Fundament des Beratungsprozesses:

1. **Ganzheitliche Kontextualisierung:** Pflegekräfte werden nicht als isolierte Individuen, sondern als Teil komplexer Beziehungssysteme betrachtet. Die Analyse umfasst dabei sowohl persönliche als auch team-, organisations- und gesellschaftsbezogene Kontexte.
2. **Respekt und Wertschätzung:** Die Interaktion im Supervisionsprozess ist getragen von einer grundlegend respektvollen, unvoreingenommenen und wertschätzenden Haltung gegenüber den Supervisanden. Diese Haltung bildet die Voraussetzung für einen offenen, vertrauensvollen Reflexionsraum.
3. **Ressourcenaktivierung:** Der Fokus liegt auf den vorhandenen und potenziell unbewussten Ressourcen der Supervisanden. Defizitorientierung tritt zugunsten einer positiven, entwicklungsorientierten Perspektive in den Hintergrund.
4. **Lösungs- und Zukunftsorientierung:** Die systemische Supervision ist auf gegenwärtige Handlungsoptionen und zukünftige Gestaltungsmöglichkeiten ausgerichtet. Die Auseinandersetzung mit der Vergangenheit dient primär der Erschließung neuer Handlungsspielräume.
5. **Zirkuläres Denken und systemische Verknüpfung:** Anstelle linear-kausaler Erklärungsmuster werden dynamische Wechselwirkungen zwischen Systemelementen fokussiert. Beziehungen und Interaktionen werden zirkulär analysiert.
6. **Haltung des Nichtwissens:** Die systemische Haltung geht von der Autonomie und Expertise der Supervisanden aus. Der Supervisor begegnet dem Gegenüber mit Bescheidenheit, Offenheit und methodischer Neugier (Ebbecke-Nohlen, 2022).

Diese Haltungen ermöglichen in der pflegerischen Versorgung einen dialogischen, partizipativen und reflexiven Prozess, der Hierarchien relativiert und den Austausch auf Augenhöhe etabliert. Die systemische Grundhaltung schafft damit einen Raum für Perspektiverweiterung, selbstorganisierte Entwicklung und die Konstruktion neuer Lösungsstrategien. Sie ermöglicht individuelle und organisationale Lernprozesse und leistet einen bedeutenden Beitrag zur Professionalisierung und Qualitätssicherung in der Pflege (Lüschen-Heimer & Michalak, 2022; Systemische Gesellschaft, o. J.).

Im Rahmen systemischer Supervision bildet sich ein reflexiver Handlungsraum zwischen Supervisanden – im Kontext der Pflege primär Pflegekräfte – und den Supervisoren. Dieser Raum ist geprägt durch eine dialogische Struktur, die es ermöglicht, berufsbezogene Erfahrungen aus einer distanzierten Beobachtungsperspektive – der sogenannten „Vogelperspektive" – systematisch zu reflektieren. Ausgangspunkt bilden individuelle Anliegen der Supervisanden, welche in Form konkreter Fragestellungen zur Sprache gebracht werden. Diese Fragestellungen stehen zumeist in einem engen Zusammenhang mit den erlebten Emotionen, kognitiven Bewertungen und konkreten Handlungsmustern im pflegerischen Arbeitsalltag.

Die systemische Supervision betrachtet diese Anliegen: Das berufliche Handeln der Supervisanden wird dabei in Wechselwirkung mit organisationalen Strukturen, Teamdynamiken und persönlichen Ressourcen analysiert. Im Fokus stehen weniger Defizite, sondern vielmehr die Aktivierung und systematische Nutzung vorhandener Potenziale – sei es auf individueller, kollektiver oder organisationaler Ebene. Die Perspektivwechsel, die im Rahmen systemischer Fragetechniken initiiert werden, eröffnen kreative Suchprozesse und erweitern die Lösungslandschaften. Dabei wird das Selbstbild der Supervisanden im Spiegel ihrer beruflichen Rollen differenziert reflektiert, wodurch neue Selbstdeutungen und Verantwortungsübernahmen möglich werden (Belardi, 2018).

Insbesondere in Phasen von Überforderung, Desorientierung oder Hoffnungslosigkeit kann die systemische Supervision für Pflegekräfte strukturierend und stabilisierend wirken. Im Rahmen eines klar gegliederten Beratungsprozesses werden gemeinsam Hypothesen entwickelt, alternative Handlungsoptionen exploriert und tragfähige Lösungsansätze generiert. Dadurch wird der individuelle Denk- und Handlungsspielraum sukzessive erweitert. Supervisanden werden in die Lage versetzt, aus einer Vielzahl möglicher Optionen fundierte Entscheidungen zu treffen. Die systemische Supervision fungiert hierbei als Hilfe zur Selbsthilfe: Sie stärkt das Selbststeuerungspotenzial und unterstützt den Aufbau eines erweiterten Repertoires an Bewältigungsstrategien. Diese Strategien ermöglichen es Pflegekräften, zukünftige Herausforderungen im Arbeitskontext der beruflichen Pflege selbstorganisiert und reflektiert zu bewältigen (Ebbecke-Nohlen, 2022).

Vor dem Hintergrund dieser vielfältigen Wirkfaktoren wurden unterschiedliche praxisorientierte Definitionsansätze systemischer Supervision entwickelt, die deren Anwendung und Wirkung im beruflichen Feld differenziert beschreiben (vgl. Tab. 1.2).

In der praktischen Umsetzung zeigt sich die systemische Supervision anschlussfähig für verschiedenste Anliegen und Auftragslagen. In der Pflege

Tab. 1.2 Definitionsmöglichkeiten von systemischer Supervision. (Eigene Erstellung nach Ebbecke-Nohlen, 2022)

Systemische Supervision ist demnach …
• eine lösungsorientierte Beratungsform für Personen und Institutionen, die professionelle Zusammenhänge thematisiert
• ein institutionalisierter Perspektivwechsel bei der Betrachtung von Interaktionsprozessen im Berufsleben
• eine Reflexionshilfe für das Berufsleben, die eigene Ressourcen aktiviert und spielerisch Lösungen ermöglicht
• eine Methode, die mit Wertschätzung Arbeitszusammenhänge beleuchtet und die Eigenverantwortung stärkt
• Hilfe zur Selbsthilfe, die Neugier weckt und zum Ziel hat, die professionellen Handlungsmöglichkeiten zu erweitern

bedeutet dies, dass Pflegekräfte im Rahmen eines strukturierten Prozesses durch qualifizierte Supervisoren begleitet werden, um innovative Lösungsstrategien für komplexe, berufsbezogene Herausforderungen zu entwickeln. Dieser Beratungsansatz stärkt nicht nur die Problemlösefähigkeit, sondern fördert zugleich die Resilienz, Rollenklarheit und professionelle Weiterentwicklung der beteiligten Akteure im dynamischen Einsatzfeld der beruflichen Pflege.

1.3 Systemische Blickwinkel auf das Handlungssystem Pflege

Die systemische Supervision in der Pflege ermöglicht eine multiperspektivische Betrachtung berufsbezogener Handlungsrealitäten. Ausgehend von den zentralen Grundhaltungen systemischer Praxis – Wertschätzung, Ressourcenorientierung, Lösungs- und Zukunftsfokus, Zirkularität und epistemische Bescheidenheit – eröffnet sie differenzierte Zugänge zur Reflexion komplexer Unterstützung- und Versorgungsprozesse. Ein praxisnahes Modell zur strukturierten Umsetzung in der Pflege dieser Perspektiven bietet das „Sieben-Augen-Modell der Supervision" nach Hawkins und Shohet (2012). Dieses ist besonders anschlussfähig an das professionelle Selbstverständnis der Pflege und bietet eine fundierte Grundlage zur Analyse und Weiterentwicklung helfender Beziehungen und organisationaler Kontexte (vgl. Abb. 1.2).

Das Modell integriert sieben systemische Beobachtungsperspektiven, die sowohl das Supervisionssystem als auch das Unterstützungs- und Versorgungssystem Pflege in den Blick nehmen. Es ermöglicht die Analyse wechselseitiger Interaktionen, einschließlich parallel ablaufender Prozesse wie Übertragung und

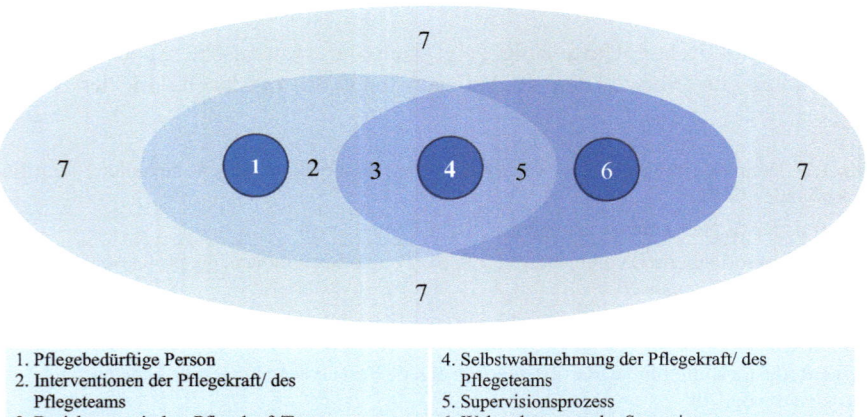

1. Pflegebedürftige Person
2. Interventionen der Pflegekraft/ des Pflegeteams
3. Beziehung zwischen Pflegekraft/Team und pflegebedürftiger Person
4. Selbstwahrnehmung der Pflegekraft/ des Pflegeteams
5. Supervisionsprozess
6. Wahrnehmungen des Supervisors
7. Der gesamte Kontext

Abb. 1.2 Das „Sieben-Augen-Modell der Supervision" und seine Blickwinkel im System Pflege. (Eigene Erstellung in Anlehnung an Loebbert, 2016)

Gegenübertragung, in einem systemischen Deutungsrahmen. Dabei werden individuelle Wahrnehmungen, interaktionale Dynamiken und organisationale Strukturen differenziert analysiert und miteinander verschränkt. Der methodische Zugang über diese sieben Perspektiven eröffnet eine Vielzahl von Impulsen für die Reflexion, Prozessgestaltung und Entwicklung gezielter Interventionen.

Im Zentrum des Modells steht die Beziehung zwischen Patient, Pflegekraft bzw. Pflegeteam (Supervisanden) und Supervisoren – eingebettet in übergeordnete soziale, institutionelle und kulturelle Rahmenbedingungen. Diese Beziehungsarchitektur bildet das Analysekontinuum (Bereich), auf dem die systemische Supervision in der Pflege operiert. Die Anwendung des Modells dient dabei nicht nur der individuellen Selbstreflexion, sondern ebenso der Qualitätssicherung und Weiterentwicklung des Supervisionsprozesses selbst (Loebbert, 2016).

Durch die differenzierte Betrachtung der einzelnen Perspektiven entstehen vielfältige Erkenntnispotenziale, die wie Puzzleteile zu einem erweiterten Gesamtbild des beruflichen Handelns in der Pflege zusammengesetzt werden können (vgl. Tab. 1.3). Da Supervision als Teil des professionellen Systems Pflege verstanden wird, ist eine Parallelanalyse möglich, in der sowohl das Hilfe- als auch das Beratungssystem mitgedacht und reflektiert werden können. Diese Verbindung

Tab. 1.3 Sieben Blickwinkel auf das Handlungssystem Pflege auf Grundlage des „Sieben-Augen-Modells der Supervision". (Eigene Erstellung in Anlehnung an Loebbert, 2016)

Auge	Fokus auf …	Bedeutung in der Praxis der systemischen Supervision
1	**Patient**	Wahrnehmung der Symptome und Bedürfnisse • Wie wurde der Zustand des Patienten erlebt? • Welche unausgesprochenen Erwartungen standen im Raum?
2	**Interventionen**	Reflexion der getroffenen Maßnahmen und möglicher Alternativen • Welche Entscheidungen wurden wie begründet? • Welche Optionen blieben ungenutzt?
3	**Beziehungsebene**	Analyse der Interaktion zwischen Pflegekraft und Patient • Wie verlief die Kommunikation? • Welche Wirkung hatte die Beziehungsgestaltung?
4	**Selbstwahrnehmung**	Reflexion eigener Gedanken, Emotionen und Teamdynamik • Welche inneren Prozesse begleiteten die Situation? • Wie beeinflussten sie das Handeln?
5	**Supervision selbst**	Meta-Reflexion des Supervisionsprozesses • Was wurde gelernt? • Welche Entwicklung fand statt?
6	**Perspektive des Supervisors**	Beobachtungen als Impuls zur Weiterentwicklung • Welche Muster und Potenziale wurden erkannt?
7	**Gesamtkontext**	Einbindung in organisatorische, rechtliche und gesellschaftliche Rahmen • Welche äußeren Bedingungen wirkten auf das Versorgungsgeschehen ein?

ermöglicht es, neue Handlungsoptionen sichtbar zu machen und bislang verdeckte Dynamiken systematisch zu erschließen (Loebbert, 2016).

Die Bedeutung des Modells liegt nicht allein in der punktuellen Anwendung, sondern in seiner prozessualen Integration. Es fungiert als reflexiver Rahmen über die gesamte Dauer eines Supervisionsprozesses hinweg und erfordert eine kontinuierliche, dialogische Auseinandersetzung zwischen allen Beteiligten (Hawkins & Shohet, 2012).

▶ **Praxistipp:** Die verschiedenen Augen können bspw. durch runde oder ovale Moderationskarten als sogenannte „Bodenanker" dargestellt werden. Dies ermöglicht einen geordneten Supervisionsprozess und vereinfacht einen zielgerichteten Wechsel zwischen den jeweiligen Blickwinkeln des Systems. Es empfiehlt sich, die Ergebnisse der einzelnen Supervisionssitzungen zu dokumentieren und komplexe Zusammenhänge auf einem Flipchart oder einer Metaplanwand zu veranschaulichen.

Insgesamt stellt das Sieben-Augen-Modell ein wirkungsvolles Instrument dar, um die professionellen Beziehungen, Herausforderungen und organisationalen Bedingungen in der Pflege systemisch zu reflektieren. Es erweitert die Handlungsfähigkeit der Supervisanden, unterstützt eine konstruktive Auseinandersetzung mit belastenden Situationen und verhindert die Individualisierung struktureller Probleme. Durch seine ganzheitliche Logik trägt das Modell wesentlich zur Sicherung der Versorgungsqualität und zur nachhaltigen Entwicklung professioneller Handlungskompetenz in der Pflege bei.

1.4 Systemische Supervision im Kontext von Beratung, Coaching und Psychotherapie

Die systemische Supervision ist Teil eines Spektrums professioneller Beratungsformate, die allesamt das Ziel verfolgen, Personen bei der Reflexion und Bewältigung beruflicher oder persönlicher Herausforderungen zu begleiten. Zwischen systemischer Supervision, Beratung, Coaching und Psychotherapie bestehen jedoch sowohl inhaltliche Überschneidungen als auch konzeptionelle Differenzierungen. Eine eindeutige Abgrenzung ist nicht immer trennscharf möglich, da sich Wirkprinzipien, Haltungen und methodische Elemente zum Teil ähneln oder gegenseitig beeinflussen (Winterstein, 2024). Gleichwohl lassen sich wesentliche Unterschiede mit Blick auf Zielsetzung, Zielgruppe, methodische Ausrichtung und Kontextbezug herausarbeiten.

Systemische Supervision versteht sich als prozessorientiertes Reflexionsformat mit Fokus auf das berufliche Handlungsfeld. Sie basiert auf systemtheoretischen, konstruktivistischen und kommunikationstheoretischen Ansätzen und bezieht stets die Wechselwirkungen zwischen Person, Rolle und Organisation mit ein. Charakteristisch sind eine kontextuelle Perspektive (Person als Teil eines sozialen Systems), die Förderung von Selbstreflexion, die Erweiterung des Denk- und Handlungsspielraums sowie eine konsequente Ressourcen- und Lösungsorientierung. Methodisch kommen u. a. Hypothesenbildung, zirkuläres Fragen und Mehrperspektivität zum Einsatz (vgl. Kap. 4–6).

Beratung zeichnet sich primär durch ihren Expertenansatz aus. Ratsuchende wenden sich an Beraterinnen mit der Erwartung, lösungsorientierte Informationen oder konkrete Handlungsoptionen zu erhalten. Im Gegensatz zur systemischen Supervision, die vorwiegend Fachkräfte im beruflichen Kontext adressiert, richtet sich Beratung häufig an Personen in sozialen oder familiären Krisensituationen, z. B. im Rahmen von Familien-, Schwangerschafts- oder Sozialberatung. Während Supervision auf die Förderung professioneller Selbststeuerung zielt, liegt in der Beratung der Fokus stärker auf direkter Problemlösung und Expertenwissen.

Coaching und systemische Supervision weisen inhaltliche Nähe auf, unterscheiden sich jedoch hinsichtlich Zielausrichtung und methodischer Tiefe (Loebbert, 2016). Coaching konzentriert sich zumeist auf die individuelle Begleitung von Führungskräften oder Mitarbeitern mit leistungs- oder karrierebezogenen Anliegen. Der Coachingprozess ist stärker ziel- und lösungsorientiert und betont individuelle Entwicklung und Ergebnisoptimierung. Die systemische Supervision hingegen adressiert komplexe Team- und Organisationsdynamiken und legt größeren Wert auf systemische Analyse sowie auf die Selbstreflexion aller Beteiligten – einschließlich der Supervisoren. Ihr Anwendungsfeld liegt schwerpunktmäßig im Kontext helfender Berufe.

Trotz methodischer Ähnlichkeiten unterscheidet sich die systemische Supervision deutlich von der **Psychotherapie.** Letztere ist auf die Behandlung psychischer Störungen fokussiert, basiert auf einem medizinisch-therapeutischen Setting und unterliegt in der Regel einer Kostenübernahme durch das Gesundheitssystem (Winterstein, 2024). Gemeinsam ist beiden Formaten die Etablierung einer professionellen Beziehung, die durch Vertrauen, Empathie und strukturelle Rahmung geprägt ist (Ebbecke-Nohlen, 2022). Während Supervision auf die berufliche Rolle und deren Einbettung in organisationale Kontexte fokussiert, adressiert Psychotherapie intrapsychische Dysfunktionen. Dennoch existieren fließende Übergänge – insbesondere in therapeutischen Schulen mit humanistischer Ausrichtung, die stärker salutogenetisch als pathogenetisch operieren. Supervision hingegen ist in der Regel zeitlich begrenzt, lösungsorientiert und auf die Aktivierung professioneller Ressourcen ausgerichtet.

In der Praxis ist eine klare Differenzierung dieser Formate essenziell. Dies nicht zuletzt, um Zuständigkeiten, Erwartungen und Ziele transparent zu gestalten und den jeweiligen Beratungsprozess angemessen zu rahmen.

▶ **Praxistipp:** Nutzen Sie Supervision nicht erst bei Überlastung oder Konflikten, sondern regelmäßig, z. B. alle 4 bis 6 Wochen im Team oder einzeln. Gerade in der Pflege hilft dieser präventive Einsatz, belastende Arbeitserlebnisse besser zu verarbeiten, die Kommunikation im Team zu verbessern und berufliche Rollenklarheit zu gewinnen. So wird Supervision zu einem festen Bestandteil der Qualitätssicherung und Personalentwicklung.

1.5 Fazit

Zusammenfassend kann festgehalten werden, dass systemische Supervision eine besondere Position innerhalb der verschiedenen Beratungsformate einnimmt. Im Kern stehen die Reflexion und Verbesserung der beruflichen Praxis der Supervisanden unter Berücksichtigung systemischer Zusammenhänge. Im Gegensatz zur Beratung und zum Coaching liegt der Schwerpunkt stärker auf der professionellen Entwicklung und Qualitätssicherung in beruflichen Kontexten. Die systemische Supervision behandelt im Vergleich zur Psychotherapie keine psychischen Störungen, sondern fördert die berufliche Handlungskompetenz und (Selbst-)Reflexionsfähigkeit. Die Entscheidung, ob systemische Supervision, Beratung, Coaching oder Psychotherapie zum Einsatz kommt, ist abhängig von den spezifischen Bedürfnissen, dem Kontext sowie den Zielen des Auftraggebers bzw. der jeweiligen Person, welche eines der Beratungsformate in Anspruch nimmt. Während alle Ansätze das gemeinsame Ziel verfolgen, Menschen in ihrer Entwicklung zu unterstützen, bietet jeder Ansatz einen etwas anderen Fokus und spezifische Methoden. Die systemische Supervision zeichnet sich jedoch insbesondere durch ihre ganzheitliche Betrachtung eines beruflichen Systems Pflege aus. Sie vermag zudem multidimensionale Wechselwirkungen zu berücksichtigen und neue Perspektiven zu eröffnen.

Literatur

Belardi, N. (2018). *Supervision und Coaching. Grundlagen, Techniken, Perspektiven* (Beck'sche Reihe, Bd. 2157, 5. Aufl.). C.H.Beck. https://ebookcentral.proquest.com/lib/kxp/detail.action?docID=6990185.

Belardi, N. (2020). *Supervision und Coaching. Für Soziale Arbeit, Pflege, Schule* (Sozialarbeit). Lambertus.

Como-Zipfel, F., & Lanig, S. (2022). Verhaltensorientierte Supervision für soziale und pädagogische Berufe. Einführung und Leitfaden.

DGSv (Deutsche Gesellschaft für Supervision und Coaching e.V., Hrsg.). (2023). Supervision/Coaching. https://www.dgsv.de/dgsv/supervision/.

EASC. (2019). EASC – Supervision and Coaching in Europe. Handbuch. Qualitätsstandards des EASC. https://www.easc-online.eu/fileadmin/content/dokumente/Manual/de/EASC-Manual_EC_Vision_V04_bis_09-2023.pdf.

Ebbecke-Nohlen, A. (2022). *Einführung in die systemische Supervision* (Carl-Auer compact, Sechste Aufl.). Carl-Auer-Verlag.

Ebel, P., Kleve, H., & Strecker, J. (Hrsg.). (2022). *Systemische Supervision in Lehre und Praxis.* Carl-Auer-Verlag.

Hawkins, P., & Shohet, R. (2012). *Supervision in the helping professions* (4. Aufl.). New York: Open University Press.

Loebbert, M. (2016). *Wie Supervision gelingt.* Springer Fachmedien Wiesbaden. https://doi.org/10.1007/978-3-658-13106-7.

Lüschen-Heimer, C., & Michalak, U. (2022). *Werkstattbuch systemische Supervision* (Beratung, Coaching, Supervision, Zweite Auflage). Carl-Auer Verlag GmbH.

Obermeyer, K., & Pühl, H. (2015). *Teamcoaching und Teamsupervision. Praxis der Teamentwicklung in Organisationen* (1. Aufl.). Vandenhoeck und Ruprecht. http://ebooks.ciando.com/book/index.cfm/bok_id/1912133.

Redelsteiner, C. (2018). Risiko- und Qualitätsmanagement am Einsatzort durch Feldsupervisoren. In: Neumayr, A., Baubin, M. & Schinnerl, A. (Hrsg.) Zukunftswerkstatt Rettungsdienst. (S. 187–197). Springer. DOI https://doi.org/10.1007/978-3-662-56634-3_17.
Schibli, S., & Supersaxo, K. (2009). *Einführung in die Supervision* (UTB, Bd. 3249, 1. Aufl.). Haupt.
Steil, M. (2018). Editorial. Psychosoziale Belastungen im Rettungsdienst. *Rettungsdienst, 41*(2), 3.
Systemische Gesellschaft. (Hrsg.). (o. J.). Der systemische Ansatz und seine Praxisfelder. Eine Informationsbroschüre der Systemischen Gesellschaft. https://systemische-gesellschaft.de/wp-content/uploads/2021/10/SG_Systemischer-Ansatz-und-seine-Praxisfelder.pdf.
Valler-Lichtenberg, A. (o. J.). Systemische Supervision, DGSF – Deutsche Gesellschaft für Systemische Therapie, Beratung und Familientherapie e. V. Verfügbar. https://dgsf.org/service/was-heisst-systemisch/systemische_supervision.html.
Winterstein, I. (2024). *Supervision von Einsatzkräften im Rettungsdienst*. Stumpf + Kossendey. https://doi.org/10.36209/2024.2039E1.10.

Literaturempfehlung

Das Buch „Einführung in die systemische Supervision" von Andrea Ebbecke-Nohlen aus dem Jahr 2022 ist für Interessierte und Anwender eine gute Empfehlung.

Notwendigkeit und Umsetzung systemischer Supervision in der Pflege

Gordon Heringshausen

Zusammenfassung

Pflegekräfte erleben tagtäglich anspruchsvolle und emotional belastende Situationen, die sich aus ihrer pflegerischen Tätigkeit heraus ergeben oder im Zusammenhang mit interaktiven Prozessen im Rahmen von Kommunikation oder Kooperation im Arbeitsteam stehen. Diese Ereignisse können für Pflegekräfte erhebliche psychosoziale Belastungen mit sich bringen. Ein professioneller und zugleich empathischer Umgang mit diesen Herausforderungen ist essenziell, um sowohl die eigene Gesundheit zu erhalten und zugleich die bestmögliche pflegerische Versorgung der Patienten sicherzustellen. Die Bewältigung dieser psychosozialen Belastungen erfordert eine ganzheitliche Perspektive, die alle Ebenen des Arbeitsalltags in der Pflege umfasst. Dabei darf die physische und psychosoziale Gesundheit der Mitarbeiter nicht nur als individuelles Thema der Mitarbeiter verstanden werden, sondern sie muss ein zentraler und struktureller Bestandteil der Gesundheitsorganisation werden. Um den wachsenden Anforderungen in diesem Berufsfeld gerecht zu werden, sind demzufolge Maßnahmen notwendig, die sowohl organisatorische als auch soziale und individuelle Ressourcen der Mitarbeiter stärken. Systemische Supervision spielt in diesem Kontext eine Schlüsselrolle. Sie ermöglicht die Reflexion des professionellen Handelns und unterstützt die Entwicklung einer gesundheitsförderlichen Arbeitskultur im Arbeitsfeld Pflege. Systemische Supervision stärkt zudem den Teamgeist, bietet Zugang zu professioneller Begleitung und ermöglicht es den Mitarbeitern, über Belastungen zu sprechen und Unterstützung in Anspruch zu nehmen, um dadurch ihre individuellen Handlungs- und Bewältigungskompetenzen weiterzuentwickeln. Durch diesen ganzheitlichen Ansatz werden Pflegekräfte nicht nur besser auf ihre anspruchsvolle Berufstätigkeit vorbereitet, sondern können auch langfristig ihre individuelle psychische Gesundheit schützen. Systemische Supervision ist somit ein wirksames Instrument zur Verbesserung der Arbeitszufriedenheit, der Teamkultur und der psychosozialen Gesundheit in der Pflege in Deutschland.

2.1 Relevanz systemischer Supervision in der Pflege

Der Anstieg chronischer Erkrankungen, die insgesamt älter werdende Bevölkerung und die zunehmende Urbanisierung stellen die Pflege in Deutschland auch zukünftig vor wachsende Anforderungen (statista, 2025). Gleichzeitig eröffnen Fortschritte in der Telemedizin, der sich entwickelnden Digitalisierung und in der Aus-, Fort- und Weiterbildung neue Möglichkeiten zur Verbesserung der Patientenversorgung (Breuer et al., 2023). Im Hinblick auf die Personalsituation in der Pflege lässt sich feststellen, dass zwischen 2013 und 2023 die Pflege einen signifikanten Anstieg der Beschäftigtenzahl um mehr als 26 % verzeichnete, sodass im Jahr 2023 knapp 1,7 Mio. sozialversicherungspflichtig Beschäftigte im Pflegebereich tätig waren. Relevant ist in diesem Zusammenhang, dass seit 2022 das Beschäftigungswachstum in der Pflege allerdings ausschließlich von ausländischen Beschäftigten getragen und die Zahl deutscher Pflegekräfte hingegen rückläufig ist (IAB, 2024). Das Statistische Bundesamt geht davon aus, dass bis zum Jahr 2049 in Deutschland zwischen 280.000 und 690.000 Pflegekräfte fehlen könnten (destatis, 2024). Der Beschäftigungszuwachs auf 1,7 Mio. Pflegekräfte spiegelt zugleich die gestiegene Nachfrage nach pflegerischen Leistungen und die zunehmenden beruflich bedingten Anforderungen wider, die an die Akteure im Berufsfeld Pflege aktuell und zukünftig gestellt werden (destatis, 2024). Diese können sowohl physischer, psychischer, emotionaler als auch sozialer Art sein (Rohwer, 2021). Im Umgang mit beruflich veranlassten Belastungen eröffnet Supervision den helfenden Berufen die Möglichkeit der Beratung und Unterstützung (Abb. 2.1) (Loebbert, 2016). Die Deutsche Gesellschaft für Supervision (DGSv) formuliert dazu folgende Definition: „Supervision ist eine Beratungsmethode, die zur Sicherung und Verbesserung der Qualität beruflicher Arbeit eingesetzt wird, Supervision bezieht sich dabei auf psychische, soziale und institutionelle Faktoren. […] Supervision unterstützt die Entwicklung von Konzepten

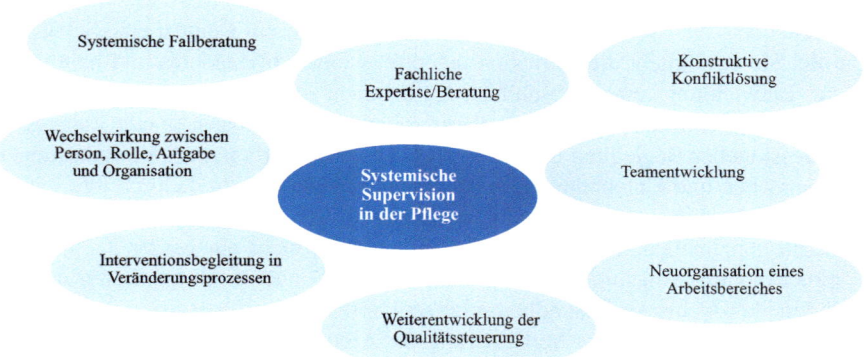

Abb. 2.1 Funktionen von systemischer Supervision in der Pflege. (Eigene Erstellung in Anlehnung an Loebbert, 2016)

2.1 Relevanz systemischer Supervision in der Pflege

bei der Begleitung von Strukturveränderungen und die Entwicklung der Berufsrolle." (DGSv, 1996, S. 11). Supervision ermöglicht in der Pflege demnach die Betrachtung und Reflexion professionellen Handelns sowie institutioneller Strukturen, mit dem Ziel, insbesondere die Qualität psychischer, sozialer und institutioneller Faktoren in der beruflichen Praxis zu steigern. Die systemische Supervision stützt sich dabei auf theoretische Grundlagen aus der Systemtheorie und basiert auf den Prinzipien des systemischen Denkens. Sie fokussiert auf die Kommunikations- und Interaktionsmuster innerhalb eines Systems sowie auf die Art und Weise, wie das System mit seiner Umwelt in Beziehung tritt (DGSF, 2008). Systemische Supervision ist vor diesem Hintergrund als ein strukturierter Prozess zu verstehen, bei dem Mitarbeiter in der Pflege, unter Anleitung einer qualifizierten Person, ihre beruflichen Erlebnisse, Herausforderungen und Emotionen reflektieren.

Ziel der systemischen Supervision ist es, die pflegerische Berufspraxis zu analysieren, emotionale Belastungen zu verarbeiten und die berufliche Kompetenz sowie die Teamdynamik zu stärken und zu fördern. Dabei kann systemische Supervision sowohl individuelle als auch gruppenbezogene Ansätze umfassen. Supervision in der Pflege schließt in diesem Zusammenhang mehrere zentrale Aspekte ein, die zur Verbesserung der beruflichen Praxis und des Wohlbefindens der Mitarbeiter beitragen können. Erstens dient sie der Reflexion beruflicher Erfahrungen, indem die Pflegekräfte die relevanten Arbeitssituationen und ihre Entscheidungen reflektieren, um ein tieferes Verständnis ihrer eigenen Handlungen zu gewinnen und diese perspektivisch zu optimieren (Loebbert, 2016). Zweitens bietet Supervision emotionale Unterstützung, indem sie einen sicheren Raum schafft, in dem emotional oder psychisch belastende Erfahrungen und Erlebnisse besprochen und verarbeitet werden können. Drittens ermöglicht sie Mitarbeitern einen Lern- und Entwicklungsprozess, der durch die Analyse berufsspezifischer Situationen neue Handlungskompetenzen fördert und die beruflichen Fähigkeiten der Mitarbeiter verbessert. Ein weiterer wichtiger Aspekt ist die Förderung der Teamarbeit. Supervision trägt dazu bei, die Kommunikation und Zusammenarbeit innerhalb eines Teams zu stärken, Konflikte zu lösen und so ein angenehmeres Arbeitsklima zu schaffen (Gröning, 2014). Schließlich spielt die Supervision eine wichtige präventive Rolle in der Stressbewältigung. Durch die regelmäßige Auseinandersetzung mit den beruflichen Herausforderungen in der Pflege und den perspektivischen Anforderungen können Stress und gegebenenfalls Burnout bzw. Demotivation und Fluktuationsgefahr frühzeitig erkannt und präventive Maßnahmen ergriffen werden (Rohwer, 2021). Supervision in der Pflege ist somit ein wesentliches Instrument zur Förderung der persönlichen und beruflichen Entwicklung der Mitarbeiter, zur Qualitätssicherung der Arbeit und zur Unterstützung der psychosozialen Gesundheit (DGSF, 2008) und somit für helfende Berufe dringend geboten (Ludwig, 2008, Petersen & Melzer, 2022).

▶ **Praxistipp** Nach besonders belastenden Situationen, z. B. nach erfolglosen Reanimationen, Gewaltvorfällen oder dem Tod junger Patienten, empfiehlt sich ein kurzes, moderiertes Reflexionsgespräch im Pflegeteam, möglichst zeitnah während oder direkt nach der Schicht. Dies schafft einen geschützten Raum zur emotionalen Entlastung, fördert die kollegiale Verbundenheit und unterstützt den Aufbau einer nachhaltigen Reflexions- und Supervisionskultur im Pflegealltag.

2.2 Belastungen und Beanspruchungen in der Pflege

Der Arbeitsalltag in der Pflege ist durch eine Vielzahl berufsspezifischer Belastungen gekennzeichnet. Neben den körperlichen und psychischen Anforderungen – wie dem Heben und Lagern von Patienten sowie dem Umgang mit Schmerz, Trauer und Verlust – spielen auch soziale Belastungsfaktoren eine bedeutende Rolle. Insbesondere die Arbeit im Schichtsystem, oft zu sozial wertvollen Zeiten, sowie die schwierige Vereinbarkeit von Privatleben, Familie und Beruf stellen für Pflegekräfte erhebliche Herausforderungen dar (BMG, 2024, Eppers, 2024). Diese Belastungen können sich im Laufe der pflegerischen Berufstätigkeit zu ernsthaften Beanspruchungen entwickeln (Abb. 2.2). Die steigenden krankheitsbedingten Fehlzeiten sowie die häufige frühzeitige Berufsaufgabe sind nicht nur für die betroffenen Fachkräfte problematisch, sondern auch für die Arbeitgeber von wirtschaftlicher Relevanz. Die aktuelle Pflegestudie 2.0 (IFBG, 2024) zeigt diesbezüglich eine alarmierende Zunahme der Erschöpfung unter Pflegekräften. Der Anteil derjenigen, die regelmäßig körperliche Erschöpfung erleben, ist von 43 % vor der Pandemie auf 62 % gestiegen. Auch die emotionale Erschöpfung hat deutlich zugenommen. Während vor der Pandemie etwa 34 % der Pflegekräfte betroffen waren, liegt dieser Wert nach der Pandemie bei rund 52 %. Die Pflegestudie 2.0, die die Belastungen und Ressourcen von etwa 1000 Pflegekräften in der ambulanten und stationären Versorgung analysierte, macht deutlich,

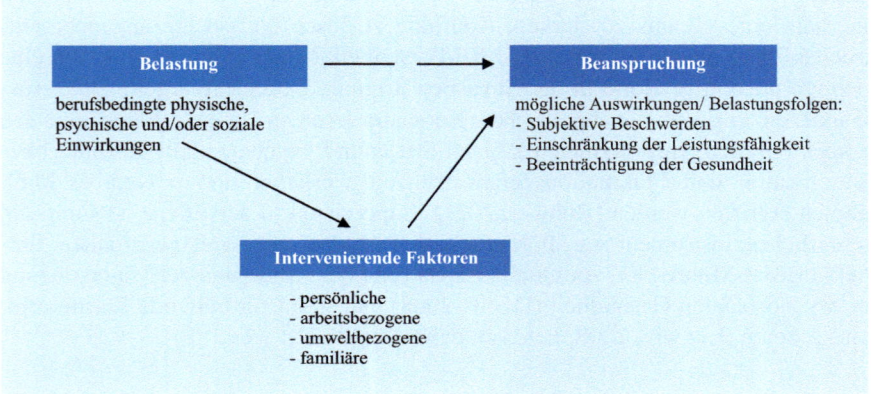

Abb. 2.2 Belastungs-Beanspruchungs-Modell. (Eigene Erstellung in Anlehnung an Rohmert & Rutenfranz, 1975)

dass viele Beschäftigte in der Pflege an ihrer Belastungsgrenze arbeiten. Diese dauerhafte Erschöpfung erhöht das Risiko eines Burnouts erheblich – im Vergleich zu anderen Berufsgruppen sind Pflegekräfte besonders gefährdet (IFBG, 2024).

Daher rückt für die Pflege die Frage nach gezielten Personalentwicklungsmaßnahmen und Strategien zur langfristigen Erhaltung der Arbeitsfähigkeit zunehmend in den Fokus (Heringshausen, 2016). Arbeitsfähigkeit lässt sich sowohl als individuelle Ressource – in Bezug auf Gesundheit und Wohlbefinden – als auch als organisationale Ressource – mit direktem Einfluss auf Arbeitsqualität und Wirtschaftlichkeit – betrachten. Für Gesundheitseinrichtungen ergibt sich daraus ein dringender Handlungsbedarf: Die Gesundheit der Beschäftigten sollte als wertvolle Ressource anerkannt und gezielt gefördert werden. Angesichts des aktuellen und zukünftigen Fachkräftemangels wird sie zugleich zu einem entscheidenden Faktor auf dem Arbeitsmarkt (BMG, 2024). Um den Herausforderungen des Pflegeberufs erfolgreich zu begegnen, müssen Arbeitgeber deshalb nachhaltige Maßnahmen zur Gesundheitsförderung etablieren. Diese sollten in umfassende Personalentwicklungsstrategien eingebettet sein, die nicht nur die Fach-, Methoden- und Sozialkompetenz der Mitarbeiter stärken, sondern auch deren Selbst- und Personalkompetenz weiterentwickeln. Ergänzend sollten personale Ressourcen als eigenständiger Aspekt betrachtet werden, insbesondere da Stressprävention und -bewältigung im Gesundheitswesen eine zentrale Rolle spielen (Heringshausen, 2016). Empirische Studien belegen für die Pflege eindeutig den Zusammenhang zwischen Arbeitsanforderungen, Kontrollmöglichkeiten und gesundheitlichen Beschwerden (Arndt & Hering, 2025). Sie zeigen zudem den potenziellen Nutzen gezielter Maßnahmen für Mitarbeiter und Gesundheitseinrichtungen auf. Ein größerer Handlungsspielraum, Mitbestimmungsmöglichkeiten und eine achtsame Führung tragen maßgeblich zu einer gesunden Organisationsentwicklung bei. Sie fördern bei Pflegekräften Arbeitsfähigkeit und Wohlbefinden, während sie gleichzeitig Überlastung und Beanspruchung reduzieren (Wesselborg & Bauknecht, 2025). Die Unternehmenskultur, die Arbeitsorganisation und die Leitungs- und Führungsstrukturen in der Pflege nehmen somit eine zentrale Rolle in der Gestaltung eines gesunden Arbeitsumfelds ein. Hierbei kann systemische Supervision einen wertvollen Beitrag leisten, indem sie für Einzelne und Teams Beratung ermöglicht, Reflexionsräume schafft und nachhaltige Verbesserungen in der Arbeitsweise und im Umgang mit Belastungen unterstützt (Waldmann & Wagner-Froböse, 2017).

2.2.1 Physische Belastungen

Pflegekräfte sind täglich einer Vielzahl von körperlichen Belastungen ausgesetzt, die durch schwere Hebe- und Tragetätigkeiten, unregelmäßige Wechselschichtarbeitszeiten und die Arbeit in herausfordernden Umgebungen (z. B. Krankenhaus, OP, ambulante Pflege etc.) bedingt sind. Zahlreiche Studien zeigen seit geraumer Zeit zudem, dass Beschäftigte deshalb so stark belastet sind, weil insbesondere eine wachsende Zahl von Patienten und Pflegebedürftigen von zu wenigen Pflegekräften betreut werden muss (IFBG, 2024, Wesselborg & Bauknecht, 2025, Arndt & Hering, 2025). Aktuelle Arbeitsanalysen weisen das manuelle Heben und Umlagern von zu versorgenden Personen als eine der häufigsten Ursachen für physische Belastungen und Rückenschmerzen bei Pflegekräften aus (Lennefer et al., 2024). Zudem gilt in der Pflege das langanhaltende Arbeiten im Stehen als ein weiterer Belastungsfaktor (Rohwer, 2021). Neben den genannten berufsspezifischen physischen Anforderungen gehören insbesondere ein hohes Arbeitsaufkommen, Zeitdruck, häufige Unterbrechungen, emotionale Herausforderungen sowie die erschwerte Vereinbarkeit von Beruf und Privatleben durch Schichtarbeit zu den potenziellen Stressoren, die einen direkten Einfluss auf die körperliche Gesundheit der Pflegekräfte haben. Typische gesundheitliche Folgen sind Erschöpfung, Burnout, Muskel- und Skeletterkrankungen sowie Schlaf- und Konzentrationsstörungen (Rohwer, 2021). Entlastung können Ressourcen wie soziale Unterstützung, eine optimierte Arbeitsgestaltung sowie ein Leitungs- und Führungsstil bieten, der Pflegekräften mehr Mitbestimmung, Autonomie und Handlungsspielraum ermöglicht. Hier kann Supervision ansetzen (Weigand, 2019).

2.2.2 Psychische Belastungen

Die Berufssituation der Pflege in Deutschland ist durch eine außergewöhnliche Kombination aus hohen berufsbedingten psychischen Belastungen geprägt, was erhebliche Auswirkungen auf die Gesundheit der Pflegekräfte hat. Der Befund ist eindeutig: Die gesundheitliche Situation von Pflegekräften in Deutschland ist – insbesondere nach der COVID-19-Pandemie – besorgniserregend (Arndt & Hering, 2025). So zeigen vergleichende Analysen verschiedener Berufsgruppen, dass Pflegekräfte die höchste psychische Erschöpfung unter den sozialen Interaktionsberufen aufweisen – ein Trend, der bereits zwischen 2006 und 2018 überdurchschnittlich anstieg (Bauknecht & Wesselborg, 2022) und sich in der Pandemie weiterentwickelte (Arndt & Hering, 2025). Diese hohe emotionale Erschöpfung steht in direktem Zusammenhang mit den anspruchsvollen und gestiegenen Arbeitsbedingungen in der Pflege. Aktuelle Literatur identifiziert als zentrale psychische Belastungsfaktoren insbesondere die dauerhafte Arbeitsüberlastung, unzureichende und unfaire Entlohnung sowie die schwierige Vereinbarkeit von Beruf, Familie und Privatleben (Rohwer, 2021). Darüber hinaus erfordert Pflege stets eine intensive psychosoziale Interaktionsarbeit, da Pflegekräfte tagtäglich engen Kontakt mit pflegebedürftigen bzw. hilfsbedürftigen Menschen haben. Nicht jede Interaktion verläuft dabei konfliktfrei. Viele Pflegekräfte berichten von psychisch belastenden Erfahrungen mit verbalen oder körperlichen Aggressionen (Raspe et al., 2020). Zusätzlich verschärft der seit Jahren bestehende Fachkräftemangel in der Pflege die Situation. Er führt zu einer Verdichtung der Arbeitsabläufe und einer weiter steigenden Arbeitsintensität sowohl im ambulanten Bereich (Petersen & Melzer, 2022) als auch in der stationären pflegerischen Versorgung (Arndt & Hering, 2025). Neben diesen strukturellen Herausforderungen empfinden viele Pflegekräfte auch eine als zu gering empfundene Entlohnung, mangelnde Wertschätzung und fehlende Anerkennung ihrer Leistung als belastend (Wesselborg & Bauknecht, 2025). Diese Entwicklungen machen deutlich, wie dringend eine nachhaltige Verbesserung der Arbeitsbedingungen in der Pflege erforderlich ist, um die psychische Gesundheit und Arbeitszufriedenheit der Pflegekräfte langfristig zu gewährleisten. Dabei sollten vorhandene Ressourcen (etablierte Konzepte aus der Stressforschung) z. B. soziale Unterstützung, Teamzusammenhalt, Kohärenzgefühl und Resilienz gezielt zur Stressbewältigung eingesetzt werden. In diesem Zusammenhang ist es essenziell, spezifische Belastungsfaktoren systematisch zu analysieren und entsprechende Maßnahmen abzuleiten (Arndt & Hering, 2025).

2.2.3 Soziale und organisatorische Belastungen

Die Arbeit in der Pflege ist nicht nur physisch und psychisch hoch anspruchsvoll, sondern auch durch erhebliche soziale und organisatorische Belastungen geprägt. Diese ergeben sich aus der engen Teamarbeit, den zuweilen hierarchischen Strukturen, den oft herausfordernden Arbeitsbedingungen, durch arbeitsbedingte organisatorische Vorgaben (z. B. Wechselschicht-, Wochenend-, Nachtarbeit), diversen Flexibilitätsanforderungen und den Interaktionen mit Patienten bzw. deren Angehörigen (ver.di, 2022). Besonders die Anpassung an wechselnde Schichtdienste wird von der Pflege als belastend empfunden und führt oft zu unzureichenden Erholungsphasen. Zudem können sich negative soziale Auswirkungen zeigen, beispielsweise wenn unregelmäßige Arbeitszeiten den Kontakt zu Familie, Freunden und Bekannten erschweren. Besonders herausfordernd empfinden Pflegekräfte diesbezüglich die Vereinbarkeit ihrer Arbeitszeiten mit den familiären Verpflichtungen, etwa der Betreuung von Kindern oder pflegebedürftigen Angehörigen (Senghaas & Struck, 2023). In Untersuchungen benennen Pflegekräfte weitere soziale Aspekte ihres Arbeitsumfelds als wesentlichen Faktor für die Attraktivität ihrer Arbeitsbedingungen. Insbesondere die Beziehungen zu Kollegen und Leitungen und die Kommunikations- und Beziehungsgestaltung zwischen Pflegekräften und Patienten/Angehörigen und die Kommunikation innerhalb der eigenen Teams können sowohl als soziale Belastung als auch als entlastende Ressource wirken (Arndt & Hering, 2025). Pflegerischen Leitungs- und Führungskräften kommt dabei eine besondere Rolle zu. Sie übernehmen nicht nur die Steuerung von Arbeitsaufgaben und -strukturen – und damit der Arbeitsbelastung –, sondern haben auch Einfluss auf die Gestaltung von Handlungsspielräumen und die Bereitstellung emotionaler Unterstützung für Pflegekräfte (Mojtahedzadeh et al., 2021). Ein zentraler positiver Aspekt für Pflegekräfte ist zudem die Möglichkeit, in Entscheidungsprozesse eingebunden zu werden, etwa bei der Erstellung von Dienstplänen. Fehlende Mitspracherechte werden hingegen als Einschränkung empfunden. Gut funktionierende Teamstrukturen im pflegerischen Arbeitsalltag können soziale Unterstützung bieten und so die Arbeitsbelastung reduzieren, während Konflikte mit Kollegen bzw. im Team eine zusätzliche Belastung für Pflegekräfte darstellen (Senghaas & Struck, 2023). Die Teamarbeit in der Pflege ist dabei regelmäßig geprägt von einem hohen Maß an Kooperation und

Kommunikation, insbesondere in akuten und stressgeladenen Arbeitssituationen. Unterschiedliche Persönlichkeiten, Arbeitsweisen und Kommunikationsstile innerhalb der inter- bzw. multiprofessionellen Teams können zusätzlich zu Konflikten führen. Im stationären Bereich ist die Arbeit in besonders hohem Maße auf Teamkoordination angewiesen, weshalb ein gemeinsames Verständnis und eine enge Zusammenarbeit essenziell sind. Aber auch in der ambulanten Pflege, wo Pflegekräfte oft eigenständiger arbeiten, können stabile Teamstrukturen eine wichtige Unterstützung bieten. Daher kommt der Förderung sozialer Ressourcen im Arbeitsumfeld eine zentrale Rolle zu, um sowohl die Arbeitszufriedenheit als auch die langfristige Bindung an den Beruf zu stärken (Hirschhausen et al., 2021, Senghaas & Struck, 2023).

2.3 Bedarf und Notwendigkeit von Unterstützung

Die Bewältigung von berufsbedingten physischen und psychischen Stressoren und von belastenden pflegespezifischen Situationen im Arbeitsalltag der Pflege erfordert die Berücksichtigung von organisationalen, sozialen und personalen Ressourcen (Rohwer et al., 2021). Diese spielen eine entscheidende Rolle bei der Vermeidung von Fehlbeanspruchungen, der Prävention arbeitsbedingter Erkrankungen sowie der Förderung der Gesundheit von Pflegekräften (Tab. 2.1). Attraktive und gesunde Arbeitsbedingungen in der Pflege basieren für die meisten Pflegefachkräfte auf Schlüsselfaktoren wie mitarbeiterorientierten Arbeitszeitmodellen, einem umfassenden betrieblichen Gesundheitsmanagement, vielfältigen beruflichen Entwicklungsmöglichkeiten, einer modernen und wertschätzenden Leitungs- und Führungskultur sowie der generellen Anerkennung der Beschäftigten und ihrer Arbeitsleistung durch den Arbeitgeber (Hirschhausen et al., 2021). Diese Aspekte tragen maßgeblich dazu bei, die Arbeitszufriedenheit und die Gesundheit des Pflegepersonals zu fördern (AOK, 2021). Aktuelle Studien belegen, dass ein erweitertes Maß an Handlungs- und Entscheidungsspielraum, welcher Mitarbeitern gewährt wird, als organisationale Ressource fungieren kann. Diese Selbstbestimmung wirkt berufsbedingten Belastungen entgegen und trägt dazu bei, die Resilienz der Pflegekräfte zu stärken (Abb. 2.3).

Soziale Unterstützung von Kollegen und Vorgesetzten, die Fähigkeit, sich zu distanzieren, nach der Arbeit abschalten können, und die Möglichkeit des Einflusses auf die Arbeitsmenge wirken in der Pflege als Resilienzfaktoren und mildern regelmäßig berufsspezifische Belastungsfaktoren ab (Wesselborg & Bauknecht, 2025). Als weitere pflegespezifische Ressourcen gelten gute Zusammenarbeit im Team und Teil einer Gemeinschaft zu sein (Petersen & Melzer, 2022). Neben den individuellen Ressourcen (u. a. Work-Privacy-Balance), den team-/situationsbezogenen Schutzfaktoren (u. a. ressourcenorientierte Teamarbeit) und den organisatorischen Ressourcen (u. a. Kultur der wertschätzenden Leitung) ist die externe Supervision ein weiterer elementarer Schutzfaktor für die Erhaltung der Arbeitsfähigkeit in der Pflege. Supervision kann dabei durch die externe Draufsicht von außen auf individuelles Verhalten Einzelner bzw. die Art und

2.3 Bedarf und Notwendigkeit von Unterstützung

Tab. 2.1 Stressoren, Stressfolgen, Ressourcen und To-dos in der Pflege. (Eigene Erstellung in Anlehnung an Rohwer et al., 2021, S. 41 f.)

Stressoren	Stressfolgen	Ressourcen	To-dos
Psychische Stressoren: • Hohe Arbeitsintensität/-belastung • Zeitdruck • Arbeitsunterbrechungen • Parallele Ausführung von Arbeiten • Arbeitsverdichtung • Emotionale Selbstkontrolle/Unterdrückung von Emotionen • Schichtarbeit und Unvereinbarkeit von Berufs- und Privatleben Physische Stressoren: • Schweres Heben oder Tragen • Zwangshaltungen • Langanhaltendes Arbeiten im Stehen	• Vermindertes Leistungsvermögen • Unzufriedenheit mit der Arbeit • Rückzugsverhalten • Schlaf- und Konzentrationsstörungen • (Emotionale) Erschöpfung • Burnout • Depression • Muskel- und Skeletterkrankungen • Assoziierte Schäden/Erkrankungen durch gesundheitsschädliches Verhalten (z. B. Rauchen, Bewegungsmangel, Ernährung, Medikamenten-/Alkoholkonsum)	• Vielfalt in der Tätigkeit • Wertschätzung der Pflegearbeit (in Form von Anerkennung und fairer Entlohnung) • Helferrückwirkung • Transformationale und geteilte Führung • Kontrolle, Autonomie und Partizipation • Vertrauen in die Pflegekraft (durch Gesellschaft, Führungskraft und Management) • Soziale Unterstützung • Fähigkeit zur Selbstfürsorge	• Veränderung des Leitungsstils (z. B. Coaching, transformationale oder geteilte Führung) • Seminare und Programme zur Prävention von Burnout und Stress • Strukturierte Austauschgruppen unter Pflegekräften • Technologische Unterstützung durch Digitalisierung • Trainings zur Ressourcenstärkung, z. B. Resilienz • Angemessene Entlohnung der Arbeit • Veränderung der Schichtarbeit zur besseren Vereinbarkeit von Berufs- und Privatleben

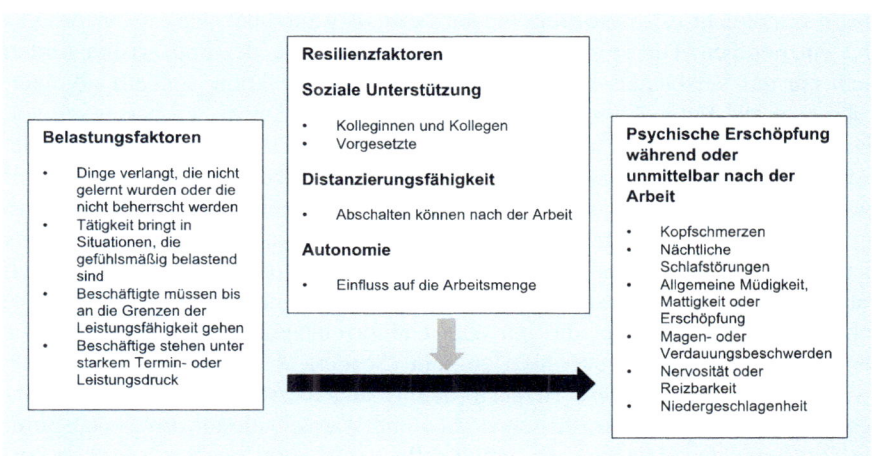

Abb. 2.3 Resilienzfaktoren zur Abmilderung der Belastungsfaktoren in der Pflege (Wesselborg & Bauknecht, 2025, S. 142)

Weise, wie Teams interagieren, oder auch als Organisationsberatung (auf Strukturen und Prozesse des Gesamtsystems) im Kontext von Reflexion und Entwicklung hilfreich sein (Senghaas & Struck, 2023).

Den vorhandenen Ressourcen kommt in der Sicherung der Arbeitszufriedenheit eine wichtige Schutz- und Unterstützungsfunktion zu. Supervision ermöglicht diese Ressourcenaktivierung. Sie ist zwar in der Pflegelandschaft in Deutschland noch lange nicht flächendeckend etabliert, aber sie kann einen entscheidenden Beitrag zur psychischen und emotionalen Entlastung von Pflegekräften leisten. Supervision bietet die Möglichkeit, sich über die Herausforderungen im Pflegeberuf auszutauschen und berufsspezifische Belastungen gezielt zu thematisieren (Petersen & Melzer, 2022). Dazu zählen unter anderem Herausforderungen in der Arbeitsbeziehung, der Zusammenarbeit und der Konfliktbewältigung sowie Fragen zur Balance zwischen Autonomie und Abhängigkeit, Respekt und Achtsamkeit. Durch Supervision können diese Aspekte reflektiert und gezielt weiterentwickelt werden (Weigand, 2019).

2.3.1 Psychische und emotionale Entlastung

Supervision bietet Pflegekräften einen geschützten Raum, um sich mit den emotionalen und mentalen Herausforderungen ihres Berufs auseinanderzusetzen. Sie schafft eine Plattform zur Reflexion nach belastenden Arbeitsmomenten, den Umgang mit Stress sowie die Verarbeitung von Erlebnissen, die potenziell traumatisch oder emotional belastend sind (Gröning, 2014). Im Berufsalltag von Pflegekräften entstehen durch die hohe Verantwortung, Zeitdruck und Konfrontation mit schwerwiegenden Schicksalen oft emotionale Spannungen (IFBG, 2024). Supervision ermöglicht es, diese Belastungen bewusst wahrzunehmen, zu analysieren und einzuordnen. Die strukturierte Reflexion innerhalb der Supervision fördert nicht nur das Verständnis für die eigene emotionale Reaktion, sondern sie unterstützt auch die Entwicklung und das Erlernen von Strategien, um besser mit solchen Herausforderungen umgehen zu können. Indem sich zu emotionalen Belastungen im Pflegeteam ausgetauscht wird bzw. diese besprochen und reflektiert werden, kann verhindert werden, dass sich diese zu chronischen Stressfaktoren entwickeln (Arndt & Hering, 2025, Wesselborg & Bauknecht, 2025). Supervision kann zugleich eine entscheidende Rolle in der Prävention von Burnout und posttraumatischen Belastungsstörungen spielen. Burnout entsteht häufig durch eine anhaltende Überforderung, die mit dem Gefühl einhergeht, den Anforderungen des Berufs nicht mehr gewachsen zu sein (Sendera & Sendera, 2013). Supervision hilft dabei, auf diese Herausforderung angemessenen antworten zu können, Resilienz bei Pflegekräften zu stärken und Warnsignale für drohenden Burnout frühzeitig zu erkennen, um individuelle Bewältigungsmechanismen zu entwickeln (Doppelfeld, 2013, Hirschhausen et al., 2021). Die in der Supervision mögliche strukturierte Besprechung von emotional belastenden Ereignissen kann dazu beitragen, den inneren Druck zu reduzieren und das Risiko für langfristige psychosoziale Folgen zu verringern. In der systemischen Supervision steht dabei nicht nur die Verarbeitung von Einzelereignissen im Fokus, sondern auch die Stärkung und der Aufbau von Resilienz, also der Fähigkeit, mit zukünftigen belastenden Situationen besser umgehen zu können (Gingelmaier & Schwarzer, 2019). Ein weiterer Aspekt der Supervision ist die Förderung von Selbstfürsorge. Supervisionssitzungen erinnern Pflegekräfte immer wieder daran, auf ihre eigenen Bedürfnisse zu achten und sich und ihrem Handeln Grenzen zu setzen, um langfristig leistungsfähig und gesund zu bleiben. Gleichzeitig fördert Supervision das Verständnis und die Unterstützung innerhalb des Teams, da sie Raum für einen offenen und angstfreien Austausch schafft. Dadurch kann sich (wieder) ein starkes Teamgefüge entwickeln und dieses wirkt sich wiederum positiv auf die psychosoziale Gesundheit der einzelnen Mitarbeiter aus (Weigand, 2019).

▶ **Praxistipp** Nach emotional stark belastenden Situationen sollte im Pflegeteam verbindlich ein kurzes Entlastungsgespräch eingeplant werden: 10 bis 15 min in einem störungsfreien Raum ohne Telefon oder Dienstunterbrechungen genügen. Im Mittelpunkt steht dabei nicht die Fallanalyse, sondern das Teilen von Gefühlen und Eindrücken sowie die gegenseitige Entlastung durch aktives Zuhören – idealerweise begleitet durch eine kollegial geschulte Ansprechperson (z. B. PEER). Dieser niedrigschwellige Schritt reduziert nachweislich psychische Belastungen, beugt chronischem Stress vor und stärkt das Teamgefüge nachhaltig.

2.3.2 Verbesserung der Arbeitsqualität

Supervision nimmt im Hinblick auf die Verbesserung der Arbeitsqualität eine personenorientierte Funktion ein. In diesem Zusammenhang kann sie eine zentrale Rolle spielen, um die Arbeitsqualität im Kontext der helfenden Berufe, zu denen die Pflege zählt, zu verbessern und langfristig ein gesundes Arbeitsumfeld zu schaffen (Loebbert, 2016). Ein positives Arbeitsklima innerhalb der Pflegekräfte ist daher entscheidend für die langfristige Leistungsfähigkeit und das Wohlbefinden der Mitarbeiter. Supervision bietet hier die Möglichkeit, durch regelmäßige Reflexion und Begleitung ein Klima der Wertschätzung und Unterstützung in der Pflege zu schaffen. Aus diversen Studien ist der Zusammenhang zwischen Wertschätzung, Anerkennung und sozialer Unterstützung und der damit einhergehenden Steigerung der Motivation und der beruflichen Zufriedenheit bekannt (Salfeld & Gerisch, 2019). Supervision ermöglicht den Mitarbeitern, belastende Erlebnisse zu verarbeiten und emotionale Unterstützung zu erfahren. Durch das Schaffen eines sicheren Raumes, in dem offen über Herausforderungen gesprochen werden kann, können Spannungen reduziert und das Vertrauen innerhalb des Teams gestärkt werden. Supervision kann so dazu beitragen, dass Mitarbeiter in der Pflege ihren eigenen beruflichen Beitrag bewusster wahrnehmen und durch Teamkollegen oder Vorgesetzte Wertschätzung für ihre Arbeit erfahren (Loebbert, 2016). Vor dem Hintergrund der Notwendigkeit der stetigen Verbesserung der pflegerischen Versorgungsqualität fördert Supervision zugleich die Selbsterkenntnis und Selbstreflexion, wodurch Pflegekräfte ihre eigenen Stärken und beruflichen Kompetenzen besser einschätzen können und somit durch Supervision auch Lernprozesse angeregt werden. Dies trägt nicht nur zur persönlichen Entwicklung bei, sondern steigert auch das Engagement für die pflegerische Arbeit. Zugleich bietet Supervision einen strukturierten Rahmen, um Kommunikationsprobleme zu identifizieren und gezielt zu bearbeiten. Seit jeher ist eine effektive Kommunikation im (zumeist multidisziplinären) Arbeitsteam eine der zentralen Voraussetzungen für erfolgreiche Teamarbeit in der Pflege (Tewes, 2021). Insbesondere durch systemische Interventionen in der Supervision können Kommunikationsmuster im Team analysiert und optimiert werden. Das gemeinsame Reflektieren von Interaktionen stärkt das gegenseitige Verständnis und fördert eine offene und respektvolle Kommunikationskultur. Konflikte können so frühzeitig erkannt und konstruktiv gelöst werden. Langfristig führt eine konstruktive Konfliktkultur dann zu einem besseren Verständnis innerhalb des Teams und zu einer besseren Zusammenarbeit der multiprofessionellen Arbeitsteams. Supervision ist somit ein wirksames Instrument zur Verbesserung der Arbeitsqualität in der Pflege (Kühl, 2008, Hirschhausen et al., 2021).

2.3.3 Förderung der professionellen Weiterentwicklung

Die professionelle Weiterentwicklung ist für die Pflege ein essenzieller Bestandteil, um den regelmäßig hohen Anforderungen des Berufsfeldes gerecht zu werden. Angesichts der komplexen Herausforderungen, denen Pflegekräfte täglich entweder in der Notfallaufnahme, im Stationsalltag, in der Altenpflege oder in der ambulanten Pflege begegnen, von medizinischen Notfällen über psychologische Belastungen bis hin zu ethisch-moralischen Fragen, bedarf es zielorientierter und kontinuierlicher Angebote seitens des Arbeitgebers zur Stärkung und Weiterentwicklung sowohl persönlicher als auch beruflicher Kompetenzen der eigenen Mitarbeiter. Professionelle Weiterentwicklung in der Pflege erfordert daher eine ganzheitliche Herangehensweise, die sowohl die Reflexion beruflicher Erfahrungen als auch die Förderung von Kompetenzen im Umgang mit komplexen Situationen und die Stärkung der Selbstfürsorge umfasst (Sendera & Sendera, 2013). Letztlich profitieren davon nicht nur die Arbeitgeber in Gesundheitsorganisationen und die Pflegekräfte selbst, sondern auch die Patienten, die auf professionelle Hilfe und Unterstützung angewiesen sind. Supervision ermöglicht es Pflegekräften, z. B. durch eine geleitete Reflexion, aus den gemachten beruflichen Erfahrungen zu lernen und die eigenen Fähigkeiten zur Stärkung der beruflichen Handlungskompetenz weiterzuentwickeln und so die Behandlungsqualität in der pflegerischen Versorgung zu sichern (Möller, 2018). Für die Pflege bietet die gezielte Reflexion somit eine gute Möglichkeit, eigene Handlungsmuster zu analysieren und zu optimieren. Eine mögliche Herangehensweise (z. B. in einer Supervisionssitzung) ist die strukturierte Nachbesprechung von Arbeitserleben.

▶ **Praxistipp** Hilfreiche Leitfragen für eine Supervisionssitzung zur strukturierten Nachbesprechung:

- Wie habe ich die Situation erlebt?
- Welche Entscheidungen wurden von wem getroffen und wofür?
- Welche alternativen Vorgehensweisen gab es?
- Wie haben sich die Entscheidungen auf den Verlauf der Situation ausgewirkt?
- Was könnte beim nächsten Mal anders/besser gemacht werden?

Durch diese Reflexionsprozesse können Pflegekräfte ein tieferes Verständnis für ihr eigenes Handeln entwickeln und so ihre beruflichen Kompetenzen gezielt weiterentwickeln. Darüber hinaus fördert die Reflexion die Selbstwahrnehmung, was langfristig zu einer gesteigerten (u. a. für das neue Berufsbild „Pflegefachfrau/Pflegefachmann" so wichtigen) professionellen Souveränität beiträgt. Supervision bietet aber auch die Gelegenheit zum spezifischen Austausch bzw. zur Unterstützung im Umgang mit komplexen Pflegesituationen und ethischen Dilemmata. Denn die Tätigkeit in der Pflege bedingt regelmäßig komplexe emotional intensive Arbeitssituationen und zuweilen auch ethisch-moralische Fragestellungen (Umgang mit Leid, Trauer, Tod und Sterben bzw. Akzeptanz von Patientenverfügungen etc.). Diese Situationen gehören sicher zu den anspruchsvollsten pflegerischen Herausforderungen. Sie erfordern nicht nur fachliches Know-how, sondern auch ein hohes Maß an moralischer Entscheidungsfähigkeit und situativer Sensibilität (Sendera & Sendera, 2013, Moser, 2023). Um Pflegekräfte auf diese spezifischen Situationen vorzubereiten bzw. sie hilfreich zu unterstützen, sollten seitens der Arbeitgeber praxisnahe Trainings, Fortbildungen und insbesondere die Möglichkeit der Supervision angeboten werden. Die konkreten Bedarfe sind dazu seitens der Organisation (z. B. durch das BGM) kontinuierlich zu erheben und als Unterstützungsangebote den Mitarbeitern zur Verfügung zu stellen (Weigand, 2019). Praxisnahe Übungen in den Supervisionen können dann dabei helfen, realistische Entscheidungssituationen zu simulieren und das schnelle, aber durchdachte Handeln zu trainieren. Regelmäßige Schulungen zu ethischen Fragestellungen können dazu beitragen, ein Bewusstsein für moralische Konflikte zu entwickeln. Diskussionsforen oder Fallanalysen bieten eine Plattform, um Erfahrungen auszutauschen und Lösungsansätze zu erarbeiten. Die Einbindung erfahrener Kollegen als Mentoren kann insbesondere bei schwierigen Situationen entlastend wirken. Der Austausch mit Gleichgesinnten hilft, emotionale Belastungen besser zu bewältigen und unterstützt die professionelle Weiterentwicklung (Blume et al., 2023). Vor dem Ziel der Erhaltung der Leistungsfähigkeit und Förderung der professionellen Weiterentwicklung der Mitarbeiter in der Pflege kommt auch der Verbesserung der Stressbewältigung und der Selbstfürsorge eine wichtige Funktion zu (Berger & Nolten, 2019). Supervision kann Pflegekräften auch hier durch eine systematische Stressbewältigung und die Förderung von Selbstfürsorge eine Möglichkeit eröffnen, langfristig im Beruf gesund und leistungsfähig zu bleiben.

Ziel ist es in diesem Zusammenhang, Stress zu vermeiden, ihn besser zu erkennen und gegebenenfalls zu bewältigen. Durch Coaching oder Supervision können individuelle Strategien zur Stressbewältigung und Selbstfürsorge entwickelt werden. Wichtig ist in diesem Zusammenhang, dass der Zugang zu diesen Angeboten niedrigschwellig gestaltet ist, um etwaige Hemmschwellen der Inanspruchnahme abzubauen (Berger & Nolten, 2019).

2.4 Organisatorische Voraussetzungen von Supervision in der Pflege

Die nachhaltige Implementierung von Supervision in der Pflege erfordert eine ganzheitliche Betrachtung der strukturellen Voraussetzungen. Supervision kann einen wertvollen Beitrag zur Unterstützung der Pflegekräfte leisten, wenn sie strukturell gut innerhalb der Organisation eingebettet ist. Regelmäßige und verbindliche Termine, eine durchdachte zeitliche Planung sowie eine gesicherte Verfügbarkeit finanzieller, organisatorischer und personeller Ressourcen bilden die Grundlage für eine erfolgreiche Implementierung in den pflegerischen Arbeitsalltag. Der Nutzen liegt klar auf der Hand: Supervision erhöht nicht nur die individuelle Belastbarkeit der Pflegekräfte, sondern verbessert auch langfristig die Qualität der pflegerischen Versorgung und die Zusammenarbeit im eigenen Team und mit anderen Berufsgruppen (Weigand, 2019, Hirschhausen et al., 2021).

2.4.1 Rahmenbedingungen für Supervision in der Pflege

Damit Supervision in der Pflege als ein Instrument der Qualitätssicherung, der beruflichen Weiterentwicklung und der psychosozialen Unterstützung nachhaltig und effektiv und ihre volle Wirksamkeit entfalten kann, ist das Konzept der Unterstützung und Entwicklung durch Supervision institutionell zu verankern. Dazu sind innerhalb der Gesundheitsorganisation (z. B. Krankenhaus, Pflegedienst, Wohnheim etc.) klare strukturelle Rahmenbedingungen erforderlich, die sowohl die Einbettung in den tagtäglichen Arbeitsalltag als auch die Verfügbarkeit von Ressourcen sicherstellen (Siller, 2008). Die notwendige Integration der Supervision in den pflegerischen Arbeitsalltag ist demzufolge eine Leitungs- und Führungsaufgabe und die Verantwortung dafür liegt auf der obersten Managementebene. Für eine Verankerung im betrieblichen Gesundheitsmanagement bzw. im Qualitätsmanagement ist eine systematische und langfristige Planung und Umsetzung notwendig (West-Leuer, 2019). Supervision in der Pflege sollte daher regelmäßig und in festen Intervallen stattfinden. Eine monatliche oder quartalsweise Durchführung wird empfohlen, um eine kontinuierliche Reflexion und Bearbeitung von Herausforderungen zu ermöglichen. Dabei ist einerseits sicherzustellen, dass die Supervisionstermine frühzeitig geplant und auch verbindlich sind, um eine hohe Teilnahmequote seitens der Pflegekräfte (in der Supervision als Supervisand, im Coaching als Coachee) zu gewährleisten, und andererseits in der

Dienstplangestaltung die Teilnahme der Mitarbeiter regelmäßig ermöglicht wird. Durch die Zuordnung im Dienstplan wird, durch die Anrechnung als Arbeitszeit, einerseits eine Verbindlichkeit und Verpflichtung zur Teilnahme erreicht und der Supervision zugleich die notwendige Bedeutung seitens der Leitungs-/Führungsebene verdeutlicht. Das erleichtert die Akzeptanzsicherung für Supervisionsangebote seitens der Pflegekräfte. In der Praxis der Dienstplanung hat sich dazu ein vorwärts rollierendes System bewährt, sodass zumindest jedes zweite Supervisionsangebot von den Mitarbeitern wahrgenommen werden kann. Da der Pflegealltag aber auch oft durch unvorhersehbare und kurzfristige Dienstplanänderungen geprägt ist, sollten auch Mechanismen für den Umgang mit kurzfristigen Absagen oder Verschiebungen etabliert werden. Dazu bieten sich beispielsweise fest geplante Ersatztermine bzw. die Teilnahmeoption auf anderen Stationen/Bereichen oder auch eine hybride Durchführung (Präsenz und Online-Option) und somit digitale Teilnahme an. Eine effektive Supervision setzt aber auch voraus, dass die Teilnehmer während der Sitzungen vollständig entlastet und aus dem Dienst z. B. auf der Pflegestation freigestellt sind. Daher sollte der Dienstplan so gestaltet werden, dass ausreichend Zeit für die Teilnahme (inkl. der Vor- und Nachbereitung) bleibt. Die standardisierte Berücksichtigung der Supervision im regulären Dienstplan signalisiert den Mitarbeitern, dass Reflexion und Weiterentwicklung und damit die psychosoziale Gesundheit einen hohen Stellenwert im Unternehmen haben.

2.4.2 Verfügbarkeit von Ressourcen

Die Bereitstellung angemessener Ressourcen ist eine zentrale Voraussetzung für die Planung, für die Umsetzung und für das Gelingen von Supervision in der Pflege. Supervision verursacht Kosten, beispielsweise für qualifizierte Supervisoren, Raummiete oder technische Infrastruktur. Arbeitgeber und Gesundheitsorganisationen müssen daher sicherstellen, dass ausreichende finanzielle Mittel bereitgestellt werden. Eine klare Budgetplanung im Hinblick auf die Kostenstelle Supervision sollte Teil der Gesamtkostenstruktur der jeweiligen Arbeitsbereiche sein. Dazu ist es zwingend notwendig, dass Supervision als Teil des Leistungsangebots und der Leistungsanforderung von den Kostenträgern so refinanziert wird. Fördermittel oder Kooperationen mit Krankenkassen bzw. mit externen Kooperationspartnern können zusätzliche Unterstützung bieten. Neben den finanziellen Ressourcen ist eine effektive organisatorische Unterstützung innerhalb der Gesundheitseinrichtung essenziell. Elementar ist dazu eine zentrale Ansprechperson oder ein Supervisionskoordinator, der die Planung und Organisation übernehmen und als Bindeglied zwischen Mitarbeitern, Leitungen und Supervisoren agieren kann. Für die Akzeptanzsicherung und das Gelingen der Supervision ist die Verfügbarkeit von qualifizierten pflegeerfahrenen Supervisoren entscheidend (vgl. Abschn. 2.5) (Loebbert, 2016). Angemessene, ruhige und geschützte Räume für Supervisionspräsenzsitzungen sind wichtig, um eine vertrauensvolle Atmosphäre zu schaffen. Gegebenenfalls ist Technik für hybride Supervisionssitzungen vorzuhalten. Zugleich fördert eine transparente Kommunikation der Pflegedienstleitung über die Ziele, den Ablauf und den erwarteten Nutzen der Supervision die Akzeptanz bei den Mitarbeitern.

2.4.3 Struktur und Ablauf systemischer Supervision in der Pflege

Systemische Supervision hat sich bereits in vielen Bereichen der helfenden Berufe als wirksames Instrument etabliert, um die professionelle Entwicklung von Teams und Einzelpersonen zu fördern (Loebbert, 2016, Como-Zipfel & Lanig, 2022). Durch eine klare Struktur und einen transparenten Ablauf kann systemische Supervision in der Pflege Pflegekräfte dabei unterstützen, mit belastenden Situationen besser umzugehen, relevante Kommunikations- und Kooperationsprozesse zu verbessern und die eigene Arbeit kritisch zu reflektieren. Wichtig ist in diesem Zusammenhang sowohl die Zielsetzung und daraus folgend die Gestaltung der entsprechenden Supervisionsprozesse als auch die Dauer und Häufigkeit der jeweiligen Supervisionen sowie deren Dokumentation und Evaluation. Die Zielsetzung des Supervisionsangebots sollte im Vorfeld klar definiert und auf die Bedürfnisse der Pflegekräfte (Supervisanden) abgestimmt sein. Mögliche pflegespezifische Ziele könnten sein:

- Reflexion und Bearbeitung belastender Situationen bzw. Erlebnisse
- Verbesserung der Teamkommunikation und Zusammenarbeit im Pflegeteam
- Entwicklung persönlicher und beruflicher Kompetenzen
- Vorbeugung von Burnout und Förderung der Resilienz und psychosozialen Gesundheit

Im Hinblick auf die daraus folgenden spezifischen Supervisionsangebote innerhalb der Pflegeeinrichtung hängt die Wahl der Struktur bzw. der Ausgestaltung von Supervision u. a. von der eigentlichen Zielsetzung der Supervision, der Dynamik innerhalb des jeweiligen Teams und den persönlichen Bedürfnissen der Teilnehmer ab. Als Struktur bieten sich dazu entweder Einzel-, Team-, Gruppen- oder Leitungssupervisionen an (DGSF, 2016). Eine besondere Form von Supervision ist das Coaching (vgl. Tab. 2.2 und Kap. 4 bis 9). In der Praxis wird jedoch häufig eine Kombination aus den verschiedenen Ansätzen genutzt, um sowohl die Bedürfnisse der Organisation, des Teams als auch die individuellen Anliegen der Mitarbeiter abzudecken.

Zu Beginn eines Supervisionsprozesses sollte gemeinsam mit den Beteiligten ein individueller Zielkatalog erarbeitet werden, der während des Prozesses regelmäßig überprüft und bei Bedarf angepasst wird (Tab. 2.3). Eine Supervisionssitzung in der Pflege sollte klar strukturiert und zielorientiert gestaltet werden, um den Teilnehmern eine effektive Möglichkeit zur Reflexion, Problembewältigung und Weiterentwicklung zu bieten (Tab. 2.4). Die Dauer einer Supervisionssitzung im pflegerischen Kontext variiert je nach Kontext und Zielsetzung, liegt

Tab. 2.2 Systemische Supervision: Formen und Settings im Überblick. (Eigene Erstellung in Anlehnung an Belardi, 1994, Kühl, 2008, DGSF, 2008/2016, Berger & Nolten, 2019)

Einzel- oder Fallsupervision	Im Fokus steht die Bearbeitung individueller Herausforderungen und Fragestellungen im Kontext konkreter Beratungs- oder Therapiesituationen. Ziel ist es, dem Supervisanden einen „kreativen Entwicklungsraum" zu eröffnen und neue Perspektiven sowie Handlungsmöglichkeiten für die Gestaltung seiner beruflichen Tätigkeit zu entwickeln
Teamsupervision	Teams innerhalb einer Organisation reflektieren ihre interne Dynamik und berufliche Interaktion. Dabei werden die institutionellen Rahmenbedingungen, die Ziele der Organisation sowie die gesellschaftlichen Einflüsse berücksichtigt. Ziel ist es, die Zusammenarbeit im Team zu verbessern und eine Balance zwischen individuellen und organisatorischen Anforderungen zu finden
Gruppensupervision	Dieses Format bringt Teilnehmer aus unterschiedlichen Institutionen zusammen, die gemeinsam berufliche Herausforderungen und Interaktionen reflektieren. Durch den wechselseitigen Austausch entstehen wertvolle Impulse zur Entwicklung von Strategien für die Bewältigung beruflicher Aufgaben
Leitungssupervision	Dieses Setting richtet sich an Führungskräfte, die ihre Leitungsrolle, ihren Führungsstil und ihre persönliche Weiterentwicklung reflektieren möchten. Im Rahmen der Supervision werden spezifische Zielsetzungen erarbeitet sowie Strukturierungshilfen für die Gestaltung der Führungsaufgaben entwickelt
Coaching	Coaching ist eine spezielle Form der beruflichen Beratung, die auf die Weiterentwicklung kommunikativer, konzeptioneller und strategischer Kompetenzen abzielt. Ursprünglich auf Führungskräfte im Managementbereich ausgerichtet, hat sich Coaching inzwischen in unterschiedlichen Kontexten etabliert – sowohl im Einzel- als auch im Mehrpersonensetting sowie im Profit- und Non-Profit-Bereich

Tab 2.3 Beginn eines systemischen Supervisionsprozesses in der Pflege mit Pflegekräften. (Eigene Erstellung in Anlehnung an Lippmann, 2013)

Vorbereitung und Rahmenbedingungen
→ Zielklärung • Festlegen des Supervisionsziels: z. B. Fallbearbeitung, Teamdynamik, Umgang mit belastenden Pflegesituationen • Klärung der Zielgruppe: Welche Akteure nehmen teil (z. B. Pflegekräfte, pflegerische Arbeitsbereiche, Auszubildende, gegebenenfalls ärztliches Personal)?
→ Rahmen definieren • Abstimmung der Gruppengröße (optimal: 6–12 Personen) • Vereinbarung des zeitlichen Rahmens (ca. 90–120 min pro Sitzung) • Ort: Sicherstellen, dass ein ruhiger, störungsfreier Raum verfügbar ist • Vertraulichkeit: Vereinbarung über den vertraulichen Umgang mit besprochenen Themen • Rollenklärung: Der Supervisor übernimmt die Funktion als neutraler Prozessbegleiter

Tab. 2.4 Ablauf einer systemischen Supervision in der Pflege mit Pflegekräften. (Eigene Erstellung in Anlehnung an Lippmann, 2013)

1. Einstieg und Kontaktaufbau (ca. 10–15 min)	
Begrüßung und Einführung	• Begrüßung der Supervisanden • Kurze Vorstellung des Ablaufs und der Methodik • Erinnerung an die Vertraulichkeit und Schaffung einer offenen Atmosphäre
Aufwärmrunde	• Einführung einer kurzen Check-in-Runde mit Fragen wie: „Was beschäftigt Dich gerade?" oder „Was brauchst Du, um heute gut arbeiten zu können?" • Ziel: Einstieg erleichtern und emotionale Präsenz fördern
2. Themenfindung und Priorisierung (ca. 15–20 min)	
Bedarfsfeststellung	• Sammlung von Themen, die die Gruppe bewegen (z. B. belastende Einsätze, Teamkonflikte, persönliche Herausforderungen) • Methoden: Kartenabfrage, Brainstorming oder das systemische Tool „Auftragskarussell"
Themenauswahl	• Gemeinsame Priorisierung der Themen • Fokus auf ein (gegebenenfalls zwei) Schwerpunktthemen, die innerhalb der verfügbaren Zeit bearbeitet werden können
3. Bearbeitung des zentralen Themas (ca. 45–60 min)	
Methodische Gestaltung (z. B. Reflexion eines Falls)	• *Fallbeschreibung:* Ein Teilnehmer schildert anonymisiert eine belastende Situation • *Emotionale Ebene:* Die Gruppe reflektiert ihre Gefühle und Reaktionen (z. B. Angst, Schuld, Überforderung) • *Kognitive Ebene:* Die Situation wird analysiert – was lief gut, was hätte anders laufen können? • *Lösungen und Ressourcen:* Strategien entwickeln, um in zukünftigen Situationen besser vorbereitet zu sein
Bearbeitung	• *Schilderung des Problems:* Betroffene Personen schildern ihre Sichtweisen • *Moderation:* Der Supervisor unterstützt eine respektvolle Kommunikation und fördert gegenseitiges Verständnis • *Klärung:* Gemeinsam Lösungen erarbeiten
Ressourcenstärkung	• *Stärkung von Resilienz und Teamarbeit:* z. B. durch Austausch über persönliche Ressourcen • Förderung des Teamzusammenhalts durch Feedback oder gemeinsame Zielsetzungen
Aktive Einbindung	• Alle Beteiligten können ihre Perspektive teilen, z. B. durch Fragen wie: „Wie hast Du die Situation erlebt?" oder „Welche Ressourcen hast Du genutzt?" • Der Supervisor moderiert und achtet darauf, dass alle Stimmen gehört werden
4. Reflexion und Transfer (ca. 15–20 min)	
Zusammenfassung der Ergebnisse	• Wichtige Erkenntnisse und Einsichten festhalten • Systemische Fragen stellen: „Was nehmt ihr aus der Sitzung mit?" oder „Welche Schritte wollt ihr bis zur nächsten Sitzung unternehmen?"

(Fortsetzung)

Tab. 2.4 (Fortsetzung)

Entwicklung von Handlungsimpulsen	• Erarbeiten konkreter Lösungen oder Strategien für den Arbeitsalltag • Fokussieren auf Ressourcen und Stärken der Gruppe
5. Abschluss und Feedback (ca. 10 min)	
Abschlussrunde	• Kurzes Blitzlicht: Jeder Teilnehmer gibt ein kurzes Feedback zur Sitzung („Was war heute hilfreich?") • Der Supervisor bedankt sich bei der Gruppe für die Offenheit
Ausblick	• Geplante nächste Schritte oder Termine ansprechen

aber üblicherweise zwischen 90 und 120 min. Während kürzere Sitzungen oft für Einzelsupervisionen bzw. Coachings geeignet sind, bieten längere Formate in einer Team- oder Gruppensupervision ausreichend Zeit für einen intensiven Austausch und die Bearbeitung komplexer pflegerelevanter Themen. Die Frequenz der Supervision hängt von den Bedürfnissen der Organisation und der Mitarbeiter ab. In der Pflege haben sich – wie bereits beschrieben – monatliche oder quartalsweise Termine als sinnvoll erwiesen. Bei akutem Bedarf, etwa nach belastenden Arbeitserlebnissen, kann auch eine häufigere Durchführung notwendig sein. Regelmäßige Sitzungen stellen sicher, dass Supervision ein kontinuierlicher Bestandteil der beruflichen Praxis bleibt und nicht nur reaktiv bei Problemen eingesetzt wird.

Die systematische Dokumentation ist ein wesentlicher Bestandteil und Notwendigkeit der Supervision in der Pflege. Neben den eigentlichen Zielen der Supervision (Welche Themen und Anliegen sollen bearbeitet werden?) sollten auch die Prozessverläufe (Welche Methoden und Ansätze wurden verwendet? Welche Themen standen im Fokus?) und die Ergebnisse (Welche Erkenntnisse und Lösungsansätze wurden erarbeitet?) dokumentiert werden. Die Dokumentation erfolgt dabei unter strikter Wahrung der Vertraulichkeit und anonymisiert, um die Offenheit der Teilnehmer nicht zu gefährden. Die systematische Dokumentation dient der Nachvollziehbarkeit der Inhalte und Fortschritte und ermöglicht die Evaluation der Supervisionsprozesse. Die Evaluation hat das Ziel, die Effektivität und den Nutzen der Supervision zu bewerten (Kühl, 2008, Siller, 2008). Hierbei können sowohl qualitative als auch quantitative Methoden der empirischen Sozialforschung eingesetzt werden (Tab. 2.5).

Zusammenfassend ist festzustellen, dass systemische Supervision in der Pflege von den Akteuren eine strukturierte und gleichzeitig flexible Vorgehensweise erfordert, die sowohl individuelle als auch teambezogene Bedürfnisse berücksichtigt. Durch eine klare Gestaltung der Prozesse, regelmäßige Reflexion und eine fundierte Dokumentation und Evaluation kann somit sichergestellt, dass Supervision einen nachhaltigen Beitrag zur Qualitätssicherung und zur Personalentwicklung in der Pflege leisten kann (Kühl, 2008).

Tab. 2.5 Evaluation von Supervisionsangeboten. (Eigene Erstellung in Anlehnung an Kühl, 2008, Siller, 2008, Merz, 2023, Hausinger, 2023)

Feedback der Teilnehmer	Regelmäßiges Feedback zu Inhalten, Methoden und der Zufriedenheit mit dem Prozess, z. B. Auswertungsgespräche, Meta-Plan, digitale Tools (u. a. easy-feedback)
Zielerreichung	Überprüfung zum Grad der Zielerreichung, z. B. qualitative Interviews, Beobachtungen, Kompetenzmessungen etc.
Langfristige Wirkung	Analyse der nachhaltigen Veränderungen in der beruflichen Praxis, z. B. Follow-up-Befragungen, die Beobachtung von Teamprozessen, empirische Erhebung der beruflichen Handlungskompetenz, Kommunikations- und Teamkompetenz etc.

2.5 Personelle Voraussetzungen für Supervision

In der Supervision spielen sowohl der Supervisor als auch der Supervisand eine entscheidende Rolle für den Erfolg des Supervisionsprozesses. Der Prozess der Interaktion ist dabei ein kooperativer und kokreativer Prozess, der durch eine wertschätzende Zusammenarbeit die Grundlage für Reflexion, Weiterentwicklung und Problemlösung ermöglicht (Hausherr Fischer et al., 2013). Der Supervisor stellt in diesem Prozess den Rahmen und die Werkzeuge zur Verfügung und der Supervisand bringt die Bereitschaft und die Themen ein. Nur wenn beide aktiv und konstruktiv zusammenarbeiten, kann der Supervisionsprozess in Gänze erfolgreich sein.

2.5.1 Die Rolle des Supervisors

Für die Akzeptanz, die Qualität und das Gelingen von Supervision in der Pflege spielen die personellen Voraussetzungen des Supervisors eine entscheidende Rolle. Neben den formalen Grundvoraussetzungen für die Tätigkeit als Supervisor – wie einem abgeschlossenen Studium, einschlägiger Berufserfahrung und einer zertifizierten Weiterbildung in Supervision (vgl. DGSF, SG, DGSv) – verweist die deutschsprachige Fachliteratur übereinstimmend auf eine Vielzahl spezifischer Kernkompetenzen (Abb. 2.4), die für die professionelle Ausübung dieser Tätigkeit als unverzichtbar gelten (vgl. Hausherr et al. 2013, Belardi, 2015, Schubert, 2018, Como-Zipfel & Lanig, 2022).

Diese Kernkompetenzen umfassen nicht nur eine Reihe von Anforderungen, die die Pflichten und Verantwortlichkeiten von Supervisoren beschreiben, sondern definieren auch, welche Fähigkeiten und Tätigkeiten von ihnen erwartet werden. Como-Zipfel und Lanig (2022) definieren dazu für Supervisoren drei Kompetenzbereiche. Demnach benötigen Supervisoren sogenannte Feldkompetenzen, d. h. Fachkenntnisse und spezifisches Wissen über das Arbeitsfeld, in dem die Supervision stattfindet, einschließlich der branchenspezifischen Anforderungen und Dynamiken (Junkers, 2009). Diese Feldkompetenz der Supervisoren setzt die fachliche Einschätzung der Leistungsfähigkeit und die Fähigkeit zur Hypothesenbildung über

2.5 Personelle Voraussetzungen für Supervision

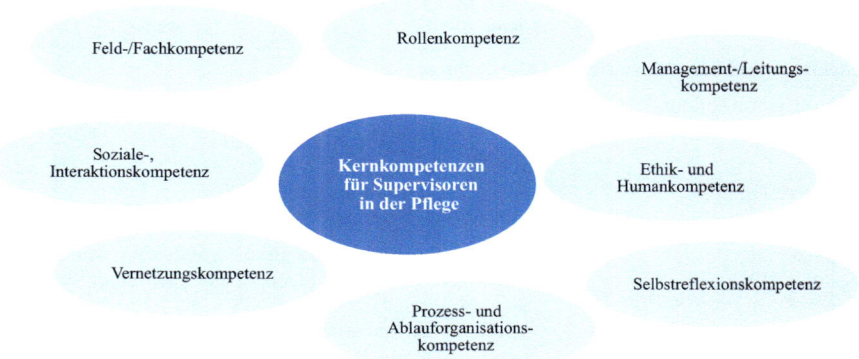

Abb. 2.4 Kernkompetenzen für Supervisoren in der Pflege. (Eigene Erstellung in Anlehnung an Hausherr et al. 2013)

die Ergebnisse der supervidierten Hilfeleistung voraus (Loebbert, 2016). Für Supervisoren in der Pflege bedeutet das, dass Pflegeerfahrungen zwingend notwendig sind. Diese Erfahrungen ermöglichen es, einerseits in der Supervision auf pflegespezifische Themen und Anliegen adäquat einzugehen, und zugleich lässt sich so die Akzeptanz des Supervisionsangebotes seitens der Pflegekräfte sichern. Langjährig berufserfahrene Pflegekräfte weisen diese Feldkompetenz regelmäßig nach. Elementar sind nach Como-Zipfel und Lanig (2022) aber auch die beratungs- und abstraktionsbezogene Kompetenzen, d. h. Fähigkeiten, die für die strukturierte Durchführung und Steuerung von Beratungsprozessen notwendig sind, wie methodisches Vorgehen, Prozesssteuerung und systemische Analyse. Belardi (2015) und Schubert (2018) definieren in diesem Zusammenhang folgende Fähigkeiten und Techniken für Supervisoren als notwendig: berufsspezifische Gesprächsführung, Moderation, Präsentation und Dokumentation. Für den Aufbau einer tragfähigen und einer vertrauensvollen Arbeitsbeziehung zwischen Supervisor und den Pflegekräften ist es zudem wichtig, dass während der Supervision eine geschützte Atmosphäre entsteht, die auf Respekt, Wertschätzung, Akzeptanz, Neutralität, Autonomie und Verschwiegenheit beruht. Dazu werden persönlichkeitsbezogene und soziale Kompetenzen benötigt. Eigenschaften wie Empathie, Kommunikationsfähigkeit, Reflexionsvermögen und eine hohe soziale Sensibilität ermöglichen es, vertrauensvolle Beziehungen aufzubauen und zugleich mit komplexen zwischenmenschlichen Dynamiken umgehen zu können (Como-Zipfel & Lanig, 2022). Vor diesem Hintergrund lassen sich folgende Anforderungen und personelle Kriterien für Supervisoren in der Pflege ableiten (Tab. 2.6):

2.5.2 Die Rolle der Supervisanden

Die Durchführung einer Supervision ist ein interaktiver Prozess, der auf der Kommunikation und Kooperation aller beteiligten Akteure basiert. Für das Gelingen

Tab. 2.6 Anforderungen an Supervisoren in der Pflege. (Eigene Erstellung an Como-Zipfel & Lanig, 2022)

Fachliche und berufsspezifische Anforderungen	
Supervisionsausbildung	• eine abgeschlossene, anerkannte Ausbildung in Supervision oder Coaching (empfehlenswert: systemischer Ansatz)
Berufserfahrung	• mehrjährige Erfahrung im Bereich des zu supervidierenden Arbeitsfeldes (z. B. Pflege)
Zertifizierung	• Nachweis über eine anerkannte Zertifizierung von Berufsverbänden, wie z. B. der Deutschen Gesellschaft für Supervision und Coaching (DGSv), der Systemischen Gesellschaft (SG) oder der Deutschen Gesellschaft für Systemische Therapie, Beratung und Familientherapie (DGSF)
Pflegespezifische Anforderungen	• Kenntnisse über typische Belastungen (z. B. Schichtdienst, Pflege, Versorgungsgeschehen) • Erfahrung im Umgang mit posttraumatischen Belastungsstörungen (PTBS) und der Prävention von Burnout im Arbeitsfeld Pflege • Verständnis für die Hierarchien und Strukturen in der Pflege z. B. im Krankenhaus
Methodische Anforderungen	
Moderationsfähigkeiten	• Fähigkeit, Gruppendiskussionen zu leiten und konstruktive Reflexionsprozesse zu fördern • Nutzung von unterschiedlichen Ansätzen wie systemischer Supervision und lösungsorientierter Gesprächsführung
Diagnose und Analyse	• Fähigkeit, Probleme, Konflikte und Veränderungspotenziale innerhalb eines Teams oder einer Organisation zu erkennen und zielgerichtet zu bearbeiten
Krisenintervention	• Kenntnisse und Techniken, um in akuten Stress- oder Krisensituationen stabilisierend und lösungsorientiert einzugreifen
Nachhaltige Lösungsentwicklung	• Entwicklung von Maßnahmen, die langfristig die Arbeitsqualität und das Wohlbefinden der Mitarbeiter fördern
Persönliche Anforderungen	
Empathie und Kommunikationsfähigkeit	• Einfühlungsvermögen, um die Perspektiven der Supervisanden zu verstehen und eine vertrauensvolle Atmosphäre zu schaffen • Fähigkeit, komplexe Zusammenhänge klar und verständlich zu kommunizieren
Allparteilichkeit und Unvoreingenommenheit	• Bereitschaft und Fähigkeit, alle Parteien und Perspektiven gleichermaßen zu berücksichtigen, ohne eigene Interessen oder Vorurteile einzubringen
Selbstreflexion	• Fähigkeit, die eigene Arbeit regelmäßig zu hinterfragen und sich der eigenen Werte, Emotionen und Grenzen bewusst zu sein

(Fortsetzung)

2.5 Personelle Voraussetzungen für Supervision

Tab. 2.6 (Fortsetzung)

Geduld und Durchhaltevermögen	• Bereitschaft, auch langwierige oder schwierige Prozesse zu begleiten, ohne die Motivation zu verlieren
Flexibilität	• Anpassungsfähigkeit an unterschiedliche Teams, Persönlichkeiten und Situationen
Psychologische und soziale Anforderungen	
Konfliktfähigkeit	• Fähigkeit, Spannungen oder Konflikte innerhalb von Teams zu moderieren und konstruktive Lösungen zu entwickeln
Resilienz und Stressbewältigung	• Belastbarkeit und die Fähigkeit, auch in emotional anspruchsvollen Situationen stabil zu bleiben
Verständnis für Gruppendynamik	• Kenntnisse über die Dynamiken in Teams und Organisationen, um gezielt mit Gruppenprozessen arbeiten zu können
Interkulturelle Kompetenz	• Sensibilität für Diversität und die Fähigkeit, in unterschiedlichen kulturellen Kontexten angemessen zu agieren
Organisatorische Anforderungen	
Vertraulichkeit und Datenschutz	• Einhaltung von ethischen Standards und gesetzlichen Vorgaben, insbesondere im Umgang mit sensiblen Daten
Erreichbarkeit und Flexibilität	• Verfügbarkeit für regelmäßige Sitzungen und bei Bedarf für kurzfristige Interventionen
Dokumentation und Evaluation	• Fähigkeit, Supervisionsprozesse zu dokumentieren und die Fortschritte der Arbeit systematisch zu evaluieren

von Supervision in der Pflege spielen daher neben der Person des Supervisors auch die Supervisanden (Pflegekräfte) mit ihren berufsspezifischen Erfahrungen (Feldkompetenz) und ihrem Fachwissen (Fachkompetenz), ihren allgemeinen Fähigkeiten und ihren sozialen Kompetenzen eine wichtige Rolle (Loebbert, 2016, Como-Zipfel & Lanig, 2022). Vor dem Hintergrund des Verständnisses von Supervision als kooperativer und kokreativer Prozess ist es wichtig, dass diese aufgeschlossen und bereit sind, sich auf den Prozess der Interaktion während der Supervision einzulassen. Diese Offenheit und Akzeptanz ermöglicht es Pflegekräften, während der Supervision eigene belastende Themen mit anderen und dem Supervisor zu teilen und sich im Prozess auf Thematisierung, (Selbst-)Reflexion und Feedback einzulassen. Die Fähigkeit, sich aktiv in die Supervision einzubringen, und die Bereitschaft, eigene Fragestellungen oder Problemstellungen zu thematisieren, ermöglichen somit erst die persönliche und berufliche Weiterentwicklung (Lukesch & Petzold, 2011). Insbesondere in der Zusammenarbeit mit anderen Teilnehmern (bei Gruppen- oder Teamsupervision vgl. Kap. 5 und 6) ist ein respektvoller Umgang innerhalb der Supervisionsgruppe unerlässlich. Zusätzlich benötigen sie zudem das Vertrauen und die Zusicherung seitens des Supervisors und der Teilnehmer, dass die Inhalte der Supervision stets vertraulich behandelt werden. Die Teilnehmer sollten zugleich intrinsisch motiviert sein, ihre eigene Kommunikations- und Kooperationskompetenz und ihre persönliche Belastungsfähigkeit in der Supervision zu reflektieren und weiterzuentwickeln (Junkers, 2009).

▶ **Praxistipp** Es kann hilfreich sein, dass seitens des Supervisors zu Beginn eines Supervisionsprozesses immer geprüft wird, ob bei den Teilnehmern grundlegendes Wissen über die Methode der Supervision und damit das Verständnis z. B. für Selbstwahrnehmung und Reflexion bereits vorhanden ist oder ob dieses Wissen zuerst in geeigneter Form vermittelt werden müsste. Dies kann gerade im Arbeitsfeld Pflege von entscheidender Bedeutung für die Akzeptanz und das Gelingen der Supervision sein.

2.5.3 Die Rolle des Auftraggebers bzw. der Leitung

Der Auftraggeber (Leitungs- und Führungsebene, z. B. Pflegedienstleitung) nimmt im Prozess der Supervision eine Schlüsselrolle ein, indem er die Rahmenbedingungen für eine effektive Supervision schafft, den Prozess begleitet und die nachhaltige Umsetzung der Ergebnisse im Arbeitsalltag ermöglicht. Damit spielt er für den Erfolg der Supervision eine zentrale Rolle. Zu den primären Aufgaben und Verantwortlichkeiten gehört u. a. die Klärung des Auftrages. Das bedeutet, dass die Leitungs- und Führungsebene maßgeblich an der Formulierung des allgemeinen Supervisionsauftrags beteiligt ist. Sie definiert die übergeordneten Ziele, Rahmenbedingungen und Erwartungen, die die Grundlage für den gesamten Prozess des Supervisionsangebotes bilden. Eine klare Auftragsklärung seitens der Leitungs- und Führungsebene bedeutet in diesem Zusammenhang allerdings nicht, dass bereits die eigentlichen Inhalte, die individuellen Ziele und die methodische Ausgestaltung der einzelnen Supervisionssitzungen durch den Auftraggeber vorgegeben werden. Diese Verantwortung liegt allein in der Entscheidungs- und Gestaltungshoheit von Supervisor und Supervisanden im Prozess der Supervision. Der Auftraggeber schafft allein die strukturellen Rahmenbedingungen und stellt die organisatorischen Voraussetzungen sicher, wie etwa zeitliche, räumliche und finanzielle Ressourcen. Die Leitungs-/Führungsebene agiert im Prozess damit als Bindeglied zwischen dem Supervisor und den Supervisanden und kann z. B. durch Nachbesprechungen oder durch die direkte zeitnahe Umsetzung von konkreten Empfehlungen, die im Rahmen der Supervision erarbeitet wurden, den Transfer der Erkenntnisse in den pflegerischen Arbeitsalltag sicherstellen.

2.5.4 Interne versus externe Supervision

Auftraggeber stehen regelmäßig vor der Entscheidung, ob sie auf interne oder externe Supervisoren zurückgreifen. Beide Ansätze haben ihre spezifischen Vorteile und Herausforderungen. Gemeinsam ist internen und externen Supervisoren nach

Junkers (2009) Folgendes: Sie sind gefordert, die Spannung zwischen Autonomie und Abhängigkeit kontinuierlich auszubalancieren. Dabei wird ihre grundlegende Akzeptanz der organisatorischen Zielsetzungen vorausgesetzt. Beide Positionen sind zudem durch spezifische Abhängigkeitsverhältnisse gekennzeichnet. Während interne Supervisoren in direkter Abhängigkeit zur Organisation stehen, unterliegen externe Supervisoren den Dynamiken und Bedingungen des Marktes (Tab. 2.7).

Bei interner Supervision übernimmt eine geschulte Person aus der eigenen Organisation, z. B. häufig ein in Supervision ausgebildeter und berufserfahrener Kollege (vgl. Tab. 2.6 Anforderungen an Supervisoren) oder eine entsprechende Leitungskraft, die Rolle des Supervisors. Der Vorteil interner Supervisoren ist, dass sie i. d. R. über umfassende Kenntnisse der Organisation und ihrer Strukturen verfügen. Die Inanspruchnahme interner Ressourcen ist oft kostengünstiger, da keine externen Honorare anfallen. Interne Supervisoren sind in der Regel kurzfristig erreichbar und können die Supervision flexibel in den Arbeitsalltag integrieren (Lippmann, 2013). Da sie jedoch selbst Teil der Organisation sind, werden sie oft nicht als „externe Instanz" wahrgenommen. Von ihnen wird erwartet, dass sie sich an die Gegebenheiten des Teams oder der Organisation anpassen, anstatt dass sich die Organisation auf sie einstellt. Ihr tiefes Verständnis der internen Organisationsgeschichte und -dynamik ermöglicht es ihnen, Vorbehalte, Misstrauen und Ablehnung innerhalb des Arbeitsfeldes Pflege effektiver zu überwinden. Als Grenzen interner Supervision wird oft die Nähe zum System beschrieben. Dies bedingt zuweilen eine „Betriebsblindheit". Da interne Supervisoren in der Organisation selbst eine Rolle ausfüllen, ist es möglich, dass sie selbst Teil des Problems sind. Zudem besteht die Gefahr, dass ihre eigene innere Autonomie gefährdet ist, da sie sich leicht mit einem Teil der Organisation verbünden. Die Verantwortung für die Einhaltung und Kontrolle der Standards liegt ebenso bei ihnen, sodass eine offene Lernkultur ständig gefährdet ist und in eine Art Bewertung bzw. Zensurengebung umschlägt. Als Leitungsperson bzw. als Kollege ist zudem der Umgang mit persönlichen Informationen der Mitarbeiter problematisch (Pühl, 2009).

Tab. 2.7 Interne versus externe Supervision. (Eigene Erstellung in Anlehnung an Pühl, 2009, Lippmann, 2013)

	Vorteile	Nachteile
Interne Supervision	• Organisationskenntnis • niedrigere Kosten • schnelle Erreichbarkeit • Beziehungsnähe • Nähe zum Beratungsgegenstand • hohe Feldkompetenz	• mangelnde Allparteilichkeit, Neutralität und Objektivität • Rollenkonflikte • begrenzter Perspektivenwechsel
Externe Supervision	• Allparteilichkeit, Neutralität und Objektivität • methodisch-fachliche Expertise • Perspektivenvielfalt • Vertraulichkeit	• kostenintensiv • begrenzte Verfügbarkeit • eingeschränkte Organisationskenntnis • eingeschränkte Feldkompetenz

Externe Team-Supervision ergibt dann Sinn, wenn organisatorische Probleme den Anlass für die Supervision darstellen und ein neutraler, unvoreingenommener Blick von außen benötigt wird, um z. B. Teamkonflikte, Leitungskonflikte oder Spannungen zwischen Leitung und Team zu klären. Auch wenn berufsspezifische Fragestellungen eine externe, fachliche Expertise erfordern, die mit den vorhandenen Ressourcen der Organisation nicht lösbar ist, oder wenn neue Konzepte in die Organisation eingeführt werden sollen, bietet sich eine externe Supervision an. In Organisationen mit einer etablierten Reflexionskultur oder wenn Mitarbeiter durch ihre Ausbildung bereits eine Offenheit für Reflexion und Veränderung mitbringen, ist die Akzeptanz für Supervision oft höher. Dies erleichtert die Umsetzung der gewonnenen Erkenntnisse und steigert die Wirksamkeit der Supervision (Lippmann, 2013). Ein wesentlicher Vorteil externer Supervisoren liegt in ihrer Position außerhalb des Systems. Sie werden als unabhängige Instanz wahrgenommen, an deren Perspektive sich das jeweilige System anpassen muss (Pühl, 2009). Trotz dieser Vorteile stößt externe Supervision auch an ihre Grenzen. So ist es möglich, dass in Organisationen ohne etablierte Beratungs- und Reflexionskultur der Supervision häufig Skepsis oder sogar Ablehnung gegenübersteht. Externe Supervisoren ohne Feldkompetenz verfügen durch ihre Distanz nur über begrenzte Kenntnisse des Berufsfeldes und der spezifischen Organisationsdynamiken. Externe Supervisoren können zwar Veränderungen anstoßen, sind jedoch oft nicht in der Lage, deren Umsetzung langfristig in der Organisation zu begleiten (Lippmann, 2013).

Aber auch die Kombination von interner und externer Supervision in der Pflege bietet eine Reihe von Vorteilen, die sich aus den jeweiligen Stärken beider Ansätze ergeben. So ermöglicht die Kombination (z. B. interne Kurzsupervisionen und externe Reflexionssitzungen) es, sowohl die internen Gegebenheiten als auch neue Perspektiven und Ideen einzubeziehen. Dies ist jeweils individuell und kontextabhängig zu entscheiden.

2.6 Fazit und Ausblick

Systemische Supervision spielt in der Pflege zunehmend eine wichtige Rolle, da sie spezifische Ansätze und Methoden bietet, die besonders gut auf die komplexen und dynamischen Anforderungen des Arbeitsfeldes Pflege abgestimmt sind. Sie ermöglicht durch den systemischen Ansatz einen ganzheitlichen Blick auf die komplexen Strukturen im System der Pflege in Deutschland und betrachtet dabei nicht nur den einzelnen Mitarbeiter, sondern das gesamte System, in dem er agiert – einschließlich der Teamdynamik, der Organisation und der Interaktionen mit Patienten und anderen Akteuren im Versorgungsgeschehen. Die systemische Supervision legt in diesem Zusammenhang einen starken Fokus auf die Analyse und Verbesserung dieser zwischenmenschlichen Beziehungen und Interaktionen, sowohl innerhalb der Pflegeteams als auch in der multiprofessionellen Zusammenarbeit. Systemische Supervision ist stark lösungsorientiert und bietet den Pflegekräften den Raum, ihre Ressourcen zu erkennen und Lösungen für Probleme zu entwickeln. Zugleich stellt sie Methoden zur Verfügung, um mit den hohen Anforderungen des Berufsbildes und seiner Komplexität umzugehen, indem sie flexible Denkweisen fördert und dabei hilft, verschiedene Perspektiven einzunehmen, um besser auf unerwartete Herausforderungen zu reagieren.

Dabei steht die Aktivierung der Stärken und Ressourcen der Mitarbeiter im Fokus. Dadurch können Pflegekräfte ihre eigenen Fähigkeiten besser nutzen und widerstandsfähiger gegenüber Stress und Belastungen werden. Systemische Supervision bietet aber auch eine Vielzahl von Werkzeugen zur Erkennung und Bearbeitung von Konflikten, wodurch die Teamentwicklung gefördert und die Zusammenarbeit verbessert wird. Insgesamt ermöglicht die systemische Supervision in der Pflege eine tiefere Reflexion und ein besseres Verständnis der komplexen Arbeitsumgebung, fördert die Entwicklung nachhaltiger Lösungen und unterstützt die emotionale und berufliche Stabilität der Pflegekräfte. Nicht zuletzt sind Supervisionsangebote essenziell, um die langfristige Gesundheit, die Motivation und die Zufriedenheit der Pflegekräfte sicherzustellen. Supervision gelingt dann, wenn folgende Faktoren zusammenkommen: ein geeigneter Supervisor, offene Teilnehmer, eine vertrauensvolle und wertschätzende Atmosphäre, die Unterstützung durch die Leitung und durch die Organisation und eine klar formulierte Zielsetzung. Wenn diese personellen und organisatorischen Voraussetzungen erfüllt sind, kann Supervision für die Pflege langfristig zur Verbesserung der Arbeitszufriedenheit, der Teamkultur und der individuellen psychosozialen Gesundheit beitragen.

Literatur

AOK (Hrsg.) (2021). Betriebliche Gesundheitsförderung in der Pflege. REPORT 2021. AOK-Bundesverband.

Arndt, D. & Hering, T. (2025). Arbeitsbelastung und psychische Gesundheit von Pflegekräften in Deutschland während der COVID-19-Pandemie – Ein Scoping-Review. *Bundesgesundheitsbl 68*, 130–140. https://doi.org/10.1007/s00103-024-03984-5.

Bauknecht, J., & Wesselborg, B. (2022). Psychische Erschöpfung in sozialen Interaktionsberufen von 2006 bis 2018. *PrävGesundheitsf, 17*(3), 328–335.

Belardi, N. (1994). Supervision. Von der Praxisberatung zur Organisationsentwicklung. *Junfermann*.

Belardi, N. (2015). *Supervision für helfende Berufe*. Lambertus.

Berger, H. & Nolten, A. (2019). Rahmenbedingungen des BGM: Gesundheitspolitische und betriebswirtschaftliche Grundlagen. In: E.-C. Reinfelder, R. Jahn, & S.Gingelmaier (Hrsg.), *Supervision und psychische Gesundheit* (S. 27–60). Springer. https://doi.org/10.1007/978-3-658-22193-5_8.

Blume, A., Niedermeier, N. & Knabe, A. (2023). RUPERT zur Förderung der psychischen Gesundheit von Rettungskräften. *Elsevier Emergency, 4*(2023), 12–19.

BMG (2024). PFLEGE: JOB MIT ZUKUNFT. Zentrale Ergebnisse der BMG-Studie zur Arbeitsplatzsituation in der Akut- und Langzeitpflege. Bundesministerium für Gesundheit. https://www.bundesgesundheitsministerium.de/fileadmin/Dateien/5_Publikationen/Pflege/Flyer_Poster_etc/BMG_Pflegenetzwerk_Beilage_Arbeitsplatzstudie_Bf.pdf.

Breuer, F., Beckers, S. K., Dahmen, J., Gnirke, A., Pommerenke, C., & Poloczek, S. (2023). Vorbeugender Rettungsdienst – präventive Ansätze und Förderung von Gesundheitskompetenz an den Schnittstellen zur Notfallrettung. *Anaesthesiologie, 2023*(72), 358–368. https://doi.org/10.1007/s00101-023-01272-6

Como-Zipfel, F., & Lanig, S. (2022). *Verhaltensorientierte Supervision für soziale und pädagogische Berufe – Einführung und Leitfaden.* Springer.

destatis (2024). 12,4 Mio. Behandlungen in Notfallambulanzen im Jahr 2023. Pressemitteilung Nr. N061 vom 9. Dezember 2024.

DGSF (2008). Besser mit System – Systemische Supervision. Deutsche Gesellschaft für Systemische Therapie und Familientherapie.

DGSF (2016). Systemisch gedacht und systemisch gemacht: Supervision, Coaching und Organisationsentwicklung. Fachgruppe Systemische Supervision, Coaching und Organisationsentwicklung. https://dgsf.org/service/download-bereich/systemisch-gedacht-und-systemisch-gemacht-supervision-coaching-und-organisationsentwicklung.

DGSv (1996). Supervision – professionelle Beratung zur Qualitätssicherung am Arbeitsplatz. Deutsche Gesellschaft für Supervision e. V.

Doppelfeld, S. (2013). Psychische Belastung von Pflegekräften: Supervision gegen das Ausbrennen auf der Intensivstation? *KONTEXT, 44*(3), 301–318. https://doi.org/10.13109/kont.2013.44.3.301

Eppers, N. (2024). Der Pflegearbeitsmarkt im demografischen Wandel – Methodik und Ergebnisse der Pflegekräftevorausberechnung. *Statistisches Bundesamt. WISTA, 2024–2,* 44–54.

Gingelmaier, S. & Schwarzer, N.-H. (2019). Die Bedeutung von Mentalisierung und Epistemischem Vertrauen für die Förderung psychischer Gesundheit durch Supervision – theoretische Zusammenhänge und erste Befunde einer empirischen Pilotstudie. In: E.-C. Reinfelder, R. Jahn, & S. Gingelmaier (Hrsg.), *Supervision und psychische Gesundheit* (S. 125–138). Springer. https://doi.org/10.1007/978-3-658-22193-5_8.

Gröning, K. (2014). Supervision in der Pflege. *FoRuM Supervision, 36,* 92–95. https://doi.org/10.4119/fs-2164

Hausherr Fischer, A. et al. (2013). Spezielle Anwendungsfelder und Fragestellungen. In: E. Lippmann (Hrsg.), *Coaching* (S. 221–368). Springer. https://doi.org/10.1007/978-3-642-35921-7_7.

Hausinger, B. (2023). Partizipatives Evaluieren lernen – Evaluation eines Supervisionsprozesses. In: H. Neumann-Wirsig (Hrsg.), *Supervisions-Tools* (S. 300–306). managerSeminare.

Heringshausen, G. (2016). Möglichkeiten der Gesundheitsförderung als ein Qualitätskriterium des zukünftigen Personalmangels in ambulanten und stationären Diensten. In: Behr´s Jahrbuch, Gesundheit und Pflege Themen-Trends-Termine 2016 (S. 49–63). Behr´s.

Hirschhausen, E. von, et al. (2021). Mutig sein – Emotionale Intelligenz zahlt sich aus. In: R. Tewes & C. U. Matzke (Hrsg.), *Innovative Personalentwicklung im In- und Ausland* (S. 111–172). Springer. https://doi.org/10.1007/978-3-662-62977-2_1.

IAB (2024). Das Beschäftigungswachstum in der Pflege wird inzwischen ausschließlich von ausländischen Beschäftigten getragen. Presseinformation des Instituts für Arbeitsmarkt- und Berufsforschung vom 15.10.2024. https://iab.de/presseinfo/das-beschaeftigungswachstum-in-der-pflege-wird-inzwischen-ausschliesslich-von-auslaendischen-beschaeftigten-getragen/.

IFBG (Hrsg.) (2024). Pflegestudie 2.0 – Wiederholte Ressourcen- und Belastungsanalyse bei Pflegekräften. Eine Veröffentlichung des Instituts für Betriebliche Gesundheitsberatung (IFBG). https://www.ifbg.eu/pflegestudie-2-0-wiederholte-ressourcen-und-belastungsanalyse/.

Junkers, G. (2009). Supervision, Konzept- und Organisationsentwicklung in der Arbeit mit alten Menschen. In: H. Pühl (Hrsg.), *Handbuch Supervision und Organisationsentwicklung* (S. 371–396). VS Verlag.

Kühl, S. (2008). *Coaching und Supervision.* Zur personenorientierten Beratung in Organisationen. VS Verlag.

Lennefer, T., Drupp, M., Mall, W., Lehr, D. & Ducki, A. (2024). Pflege braucht Pflege: Wie Betriebliche Gesundheitsförderung dem Fachkräftemangel entgegenwirken kann. In: A. Schwingeretal (Hrsg.), *Pflege-Report2024* (S. 127–140). Springer. https://doi.org/10.1007/978-3-662-70189-8_9.

Lippmann, R. (2013). Settings. In: E. Lippmann (Hrsg.), *Coaching* (S. 87–106). Springer. https://doi.org/10.1007/978-3-642-35921-7_7.

Loebbert, M. (2016). *Wie Supervision gelingt.* Supervision als Coaching für helfende Berufe: Springer.

Ludwig, M. (2008). Supervision: Geliebt und gefürchtet – Methode zur Weiterentwicklung pflegerischer Fachlichkeit. *Heilberufe, 02*(2008), 56–58.

Lukesch, B. & Petzold, H.G. (2011). Lernen und Lehren in der Supervision – ein komplexes, kokreatives Geschehen In: SUPERVISION: Theorie-Praxis-Forschung – Materialien aus der Europäischen Akademie für psychosoziale Gesundheit. Eine interdisziplinäre Internetzeitschrift. 05/2011. http://www.fpi-publikation.de/supervision/alle-ausgaben/05-2011-lukesch-b-petzold-h-g-lernen-und-lehren-in-supervision-ein-komplexes-kreatives-gescheh.html.

Merz, E. (2023). Bewertungsbogen für Team- und Gruppensupervisionsprozesse. In: H. Neumann-Wirsig (Hrsg.), *Supervisions-Tools* (S. 300–306). managerSeminare.

Möckel, L., Arnold, C., May, T., & Hofmann, T. (2022). The prevalence of diseases in German emergency medical services staff: A survey study. *Archives of Environmental & Occupational Health,* 1–8.

Mojtahedzadeh, N., Neumann, F. A., Augustin, M., Zyriax, B.-C., Harth, V., & Mache, S. (2021). Das Gesundheitsverhalten von Pflegekräften – aktueller Forschungsstand, Potenziale und mögliche Herausforderungen. *Präv Gesundheitsf, 16,* 16–20.

Möller, H. (2018). Supervision. In: O. Decker (Hrsg.), *Sozialpsychologie und Sozialtheorie* (S. 139–152). Springer.

Moser, M. (2023). Überbringen einer Todesnachricht. Elsevier. *Emergency, 4*(2023), 46–48.

Petersen, J. & Melzer, M. (2022). Belastungs- und Beanspruchungssituation in der ambulanten Pflege. baua: Fokus.

Petrie, K., Milligan-Saville, J., Gayed, A., Deady, M., Phelps, A., Dell, L., & Harvey, S. B. (2018). Prevalence of PTSD and common mental disorders amongst ambulance personnel: A systematic review and meta-analysis. *Social psychiatry and psychiatric epidemiology, 53*(9), 897–909.

Pühl, H. (2009). Team-Supervision und Teamarbeit. In H. Pühl (Hrsg.), *Handbuch Supervision und Organisationsentwicklung* (S. 161–193). VS Verlag.

Raspe, M., et al. (2020). Arbeitsbedingungen und Gesundheitszustand junger Ärzte und professionell Pflegender in deutschen Krankenhäusern. *Bundesgesundheitsbl, 63,* 113–121. https://doi.org/10.1007/s00103-019-03057-y

Rohmert, W. & Rutenfranz, J. (1975). *Arbeitswissenschaftliche Beurteilung der Belastung und Beanspruchung an unterschiedlichen industriellen Arbeitsplätzen.* Bundesministerium für Arbeit und Sozialforschung.

Rohwer, E., Mojtahedzadeh, N., Harth, V. & Mache, S. (2021). Stressoren, Stresserleben und Stressfolgen von Pflegekräften im ambulanten und stationären Setting in Deutschland. *ZblArbeitsmed 2021·71,* 38–43. https://doi.org/10.1007/s40664-020-00404-8.

Rosen, P. H. (2016). *Psychische Gesundheit in der Arbeitswelt – Handlungs- und Entscheidungsspielraum, Aufgabenvariabilität.* Bundesanstalt für Arbeitsschutz und Arbeitsmedizin, Dortmund.

Salfeld, B. & Gerisch, B. (2019). Das Unbehagen in der Arbeitswelt? Zeitdiagnosen zwischen störungs- und stimmungsbezogenen Ansätzen. In: E.-C. Reinfelder, R. Jahn, & S. Gingelmaier (Hrsg.), *Supervision und psychische Gesundheit* (S. 13–26). Springer. https://doi.org/10.1007/978-3-658-22193-5_8.

Schubert, F.-C. (2018). Supervision. In D. Wälte & M. Borg-Laufs (Hrsg.), *Psychosoziale Beratung* (S. 288–302). Kohlhammer.

Sendera, A., & Sendera, M. (2013). *Trauma und Burnout in helfenden Berufen.* DOI: Springer. https://doi.org/10.1007/978-3-7091-1244-1_5

Senghaas, M. & Struck, O. (2023). Arbeits- und Personalsituation in der Alten- und Krankenpflege. Wie beurteilen Beschäftigte und Führungskräfte Belastungsfaktoren, Ressourcen und Handlungsmöglichkeiten? *IAB-Forschungsbericht 8|2023. Institut für Arbeitsmarkt- und Berufsforschung der Bundesagentur für Arbeit.* https://doi.org/10.48720/IAB.FB.2308.

Siller, G. (2008). *Professionalisierung durch Supervision – Perspektiven im Wandlungsprozess sozialer Organisationen.* Springer.

Statista (2025). Urbanisierungsgrad in Deutschland von 1990 bis 2023. https://de.statista.com/statistik/daten/studie/662560/umfrage/urbanisierung-in-deutschland

Tewes, R. (2021). Mutige Zukunft der Personalentwicklung im Gesundheitswesen. In: R. Tewes & C. U. Matzke (Hrsg.), *Innovative Personalentwicklung im In- und Ausland* (S. 285–335). Springer. https://doi.org/10.1007/978-3-662-62977-2_1.

Urban, B., Lazarovici, M. & Sandmeyer, B. (2013). Simulation in der Notfallmedizin – Stationäre Simulation. In: M. St. Pierre & G. Breuer (Hrsg.), *Simulation in der Medizin. Grundlegende Konzepte – Klinische Anwendung* (S. 231–241). Springer. https://doi.org/10.1007/978-3-642-29436-5_21.

ver.di (2022). ver.di-Befragung »Gute Arbeit im Rettungsdienst«. https://gesundheit-soziales-bildung.verdi.de/mein-arbeitsplatz/rettungsdienst/++co++8e852d8c-4021-11ed-bb9f-001a4a160111.

Waldmann, R., & Wagner-Froböse, M. (2017). Systemische Teamentwicklung im Krankenhaus, ZFPG, Jg. 3. Nr., *1*, 10–18. https://doi.org/10.17193/HNU.ZFPG.03.01.2017-03

Weigand, W. (2019). Der kritische Beitrag der Supervision zur Förderung betrieblicher Gesundheit. In: E.-C. Reinfelder, R. Jahn, & S. Gingelmaier (Hrsg.), *Supervision und psychische Gesundheit* (S. 81–92). Springer. https://doi.org/10.1007/978-3-658-22193-5_8.

Wesselborg, B. & Bauknecht, J. (2025). Psychische Erschöpfung in den Pflegeberufen: Eine quantitative Querschnittstudie zu Belastungs- und Resilienzfaktoren. *PrävGesundheitsf 2025·20*, 141–147. https://doi.org/10.1007/s11553-023-01085-w.

West-Leuer, B. (2019). Gesundheitscoaching im Gesundheitswesen – Placebo in Zeiten fortschreitender Ökonomisierung und Kommerzialisierung? In: E.-C. Reinfelder, R. Jahn, & S. Gingelmaier (Hrsg.), *Supervision und psychische Gesundheit* (S. 139–150). Springer. https://doi.org/10.1007/978-3-658-22193-5_8.

Möglichkeiten von Supervision in der Pflege

Natalie-Reyes Castellanos-Herr und Gordon Heringshausen

Zusammenfassung

In der pflegerischen Arbeitswelt wächst die Herausforderung, mit Unsicherheiten, Widersprüchen und komplexen Dynamiken umzugehen. Gleichzeitig steigt unter Pflegekräften das Bedürfnis nach Resonanz in der Beziehungsgestaltung zu Mitarbeitern, Patienten und anderen Akteuren in der Pflege. Systemische Supervision und Coaching können diese Resonanz gezielt unterstützen und fördern. Supervision wird daher zunehmend als der zentrale Faktor für zufriedenstellende Arbeitsbedingungen in helfenden Berufen angesehen. Supervisoren sind darauf spezialisiert, konstruktive Reflexionsräume zu schaffen. Für die pflegerische Berufsgruppe ist es daher essenziell, dem Medium Supervision mit Offenheit zu begegnen und bereits in der Ausbildung erlernte Supervisionstechniken weiter auszubauen und zu festigen. Supervisionen bietet Pflegekräften die Möglichkeit, ihre anspruchsvolle Arbeit strukturiert zu reflektieren. Sie trägt somit nicht nur zur individuellen Weiterentwicklung Einzelner bei, sondern unterstützt auch die professionelle Entwicklung des gesamten Pflegeteams und der Gesundheitseinrichtung als Ganzes.

3.1 Möglichkeiten von Supervision in der Pflege

Die provozierende Aussage „Pflege kann doch jeder" ist ein Satz, der von Pflegekräften häufig verwendet wird, wenn die Professionalität ihrer Berufsgruppe infrage gestellt und damit einhergehend das Ansehen des Berufsbildes herabgewürdigt wird. Dieses Thema ist seit vielen Jahren sowohl in politischer als auch in gesellschaftlicher Diskussion. Pflegekräfte werden täglich mit emotionalen und körperlichen Herausforderungen im beruflichen Handlungsfeld konfrontiert, welche sich nicht auf einen speziellen, sondern auf alle pflegerischen Versorgungsbereiche projizieren lassen. Die Rahmenbedingungen, in denen Pflegekräfte ihre

Tätigkeit ausüben, sind oft nicht optimal oder sogar unbefriedigend. Fachkräftemangel, hierarchische Strukturen, fehlende gesellschaftliche Anerkennung, moralischer Stress und eine fehlende politische Akzeptanz bilden die Basis für eine hohe Unzufriedenheit im Beruf (Doppelfeld, 2013).

Die Tätigkeit in der Pflege ist durch ein professionelles Team geprägt, welches dazu beiträgt, aus verschiedenen Betrachtungsperspektiven den bestmöglichen Versorgungserfolg für den zu Pflegenden herzustellen. Das Zusammenspiel innerhalb des Teams spielt für Pflegekräfte die existenziell größte Rolle. Funktionierende Beziehungen sorgen dafür, dass Pflegekräfte eine hohe Zufriedenheit im Beruf erzielen und ihrer Tätigkeit gerne nachkommen. Nicht funktionierende Beziehungen innerhalb des Teams führen hingegen dazu, dass es zu negativen Auswirkungen auf Stressbewältigungsmechanismen der einzelnen Pflegekraft kommt oder zu einem überstrapazierten Resilienzverhalten. Gesundheitsberufe werden als ein Hochrisikobereich für Mobbingstrukturen verstanden. Der Grund dafür liegt darin, dass in Gesundheitsberufen meist stark hierarchische Strukturen herrschen und entsprechend Machtkämpfe innerhalb dieser Strukturen zum Tragen kommen. Pflegekräfte sind Teil eines multiprofessionellen Teams in einem Gesundheitsberuf und gehören so zu einer risikoreichen Berufsgruppe (Doppelfeld, 2013).

Eine weitere Problematik für Pflegekräfte stellen moralische Konflikte dar. Eine Pflegekraft wird dadurch motiviert, innerhalb des eigenen Pflegeverständnisses eine Pflegehandlung so durchzuführen, dass das bestmögliche und höchste Pflegeziel erreicht werden kann. Die eigene Zielsetzung kann jedoch mit den Vorstellungen und Zieldefinitionen anderer Kollegen innerhalb der Pflegeprofession oder des multiprofessionellen Teams kollidieren. Das eigene Handeln kann entsprechend schnell inkongruent werden, wenn unter Berücksichtigung der vorherrschenden Hierarchiestrukturen und im Sinne des Delegationsrechtes eine Entscheidung für den oder an dem zu Pflegenden getroffen wird, welche mit den Wertvorstellungen der Pflegekraft nicht übereinstimmt. Die definierten Werte des multiprofessionellen Teams passen so nicht mehr zu den eigenen moralischen Werten, die im Sinne der eigenen Berufsidentität entstanden sind. Es stellt sich für die Pflegekraft ein Ohnmachtsgefühl gegenüber dem zu Pflegenden ein (Doppelfeld, 2013). Traumatisierungen, Erschöpfungszustände und das Burnout bilden als Folge den größten Begründungsrahmen für eine hohe Fluktuationsrate im Pflegeberuf. Diese wird durch hohe Krankheitsstände in den einzelnen Versorgungsbereichen oder dem vollständigen Verlassen des Berufs deutlich (Doppelfeld, 2013). Um der skizzierten Problemstellung begegnen zu können, spielt die Supervision im beruflichen Handlungsfeld der Pflege eine erhebliche Rolle bei der Prävention des beruflichen Stresserlebens von Pflegekräften.

Supervision stammt aus der sozialen Arbeit, stellt ein evidenzbasiertes und praxisnahes Konzept zur personen- und organisationsbasierten Beratung dar und forciert dabei inhaltlich zwischenmenschliche Handlungen in der Interaktion im beruflichen Team. Fragen, welche sich im beruflichen Kontext ergeben, Fallbeispiele, Problemfelder und Konflikte stehen hierbei im Vordergrund.

Supervisionen sind darauf ausgelegt, die berufliche Entwicklung, das Lernen der Pflegekräfte, Gruppen, Teams, Projekte und Organisationen zu fördern (Lippmann, 2013). Sie fördern die Kommunikation und die Zusammenarbeit im beruflichen Kontext, erheben, erörtern und analysieren Situationen des beruflichen Alltags und beziehen an der Situation Beteiligte in die Problemberatung und/oder die Lösung mit ein (Deutsche Gesellschaft für Supervision, 2025).

Die Durchführung einer Supervision in der Pflege kann über verschiedene Methoden erfolgen, um das vereinbarte Ziel erreichen zu können. Auf übergeordneter Ebene muss entschieden werden, ob eine Supervision mit einzelnen Teilnehmern, in einer Gruppe oder auf Organisationsebene erfolgen soll. Mikromethoden ermöglichen im Anschluss die konkrete Durchführung eines gewählten Formates. Durch geeignete Präventionsmaßnahmen können eine Fluktuation im Pflegeberuf verhindert, Krankheitstage verringert, die Berufszufriedenheit gestärkt und damit die Pflegequalität verbessert werden. Eine emotionale Entlastung, die Entwicklung von Copingstrategien oder der Erhalt von Resilienz sollte hier als oberstes Ziel verstanden werden.

▶ **Praxistipp** Ein erster Schritt könnte sein, Feedback fest im Arbeitsalltag auf Ihrer Station zu verankern. Etablieren Sie dazu eine kollegiale Feedback-Kultur: Geben Sie nach komplexen Arbeitssituationen gegenseitig kurz Rückmeldung. *Was lief gut, was war herausfordernd?* Konstruktives Feedback stärkt das Vertrauen im Pflegeteam und hilft bei der persönlichen Weiterentwicklung der Kollegen.

Um eine Supervision durchzuführen, gibt es unterschiedliche Möglichkeiten. Bevor die Entscheidung über das notwendige Format getroffen wird, welche sich grundsätzlich in die Formate der Einzel-, Fall- und Teamsupervision gliedern, muss das jeweilige Ziel im Spannungsfeld der beruflichen Tätigkeit identifiziert werden (Abb. 3.1). Die Einzelsupervision stellt das Spannungsfeld zwischen Persönlichkeit und dem beruflichen Kontext dar. Persönliche Erlebnisse, Entscheidungen oder Strategien können reflektiert und bearbeitet werden. Die Fallsupervision erfolgt in einer Gruppe. Die Teilnehmer beschäftigen sich mit derselben Fragestellung und schaffen die Möglichkeit, den eigenen Lernprozess durch Erfahrungen anderer Teilnehmer zu perfektionieren. Die Teamsupervision umfasst Fragestellungen zu Kommunikation im Team, Arbeitsprozessen, Zielen und Strukturen (Sesil, 2024). An eine Teamsupervision wird oft dann gedacht, wenn Konflikte innerhalb eines Teams die Arbeitsbereitschaft der einzelnen Mitarbeiter bereits stark beeinträchtigt haben. An dieser Stelle eignen sich allerdings bevorzugt Mediationen und keine Teamsupervision. Die Teamsupervision ist ein Instrument, welches neu zusammengesetzte Teams unterstützt, gemeinsame Ziele und neue Strukturen herzustellen und organisationsrelevante Fragestellungen im Zentrum der Durchführung zu verstehen (Sesil, 2024).

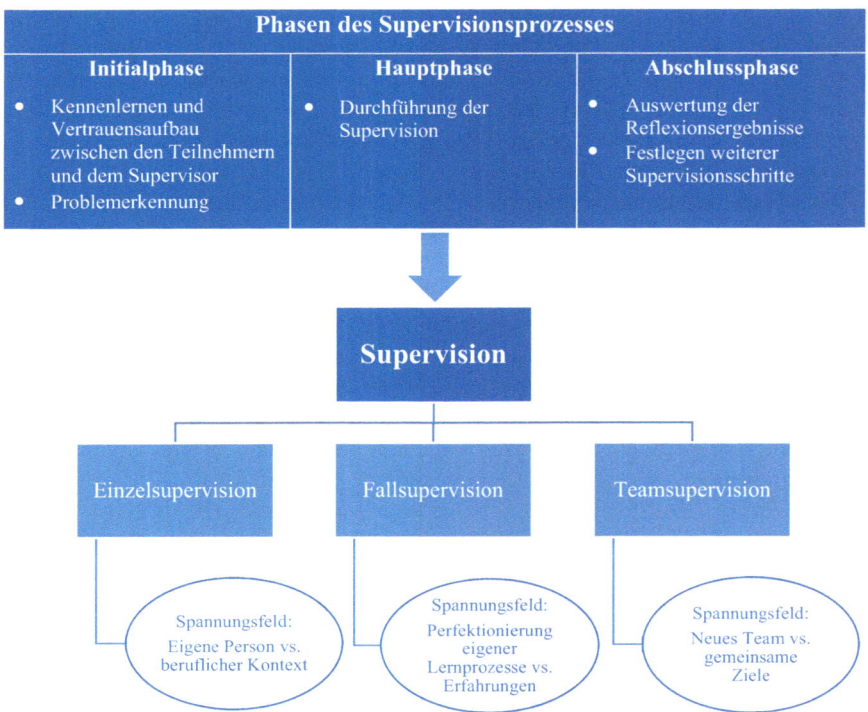

Abb. 3.1 Phasen des Supervisionsprozesses. (Eigene Erstellung)

3.2 Beratung als Bestandteil der Supervision

Supervision kann auf unterschiedlichen Ebenen erfolgen. Übergeordnet wird bei einer Supervision entschieden, ob es sich um eine Einzel–, Team- oder Fallsupervision handeln soll. Die Supervision stellt eine spezielle Form der Beratung dar (Loebbert, 2016) Das Wort Supervision leitet sich aus dem Lateinischen ab und umfasst die Bedeutung des „Blicks von oben". Der Supervisand stellt also sein zu bearbeitendes Thema in den Mittelpunkt, sodass der Supervisor den „Blick von oben" auf das Problem richten kann. Der beratende Anteil liegt darin, den Supervisanden zu unterstützen, neue Perspektiven auf das eigene berufliche Handeln einzunehmen und entsprechend das subjektiv empfundene Problem zu bearbeiten (Meier, 2024).

Der Berufsalltag in der Pflege bietet zahlreiche Herausforderungen, denen Pflegekräfte täglich ausgesetzt sind (vgl. Kap. 2). Emotionale Belastungen, wie Konflikte im Team, ethische und moralische Dilemmata, suboptimale Strukturen, die mit den eigenen Wertevorstellungen nicht übereinstimmen, Personalmangel und die daraus resultierenden Überlastungen, Beziehungskonflikte, Trauer oder auch der Umgang mit herausfordernden zu Pflegenden oder Angehörigen gehören zu den täglichen Herausforderungen, denen sich Pflegekräfte stellen müssen. Emotionale Konflikte sind subjektiv und auf das einzelne Individuum bezogen. Der Blick des einzelnen Subjektes auf eine berufliche Situation bestimmt die emotionale Empfindung, die sich daraus erschließt (Steinhöfel, 2014). Entsprechend ist davon auszugehen, dass eine Einzelsupervision im Rahmen einer Beratung zielführend ist, um die individuelle Situation durch den Supervisor sachlich und professionell betrachten zu lassen. Hierbei geht es nicht darum, dem Betroffenen eine Lösung oder ein gezieltes Verhalten zu empfehlen, sondern über Möglichkeiten des Perspektivwechsels zu beraten. Der Supervisor überlässt dem Betroffenen jedoch die Entscheidung, aus welcher Perspektive er den Sachverhalt sehen will und welche Handlungen für ihn persönlich daraus folgen. Die Entscheidung für das Ergebnis trägt der Betroffene selbst. Neben dem Erwerb einer neuen Perspektive auf eine herausfordernde oder belastende Situation ist es dem Supervisanden auch möglich, im Rahmen der Beratung spezifische Fachkompetenzen zu erlangen, beispielsweise den Umgang mit demenziell erkrankten Menschen, das eigene Konfliktmanagement oder die Selbstorganisation bei strukturellen Problematiken (Deutsche Gesellschaft für Supervision, 2025). Um die beschriebenen Ziele und Kompetenzen erreichen zu können, muss eine Supervision im Rahmen einer Beratung erfolgen. Der Ablauf einer Supervision hängt von der Motivation zu deren Durchführung und vom Supervisor (vgl. Abschn. 2.5.1) ab.

3.3 Reflexion als zentraler Aspekt der Supervision

Reflexion bezeichnet den Prozess des Nachdenkens, der Selbstbetrachtung und der kritischen Auseinandersetzung mit eigenen Gedanken, Handlungen oder Erfahrungen. Zentral dabei ist es, sich mit den eigenen Gefühlen, Motiven und Zielen auseinanderzusetzen und diese zu hinterfragen. Kennt man die eigenen Gefühle, Motivationen und Ziele, fällt es leichter, eigene Verhaltensmuster zu erkennen und gegebenenfalls ein womöglich wiederholt gezeigtes Verhalten zu verändern. Reflexion ermöglicht eine persönliche Weiterentwicklung und kann dazu beitragen, Entscheidungen fundierter treffen zu können. Spricht man von Selbstreflexion, wird konkret und aktiv über das eigene Handeln und Denken nachgedacht und auf äußere Einflüsse auf eigene Handlungs- und Denkmuster verzichtet (Greif, 2008).

In den letzten Jahren hat sich der Lernbedarf von Organisationen erheblich verstärkt. Durch flachere und durchlässigere Hierarchien erhalten Mitarbeiter zunehmend mehr Mitspracherecht sowie eine größere Entscheidungsverantwortung (Heringshausen, 2024). Gleichzeitig sind viele Märkte, in denen Unternehmen agieren, von tiefgreifenden Veränderungen betroffen (Scherm, 2014). So auch die Pflege, die 2020 eine Novellierung des Pflegeberufegesetzes erfahren hat und damit einhergehend erstmalig vorbehaltende Tätigkeiten für professionelle Pflegekräfte gesetzlich definiert wurden (PflBG, 2023, § 4). Die genannte Entscheidungsverantwortung ist somit für den Pflegeberuf maßgeblich gestiegen, sodass eine gelungene und konstruktive Reflexion des eigenen beruflichen Handelns an Bedeutung gewonnen hat. In diesem dynamischen Umfeld ist der Erfolg des beruflichen Handelns maßgeblich davon abhängig, wie schnell und effektiv aus Feedback und anschließender Reflexion gelernt werden kann. Die individuelle Selbstreflexion bedeutet bewusstes Nachdenken über das eigene Verhalten und Handeln. Dabei geht es jedoch nicht um ziellose Gedankengänge oder endlose Selbstzweifel, sondern um eine strukturierte Auseinandersetzung mit der eigenen Leistung und den eigenen Reaktionen (Picca et al., 2013). Beispielsweise könnte eine Pflegekraft selbstkritisch hinterfragen, warum sie ihre angestrebten Pflegeziele nicht erreicht oder warum sie in einer bestimmten Situation unfreundlich auf einen zu Pflegenden oder Angehörigen reagiert hat, obwohl dies nicht mit den eigenen Berufsidealen oder Wertevorstellungen übereinstimmt. Besonders wichtig ist, dass Selbstreflexion ergebnisorientiert erfolgt. Das bedeutet, sie sollte nicht nur systematisch ablaufen, sondern auch zu konkreten, praktisch verwertbaren Erkenntnissen führen, sodass hier eine Richtlinie für zukünftiges Verhalten entsteht und eine nachhaltige Weiterentwicklung ermöglicht wird (Greif, 2008).

▶ **Praxistipp** Nutzen Sie die systemische Kurzreflexion nach Dienst-/Schichtende. Richten Sie dazu auf Ihrer Station feste Zeiten für freiwillige Kurzreflexionen ein, z. B. „10 min Nachklang" nach belastenden pflegerischen Arbeitssituationen. Ein ruhiger Raum, ein Getränk und ein ehrlicher kollegialer Austausch können helfen, eigene Emotionen einzuordnen und eventuellen Stress frühzeitig abzubauen.

Die Reflexion des eigenen Verhaltens ist immer dann erforderlich, wenn unerwartete Herausforderungen auftreten, die eine sofortige Reaktion erfordern. Solche Situationen zeichnen sich dadurch aus, dass die betroffene Person das Problem eigenständig lösen muss, auf Basis ihrer individuellen Erfahrungen, ihres Wissens und ihrer bisherigen Bildung. Es gibt in diesen Fällen keine allgemeingültigen Lösungswege, die einfach übernommen werden können (Hübner, 1976). Die bewusste Analyse solcher Momente führt dazu, dass sich eine Person tiefergehend mit ihrem eigenen Verhalten auseinandersetzt. Durch diese Reflexion entsteht ein umfassenderes Bewusstsein über das eigene Handeln. Die Wechselwirkung zwischen Feedback und Reflexion ist essenziell für den langfristigen Erfolg, bezogen auf die Interaktion mit zu Pflegenden, der Tätigkeit im multiprofessionellen Team und Angehörigen. Besonders Pflegekräfte sind auf regelmäßiges Feedback angewiesen, da sie tagtäglich mit herausfordernden Situationen konfrontiert werden und innerhalb einer emotional vulnerablen Gruppe agieren. Selbstreflexivität bedeutet in diesem Zusammenhang, die eigene Wahrnehmung mit der des Umfelds abzugleichen. Pflegekräfte, die ihre eigenen Stärken und Schwächen realistisch einschätzen und konstruktiv mit Feedback umgehen, schaffen eine Umgebung, in der kontinuierliche Weiterentwicklung gefördert wird (siehe nachfolgendes Fallbeispiel). Dadurch wird nicht nur die persönliche Weiterentwicklung, sondern auch das Vertrauen gestärkt, welches zu Pflegende in Pflegekräfte setzen (Scherm, 2014).

3.3 Reflexion als zentraler Aspekt der Supervision

→ **Fallbeispiel zur Notwendigkeit von Supervision in der Pflege**
Fallsituation:

Besonders im psychiatrischen Pflegesetting gelten Supervisionen als geeignete Methode, um emotionale Belastungen innerhalb des Teams und durch Erlebnisse mit zu Pflegenden zu reduzieren oder vollständig zu bearbeiten.

Im Folgenden wird ein Beispiel einer erfolgreichen Supervision dargestellt:

Herr M. ist 34 Jahre alt und lebt mit einer Diagnose der Minderbegabung mit seiner 61-jährigen Mutter in einer kleinen Dreizimmerwohnung. Herr M. hat keine spezielle Förderung im Rahmen seiner Diagnose erfahren und keine Kontakte zu einem medizinisch-psychiatrischen Unterstützungssystem gehabt. Die Mutter von Herrn M. stellte seine einzige Bezugsperson dar. Sein Vater ist ihm nicht bekannt. Mit 59 Jahren erhält seine Mutter die Diagnose eines Lungenkarzinoms mit palliativem Verlauf. Mit 61 Jahren verschlechtert sich der Gesundheitszustand so drastisch, dass Herrn M.s Mutter in der Nacht unter starker Dyspnoe das Bewusstsein und schließlich das Leben verlor. Herr M. saß die ganze Nacht an ihrer Seite und war aufgrund seiner eingeschränkten Kognitivität nicht in der Lage, Hilfe zu holen. Die Ohnmacht, in der er sich befand, war ihm bewusst und die Traurigkeit darüber, seine Mutter verloren zu haben, ohne Hilfe holen zu können, ebenfalls.

Herr M. hatte nach dem Verlust seiner Mutter keine Motivation mehr, am Leben festzuhalten, und wurde folglich aufgrund suizidaler Absicht in eine psychiatrische Einrichtung eingeliefert.

Herr M. zeigte ein stark somatisierendes Verhalten, verbunden mit dem Gefühl, an Luftnot zu ersticken. Körperlich waren keine medizinischen Diagnosen zu stellen. Herr M. war vital stabil und körperlich unversehrt. Mit zunehmender psychischer Instabilität zeigte Herr M. ein stark aggressives Verhalten gegenüber dem Pflegeteam, sodass es mehrfach zu körperlichen Übergriffen und folglich einer Versorgungsverweigerung von Pflegekräften gegenüber dem zu Pflegenden kam. Die Durchführung der Psychohygiene wurde von Pflegekräften verstärkt veranlasst, sodass eine empathische, professionelle Versorgung von Herrn M. nur noch marginal zu leisten war.

Pflegekräfte haben zunehmend das Gefühl verspürt, Herrn M. nicht versorgen zu wollen, und haben unprofessionell agitiert auf den zwischenmenschlichen und beruflichen Kontakt zu Herrn M. reagiert.

Dies wurde innerhalb des multiprofessionellem Teams gespiegelt und reflektiert, sodass der Wunsch geäußert wurde, den Grund für das eigene aggressive und torpedierende Verhalten gegenüber einem zu Pflegenden, zu verstehen.

Es wurde im multiprofessionellem Team eine Fallbesprechung veranlasst, in welcher das ablehnende Kontaktverhalten von Pflegekräften zu Herrn M. dargestellt wurde.

> *Eine erweiterte Teamsupervision ergab, dass es hierbei zu einer passiv-aktiven Gegenübertragung der negativen Emotionen des zu Pflegenden auf die Pflegekräfte gekommen war. Die Pflegekräfte hatten die negativen Emotionen des zu Pflegenden erlebt und diesem durch eigenes aggressives Verhalten gespiegelt. Entsprechend war eine vertraute und zielgerichtete Beziehungszentrierung kaum oder gar nicht möglich. Durch Selbstreflexion und das Bewusstmachen der Geschehnisse hatten Pflegekräfte die Möglichkeit, die persönlich empfundenen negativen Emotionen zu verstehen und mit der erlernten Selbstreflexion einzuordnen. Entsprechend konnte dem aggressiven Verhalten entgegengewirkt werden.*

Für eine konstruktive Selbstreflexion ist das Geben und Nehmen eines Feedbacks die Grundvoraussetzung. Das Wort Feedback leitet sich aus dem englischen ab und bedeutet „Rückmeldung" (Duden, 2025). Hierbei geht es also im Wesentlichen darum, eine Rückmeldung entweder an sein Gegenüber zu erteilen oder diese anzunehmen. Eine Feedback-Kultur sollte in jedem Pflegesetting etabliert sein, um für Pflegekräfte optimale Handlungsbedingungen zu schaffen und so die im Pflegeprozess angestrebten Pflegeziele erfolgreich zu erreichen. Zudem fördert es einen konstruktiven und patientenbezogenen Austausch innerhalb des multiprofessionellen Teams. Eine Feedbackkultur bezieht sich hierbei auf das Annehmen und Geben von positiven wie auch negativen Rückmeldungen zwischen verschiedenen Mitgliedern des multiprofessionellen Teams. Oft liegt der Fokus auf der Rückkopplung negativer Beobachtungen. Um eine motivationsfördernde Zusammenarbeit zu gewährleisten, ist es relevant, ebenfalls die positiven Beobachtungen anzusprechen und hervorzuheben (Freuding & Garnitz, 2023). Der Erfolg einer Selbstreflexion liegt darin, diese regelmäßig und in kurzen Sequenzen zu üben, bereits erfolgreich reflektierte Inhalte wiederholt zu reflektieren, um diesen Lernerfolg beizubehalten, und die Inhalte nicht isoliert voneinander, sondern in einem Gesamtkontext anzuwenden (Krawiec, 2023).

Final betrachtet, ist die Reflexion eine Fähigkeit, die in der Zusammenarbeit in einem multiprofessionellen Team unumgänglich ist. Je konstruktiver die Selbstreflexion, desto besser die Selbstwahrnehmung. Reduzierung von Stress, Verbesserung der interprofessionellen Zusammenarbeit und das Erreichen von qualitativ guten Handlungserfolgen lässt die tägliche Tätigkeit im pflegerischen Handlungssetting konstruktiver gestalten. Um sich auf den Prozess der Selbstreflexion einzulassen, um eine bessere, stabile und geübte Reflexion abbilden zu können, braucht es Rahmenbedingungen, welche im pflegerischen Handlungsfeld nicht immer als gegeben vorausgesetzt werden können. Der allgemeine und tagtäglich erlebte Ressourcenmangel in der Pflege (Personalengpässe, Zeitknappheit, fehlende Finanzmittel etc.) lässt vermuten, dass das Üben der Selbstreflexion nicht durchgehend höchste Priorität erfährt. Entsprechend fehlt die Übung innerhalb der Reflexionsmethodik. Zudem ist zu vermuten, dass emotionale Barrieren einen Hinderungsgrund darstellen, sich mit der eigenen Persönlichkeit zu beschäftigen.

3.4 Teamentwicklung durch Supervision

Das Wort Teamentwicklung wird vielseitig verwendet, sei es in der Schule, im Beruf oder in der Freizeit. Diese Begrifflichkeit wird häufig verwendet, wenn es darum geht, eine informelle Gruppe zusammenzubringen oder handlungsfähig zu machen. Die wirtschaftspsychologische Gesellschaft fasst unter dem Begriff alle Maßnahmen zusammen, die an einem bestehenden Team ansetzen, um dessen Eigenschaften und Prozesse zu optimieren (Becker, 2025).

Besonders in der Pflege muss der Teamentwicklung eine hohe Bedeutung zugeschrieben werden. Die Tätigkeit in der Pflege ist selten ein Tätigkeitsfeld, in dem eine Person allein handelt. Die Versorgung von pflegebedürftigen Menschen umfasst immer das Zusammenwirken eines multiprofessionellen und interdisziplinären Teams, um den möglichst höchsten Behandlungs- und Pflegeerfolg für einen Menschen erzielen zu können. Abläufe während einer beruflichen Handlung sind minutiös aufeinander abgestimmt, sodass die Tätigkeit am zu Pflegenden optimal durchgeführt werden kann. Dies umfasst einen hohen Abstimmungsbedarf aller am Pflegeprozess beteiligten Berufsgruppen. Zudem erfährt der Pflegeberuf eine ständig wechselnde Teamstruktur. Das Wechselschichtsystem birgt das Risiko, dass für den zu Pflegenden relevante Informationen verloren gehen und durch ein nicht optimal entwickeltes Team auch die Pflegequalität für den Pflegeempfänger verloren geht. Wer welche Aufgabe am zu Pflegenden übernimmt, obliegt der gesetzlichen Grundlage von Vorbehaltstätigkeiten und dem Delegationsrecht (PflBG, 2023, § 4).

Der Teamentwicklung wird an dieser Stelle noch eine weitere Bedeutung zugeschrieben. Die Definition der Begrifflichkeit beinhaltet, dass Teambildung erst dann greift, wenn das Team bereits mit allen Teammitgliedern zusammengesetzt wurde. Im pflegeberuflichen Kontext ist die Auswahl der Teammitglieder nicht durch die einzelnen Mitglieder zu bestimmen oder zu beeinflussen. Die Zusammensetzung der Teammitglieder eines Pflegebereichs wird auf Metaebene bestimmt und bietet somit eine Grundlage, um Teambildungsmaßnahmen zu initiieren und zu gestalten (Tewes, 2021, Becker, 2025).

Um eine möglichst effektive Teambildung innerhalb einer Organisation zu ermöglichen, bieten sich diverse Methoden an. Das Ansetzen regelmäßiger Supervisionen stellt eine professionell geeignete Methode dar. Es fokussiert übergeordnet das Ziel, die Zusammenarbeit unter Mitarbeitern eines Unternehmens oder einer Organisation zu fördern. Regelmäßige Supervisionen ermöglichen einem Teammitglied, das eigene Verständnis zum beruflichen Handeln und zu den eigenen Kompetenzen zu verbessern. Es erweitert die eigene Perspektive auf berufliche Handlungen und ermöglicht ein regelmäßiges Reflektieren und Evaluieren des eigenen Handelns. Übergeordnet kann ein manifestiertes Verständnis für Ziele, Werte und Bedürfnisse der Organisation erzielt werden, welches den Bedürfnissen der Organisation entgegenkommt. Die Mitarbeiter haben zusätzlich die Möglichkeit, über Reflexion persönliche Verbesserungspotenziale zu erkennen und das eigene Handeln über Struktur zu optimieren (Loebbert, 2021). Die Teilnahme an einer Supervision kann die Handlungsfähigkeit des einzelnen Mitarbeiters optimieren, sodass die Ziele einer Organisation fokussierter erreicht werden können. Generell bietet die Supervision zusätzliche Möglichkeiten, Teams innerhalb eines Unternehmens so zu stärken, dass diese effizient entsprechend den Zielen des Unternehmens tätig sind. Über regelmäßige Teilnahmen an Supervisionen können Konflikte im Team gelöst oder ihnen präventiv begegnet werden (Lippmann, 2013). Es wird eine positive und offene Kommunikationskultur erreicht, welche die Beziehungen innerhalb des Teams stärkt. Die regelmäßige Durchführung von Supervisionen kann zudem innerhalb des Teams Vertrauen aufbauen, Offenheit im Team stärken und das Zusammengehörigkeitsgefühl forcieren (Loebbert, 2021).

Die Methode der Supervision bietet Kollegen im Rahmen der Teambildung die Möglichkeit, Erfahrungen untereinander zu teilen und sich entsprechend besser zu unterstützen. Supervision kann einen Raum für gegenseitige Wertschätzung und Anerkennung der Kollegen untereinander bieten, um diese zum Ausdruck zu bringen, wofür in der alltäglichen pflegerischen Arbeit oft keine Zeitvakanzen bleiben.

▶ **Praxistipp** Etablieren Sie Teamsupervision als festen regelmäßigen Bestandteil Ihrer Stationskultur. Eine externe Supervision einmal pro Quartal kann dabei unterstützen, Themen wie Teamkommunikation, Rollenklärung oder emotionale Belastungen im Pflegealltag konstruktiv zu bearbeiten. So wird Supervision zur gelebten Praxis professioneller Pflege und trägt langfristig zur Teamstabilität und Arbeitszufriedenheit bei.

3.5 Kritik an Supervision

Unter jeglicher Berücksichtigung der konstruktiven Auswirkungen einer Supervision geht diese auch mit erheblichen Risiken einher (Abb. 3.2). Während die positiven Effekte von Supervision gut dokumentiert sind, wurde das Thema negativer Auswirkungen lange vernachlässigt. Die Forschung zeigt, dass Fehler in der Supervision auf verschiedenen Ebenen auftreten können und durchaus zu psychischen, sozialen oder materiellen Schäden führen können (Schigl, 2016).

Die Folgen von verbalen und non-verbalen Interaktionen innerhalb einer Supervision kann ein Supervisor nicht von vornherein ausschließen. Zeigt sich die

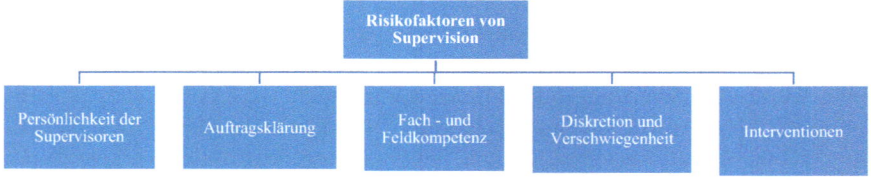

Abb. 3.2 Risikofaktoren von Supervision. (Eigene Darstellung in Anlehnung an Schigl, 2011)

Persönlichkeit von Supervisoren in narzisstischen Tendenzen und mangelnder Selbstreflexion, sind dies die häufigsten Ursachen für Fehler im Rahmen einer Supervision. Sie gehen mit verheerenden Folgen für den Supervisanden einher. Ist die Auftragslage unklar, führt dies ebenfalls zu Fehlern, welche das Format der Supervision infrage stellen. Fehlende Zielvereinbarungen und unzureichende Analysen der Systemdynamik erhöhen das Risiko von negativen Entwicklungen innerhalb der Sitzungen. Die Intervention muss durch den Supervisor gut geplant sein. Zu kurz greifende oder unpassende Interventionen können zu Kränkungen und Bloßstellungen der Supervisanden führen und damit erhebliche emotionale Schädigungen hinterlassen. Um die Beurteilung der Situationsdynamik fehlerfrei durchzuführen, sollte der Supervisor über ein besonders hohes Fachwissen im beruflichen Handlungsfeld der Supervisanden verfügen. Ist diese Voraussetzung nicht erfüllt, kommt es zu Fehlbeurteilungen der Situation und die Supervision entfaltet nicht den angestrebten und gewünschten Erfolg (Schigl, 2011). Kommt es zu Fehlern innerhalb einer Supervision, sind die Auswirkungen auf unterschiedlichen Ebenen spürbar. Manifeste Konflikte zwischen den Supervisanden, Kränkungen, Demütigungen und Grenzüberschreitungen, finanzielle Verluste und eine abnehmende Pflegequalität können fatale Folgen für die Organisation und alle Beteiligten sein (Schigl, 2011).

Supervision ist ein komplexer Prozess, der sowohl positive als auch negative Effekte haben kann. Um Schäden zu vermeiden, sind eine klare Auftragsklärung, fachliche Kompetenz und kontinuierliche Selbstreflexion (vgl. Abschn. 3.3) der Supervisoren unerlässlich. Besonders in Gruppensettings müssen Supervisoren sensibel auf Gruppendynamiken achten und rechtzeitig intervenieren, um Kränkungen und Bloßstellungen zu verhindern. Transparenz und eine ethische Grundhaltung sind entscheidend, um das Vertrauen der Supervisanden zu wahren.

3.6 Forschungsstand

Eine differentielle Wirksamkeitsforschung für den spezialisierten Supervisionsbereich der systemischen Supervision in der Pflege ist nicht wirklich existent und schon gar nicht pflegespezifisch nachweisbar. Zudem werden in den aktuellen Studienlagen häufig die Begriffe „Coaching", „Supervision" und „Beratung" nicht trennscharf, sondern synonym verwendet (Schigl, 2022). Das erschwert eine klare Argumentation im Hinblick auf Wirksamkeit. Um Effekte und Wirkungen von systemischer Supervision für das Arbeitsfeld Pflege sicher nachzuweisen, müsste sich Supervisionsforschung sowohl mit der Effektivität als auch mit Prozessmerkmalen direkt von Supervision beschäftigen. Um zu wirksamer, forschungsgestützter „guter Praxis" der Supervision zu gelangen, müsste sie dazu die Verschränkung von Praxis, Theorienbildung, Forschung, Methodenentwicklung und Lehre ermöglichen (Mathias-Wiedemann, 2020). Allerdings stellten bereits 1998 Märtens und Möller in ihrem Artikel „Zur Problematik der Supervisionsforschung: Forschung ohne Zukunft?" dar, dass diverse Befunde aus der Psychotherapieforschung verdeutlichen, wie schwierig es ist, im Kontext von Therapie und Beratung spezifische Effekte eindeutig bestimmten Methoden zuzuschreiben. Da sich Wissenschaft durch vier zentrale Tätigkeiten auszeichnet (Beobachten, Messen, Erklären und Vorhersagen), müssten die dazugehörigen Prinzipien auf die wissenschaftliche Untersuchung von systemischer Supervision angewandt werden. Dann würden sich folgende Fragestellungen ergeben:

- Beobachten: z. B. „Welche Prozesse finden innerhalb der Supervision tatsächlich statt?"
- Messen: z. B. „Welche Aspekte dieser Prozesse sowie deren Ergebnisse lassen sich quantifizieren?"
- Erklären: z. B. „Mit welchen theoretischen Modellen lassen sich die beobachteten und gemessenen Phänomene fundiert erklären?"
- Vorhersagen: z. B. „Wie lassen sich auf Basis systematischer Beobachtung und Messung künftige Entwicklungen oder Effekte in Supervisionsprozessen prognostizieren?"

Diese strukturierte Herangehensweise würde perspektivisch eine fundierte wissenschaftliche Auseinandersetzung mit der Wirksamkeit und den Mechanismen von Supervision ermöglichen (Märtens & Möller, 1998). Aktuell stellt sich der Forschungsstand allerdings sehr übersichtlich dar. Die Forschungslage weist aber darauf hin, dass Berater, Therapeuten und Fachkräfte im Gesundheitswesen von Supervision profitieren können (Mathias-Wiedemann, 2020).

Als lesenswert lässt sich das komplexe Werk von Schigl et al. aus dem Jahr 2020 (Supervision auf dem Prüfstand – Wirksamkeit, Forschung, Anwendungsfelder, Innovation) identifizieren. Die Autoren reflektieren hier Supervision als Gesamtkonstrukt und kommen in diesem Buch zu dem Ergebnis, dass Supervision ein sehr spezifischer Beratungsansatz mit einer schon sehr langen Tradition, einem breiten Praxiswissen und einer offensichtlichen Nützlichkeit in schwierigen Praxisfeldern für die Menschen ist, die in ihnen arbeiten. Nach Schigl et al. (2020, S. XI) ist Supervision „… eine Methode zur Förderung von persönlichen, professionellen und organisationalen Entwicklungsprozessen". Übertragen auf den Nutzen z. B. von Leitungssupervision wird dies in der Untersuchung von Neuschäfer (2004) deutlich. Er zeigte in der Evaluation von Leitungssupervisionsgruppen von Schulleitern und Lehrkräften die Wichtigkeit von Supervision hinsichtlich des Austauschs über zentrale Leitungsaufgaben, der Weiterentwicklung der Leitungsrolle, der Reflexion des eigenen Leitungsverhaltens sowie der Bearbeitung belastender Arbeitssituationen auf. Insgesamt bewerteten in seiner Untersuchung 97 % der befragten Supervisanden die Supervision als positiv. Sie erfuhren eine Stärkung ihrer sozialen und personalen Wahrnehmungsfähigkeit und eine Verbesserung der Zusammenarbeit mit den Kollegen (Neuschäfer 2004 zit. n. Schigl et al. 2020). In der Gesamtbetrachtung bedarf der Nachweis der Wirksamkeit von Supervision und insbesondere von systemischer Supervision weiter umfassender empirischer Untersuchungen. Erste bestehende Forschungsergebnisse weisen vorsichtig auf positive Effekte hin. Allein das derzeitige Fehlen einer belastbaren empirischen Evidenz darf aber nicht mit einem Nachweis der Unwirksamkeit gleichgesetzt werden. Vielmehr sprechen die wenigen bisherigen Studienbefunde für einen Nutzen von Supervision, weshalb ihre Anwendung in der Praxis ausdrücklich befürwortet wird (Müller et al., 2022).

3.7 Evaluation

Beratungs- und Supervisionsleistungen werden in der Literatur besondere Eigenschaften im Hinblick auf ihre Evaluation zugeschrieben. Demnach unterscheiden sich Beratungsleistungen in ihrer Dienstleistungsform in mehrfacher Hinsicht von produktbasierten Leistungen. Ähnlich wie die Arbeit von Ärzten, Rechtsanwälten oder Therapeuten sind sie immateriell und vergänglich. Ihr Nutzen entsteht ausschließlich im Moment der Inanspruchnahme, wodurch sie sich mit ihrem „Konsum" selbst verbrauchen. Eine einmal erbrachte Beratung kann daher weder gespeichert noch identisch reproduziert oder weiterveräußert werden. Diese Charakteristika erschweren die direkte Zurechenbarkeit von Beratungs- und Supervisionserfolgen (vgl. Abschn. 7.2.2) (Kühl, 2008).

Allerdings kann insbesondere die Evaluation von Beratungsleistungen im Kontext von systemischen Supervisionen durch eine präzise Problem-, Auftrags- und Zieldefinition zu Beginn der Maßnahme erleichtert werden. Werden das Problem, der Ausgangszustand und die Zielformulierung klar beschrieben, lassen sich sowohl die angestrebten Verbesserungen als auch die notwendigen Schritte zur Zielerreichung systematisch festlegen. Diese Vorgehensweise erleichtert eine Erfolgsmessung anhand eines Vorher-Nachher-Vergleichs, da die Ausgangssituation als objektivierbare Referenz dient. Für die Bestimmung der Veränderung und der Effekte mittels Methoden der Sozialforschung (qualitative bzw. quantitative Methoden) ist zu beachten, dass „... die empirische Sozialforschung selbst und auch die Ergebnisse der qualitativen Evaluation [nur] kommunikativ hergestellte Konstrukte sind." (Ahlburg, 2019, S. 67). Vor diesem Hintergrund bräuchte es andere bzw. erweiterte Strategien der Erfolgsmessung.

Eine Möglichkeit zur systematischen Bestimmung und Überprüfung der Effektivität systemischer Supervisionen in der Pflege wäre – aus Sicht der Verfasser – das Kirkpatrick-Evaluationsmodell (Abb. 3.3). Dieses vierstufige Modell – bestehend aus Reaktion, Lernerfolg, Transfer und Outcome – ermöglicht demnach eine umfassende Analyse von Supervisionseffekten (Merle-Krause, 2023, Statz, 2023). Die erste Stufe, Reaktion, fokussiert sich auf die unmittelbare Wahrnehmung der Teilnehmer. Hier wird evaluiert, wie die Supervisanden, z. B. Leitungs- und Führungskraft, die Supervision erlebt haben, ob die Supervision als nützlich empfunden wurde und inwiefern die Inhalte als praxisrelevant gelten. Methoden wie standardisierte Feedback-Fragebögen, Reflexionsrunden oder Interviews dienen zur Erfassung dieser Ebene. Eine positive Wahrnehmung bildet die Basis für eine erfolgreiche Umsetzung der erarbeiteten Inhalte im Arbeitsalltag. In der zweiten Stufe, Lernerfolg, werden die kognitiven, emotionalen

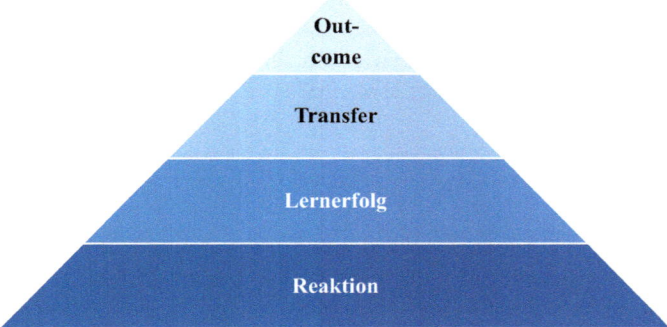

Abb. 3.3 Kirkpatricks Pyramide. (Eigene Erstellung in Anlehnung an Heinrichs und Heinrichs, 2014)

oder verhaltensbezogenen Erkenntnisse untersucht, die durch die Supervision gewonnen wurden. Es wird evaluiert, ob die Pflegekräfte neue Kompetenzen, etwa in Selbstwahrnehmung, Kommunikation, Konfliktmanagement oder Führungsstil, entwickelt haben. Vorher-Nachher-Befragungen, Reflexionsprotokolle oder Fallanalysen eignen sich zur Messung dieser Ebene. Die dritte Stufe, Transfer, überprüft die praktische Umsetzung des erlernten Wissens. Hier wird untersucht, ob sich das professionelle Verhalten messbar verändert hat und neue Strategien angewendet werden. Beobachtungen, 360-Grad-Feedback von Mitarbeitern oder Follow-up-Gespräche können zur Erfassung dienen. Der Fokus liegt auf der Transferleistung: Ein nachhaltiger Nutzen entsteht erst, wenn die erarbeiteten Inhalte aktiv im Arbeitsalltag implementiert werden. Die vierte Stufe, Outcome, betrachtet die langfristigen Ergebnisse/Auswirkungen der Supervision auf Team und Organisation. Indikatoren wie Mitarbeiterzufriedenheit, Teamdynamik, Konfliktlösungskompetenz oder betriebliche Kennzahlen (z. B. Krankenstände, Fluktuation) werden herangezogen. Ein Vergleich dieser Werte vor und nach der Supervision kann Aufschluss über strukturelle Verbesserungen geben (Heinrichs und Heinrichs, 2014, Webers, 2015, Krause et al., 2023). Das Kirkpatrick-Modell könnte somit einen umfassenden, praxisnahen Ansatz zur Evaluation systemischer Supervisionen bieten (Statz, 2023). Erst die Berücksichtigung der Kombination kurzfristiger Effekte (Zufriedenheit, Erkenntnisgewinne) sowie langfristiger Veränderungen (Verhaltensanpassungen, organisationale Verbesserungen) ermöglicht (aus Verfassersicht) differenzierte Aussagen über den Nutzen von Supervision. Diese mehrdimensionale Betrachtung ist essenziell, um den nachhaltigen Mehrwert für Pflegekräfte und Gesundheitsorganisationen fundiert zu bewerten.

▶ **Praxistipp** Machen Sie nach jeder Supervision die Wirkung mit Mini-Feedbacks sichtbar. Führen Sie dazu nach Supervisionssitzungen eine kurze, anonyme Rückmeldung im Team ein, z. B. mit drei Fragen auf einem Zettel oder digital:

- Was war heute hilfreich?
- Was nehme ich mit?
- Was wünsche ich mir fürs nächste Mal?

Diese einfache Praxis schafft ohne großen Aufwand ein realistisches Bild der Wirkung (vgl. Abb. 3.3, Stufe 1 & 2 des Kirkpatrick-Modells) und gibt direkte Impulse zur Weiterentwicklung.

3.8 Fazit

Die Pflege ist ein herausfordernder Beruf, der sowohl physische als auch emotionale Belastungen mit sich bringt. Neben dem Fachkräftemangel, hierarchischen Strukturen und mangelnder gesellschaftlicher Anerkennung stellen moralische Konflikte, Stressbewältigung und zwischenmenschliche Herausforderungen wesentliche Belastungsfaktoren in diesem Berufsfeld dar und bilden den Erklärungsrahmen für eine hohe Fluktuation im Pflegeberuf. Ein entscheidender Lösungsansatz zur Bewältigung dieser Herausforderungen ist die Supervision, die als evidenzbasiertes Beratungsformat in der Pflege immer mehr an Bedeutung gewinnt. Supervision bietet Pflegekräften die Möglichkeit, ihre Arbeit zu reflektieren, schwierige Situationen zu analysieren und neue Perspektiven zu entwickeln. Sie unterstützt sowohl die individuelle als auch die teambezogene Weiterentwicklung und trägt dazu bei, Stress zu reduzieren, Konflikte zu lösen und die Qualität der Pflege langfristig zu verbessern. Neben der emotionalen Entlastung fördert die Supervision auch die Selbstreflexion, die eine Schlüsselrolle für die professionelle Weiterentwicklung von Pflegekräften spielt. Durch regelmäßige Reflexion des eigenen Handelns und gezieltes Feedback wird die Wahrnehmung von Stressoren verbessert, was zu einer stabileren beruflichen Identität führt. Dies ist insbesondere in der Pflege notwendig, da sie ein dynamisches Umfeld mit stetigem Entscheidungsdruck darstellt. Mögliche Zukunftsaussichten von systemischer Supervision in der Pflege umfassen wahrscheinlich auch verstärkt digitale Formate, eine interdisziplinäre Ausweitung sowie eine stärkere Integration in die Personalentwicklung. Der steigende Bedarf an Reflexion und strukturiertem Austausch macht Supervision zu einem unverzichtbaren Instrument zur Sicherung der Pflegequalität und zur Förderung des Wohlbefindens von Pflegekräften. Supervision trägt entsprechend maßgeblich dazu bei, die Arbeitszufriedenheit von Pflegekräften zu erhöhen und die Qualität der Pflege zu sichern. Durch regelmäßige Reflexion, Teamentwicklung und den Austausch von Erfahrungen können belastende Faktoren reduziert, die Resilienz gestärkt und berufliche Handlungskompetenzen erweitert werden. Angesichts der Herausforderungen in der Pflege ist Supervision somit ein entscheidender Faktor für eine nachhaltige Verbesserung der Arbeitsbedingungen und der psychosozialen Versorgung von Pflegekräften.

Literatur

Ahlburg, B. E. (2019). *Live-Supervision im Kontext Systemischer Familientherapie – Auswirkungen auf den psychotherapeutischen Prozess.* Springer.

Becker, F. (2025). Modernes Teambuilding: Welche Maßnahmen nutzen wirklich? https://wpgs.de/fachtexte/gruppen-und-teams/teambuilding-massnahmen/.

Deutsche Gesellschaft für Supervision (2025). Supervision/Coaching/Organisationsberatung. https://www.dgsv.de/beratung/supervision/.

Doppelfeld, S. (2013). Psychische Belastung von Pflegekräften: Supervision gegen das Ausbrennen auf der Intensivstation? *KONTEXT, 44*(3), 301–318. https://doi.org/10.13109/kont.2013.44.3.301

Duden (o. J.). Feedback. www.duden.de/rechtschreibung/Feedback

Freuding, J. & Garnitz, J. (2023). Feedbackkultur und die Personalpolitik 2023. *ifo Schnelldienst* 1/2023 76. Jahrgang. 44–48.

Greif, S. (2008). *Coaching und ergebnisorientierte Selbstreflexion, Theorie*. Forschung und Praxis des Einzel- und Gruppencoachings: Hogrefe.

Heinrichs, W. & Heinrichs, M. (2014). Einbindung von Human Factors in das Simulatortraining. Ein Erfahrungsbericht. *Notfall Rettungsmed, 17*(2014), 407–414. https://doi.org/10.1007/s10049-013-1804-9.

Heringshausen, G. (2024). Lernende Bildungsorganisation – teilhabeorientiertes Management auf allen Ebenen. In: *Chancen und Strategien des digitalen Lehrens und Lernens in den Gesundheitsfachberufen.* Springer. DOI https://doi.org/10.1007/978-3-662-68869-4_4.

Hübner, W. (1976). Der Weg der Selbstreflexion, *Versuch der begrifflichen Bestimmung eines Paradigmas für historische Erklärungen.* Dissertation.

Krawiec, V. (2023). *Selbstreflexion zwischen psychologischer Theorie und schulischer Praxis.* Kassel: University Press.

Krause, M., Eichenlaub, S., Gurrath, M. & Braun, O. L. (2023). Positive Psychologie und Zeit- und Energiemanagement. In: Braun, O. L. & Mihailović, S. (Hrsg.), *Positive Psychologie: Digitale Vermittlung von Handlungskompetenzen und Mentaler Stärke* (S. 183–200). Springer. https://doi.org/10.1007/978-3-662-65454-5_3

Kühl, S. (2008). *Coaching und Supervision*. Zur personenorientierten Beratung in Organisationen. VS Verlag.

Lippmann, R. (2013). Settings. In: E. Lippmann (Hrsg.), *Coaching* (S. 87–106). Springer. https://doi.org/10.1007/978-3-642-35921-7_7.

Loebbert, M. (2016). *Wie Supervision gelingt.* Wiesbaden: Springer Fachmedien Wiesbaden.

Loebbert, M. (2021). *Supervision für professionelle Beratung – Consulting Supervision.* DOI: Springer. https://doi.org/10.1007/978-3-658-33200-6

Märtens, M. & Möller, H. (1998). Zur Problematik der Supervisionsforschung: Forschung ohne Zukunft? Supervision als homöopathische Inszenierung. Organisationsberatung – Supervision – Clinical Management, Heft 3/1998, S. 205–221.

Mathias-Wiedemann, U. (2020). Mythos Supervision? Ohne Forschung kein Weiterkommen! *SUPERVISION: Theorie – Praxis – Forschung, 4*(20), 1–23.

Meier, K. (2024). Supervision als Beratungsformat im psychosozialen Bereich. *Psychosoziale Umschau, 01*(2024), 6–7.

Merle Krause, M., Eichenlaub, S., Gurrath, M. & Braun, O. L. (2023). Positive Psychologie und Zeit- und Energiemanagement. In: O. L. Braun & S. Mihailović (Hrsg.), *Positive Psychologie: Digitale Vermittlung von Handlungskompetenzen und Mentaler Stärke* (S. 183–200). Springer. https://doi.org/10.1007/978-3-662-65454-5_3.

Müller, A., Zimmermann, J. & Möller, H. (2022). Einblicke in die Forschung – Bisheriger (Un-)Wissensstand über den Nutzen von Supervision für Coaches und Psychotherapeut*innen. *Z Psychodrama Soziom (2022), 21*(Suppl 2), 121–133. DOI/https://doi.org/10.1007/s11620-022-00672-x.

Literatur

Picca, M. della, et al. (2013). Zielgruppen für Einzelcoaching. In: E. Lippmann (Hrsg.), *Coaching* (S. 107–220). Springer. https://doi.org/10.1007/978-3-642-35921-7_1.

PflBG (2023). Gesetz über die Pflegeberufe (Pflegeberufegesetz – PflBG) (BGBl. 2023 I Nr. 359). https://www.gesetze-im-internet.de/pflbg/PflBG.pdf

Scherm, M. (2014). *Kompetenzfeedbacks.* Selbst- und Fremdbeurteilung beruflichen Verhaltens. Hogrefe.

Schigl, B. (2011). Risiken, Nebenwirkungen und Schäden durch Supervision und Beratung. ResearchGate. https://www.researchgate.net/publication/285356422_Risiken_Nebenwirkungen_und_Schaden_durch_Supervison_und_Beratung#fullTextFileContent.

Schigl, B. (2016). Risiken von Supervision: Perspektiven in ein Dunkelfeld. *Psychotherapie Forum (2016) 21,* 82–89. https://doi.org/10.1007/s00729-016-0073-8.

Schigl, B., Höfner, C., Artner, N. A., Eichinger, K., Hoch, C. B. & Petzold, H.G. (2020). *Supervision auf dem Prüfstand: Wirksamkeit, Forschung, Anwendungsfelder, Innovation.* https://doi.org/10.1007/978-3-658-27335-4.

Schigl, B. (2022). Internationale Supervisionsforschung revisited: Trends, Highlights und Desiderate. In: *Organisationsberat Superv Coach, 29*(3), 365–380. https://doi.org/10.1007/s11613-022-00769-0.

Sesil, T. (2024). Supervision: Definition, Bedeutung und Ablauf. https://www.acquisa.de/magazin/supervision.

Statz, R., Molter, M. & Braun, O. L. (2023). Positive Psychologie und Konfliktmanagement. In: O. L. Braun & S. Mihailović (Hrsg.), *Positive Psychologie: Digitale Vermittlung von Handlungskompetenzen und Mentaler Stärke* (S. 31–54). Springer. https://doi.org/10.1007/978-3-662-65454-5_3.

Steinhöfel, D. (2014). *Physische und Psychische Belastungen von Pflegepersonal.* Dissertation.

Tewes, R. (2021). Mutige Zukunft der Personalentwicklung im Gesundheitswesen. In: R. Tewes & C. U. Matzke (Hrsg.), *Innovative Personalentwicklung im In- und Ausland* (S. 285–335). Springer. https://doi.org/10.1007/978-3-662-62977-2_1.

Webers, T. (2015). *Systemisches Coaching.* DOI: Springer. https://doi.org/10.1007/978-3-658-08479-0_10

Systemische Einzelsupervision im Handlungsfeld Pflege

4

Natalie-Reyes Castellanos-Herr, Ivo Winterstein und Gordon Heringshausen

> **Zusammenfassung**
>
> Die systemische Einzelsupervision ist ein wichtiges Instrument zur Unterstützung von Pflegenden, da sie in diesem 1:1-Setting den vielfältigen Belastungen ihres pflegerischen Alltages aus verschiedenen Perspektiven begegnen können. Sie ist vor allen Dingen für die Bearbeitung individueller Anliegen geeignet und bietet einen emotionalen Anker. Insbesondere durch den Einsatz systemischer Fragetechniken sowie Selbstfürsorge- und Achtsamkeitsübungen kann eine gute Entlastung erreicht werden. Durch die Förderung der Selbstreflexion und Stärkung der persönlichen Ressourcen beeinflusst sie das Wohlbefinden und steigert die Resilienz von Pflegenden. Weiterhin dient sie der persönlichen und beruflichen Weiterentwicklung, stärkt die Eigenverantwortlichkeit und eröffnet durch das systemische Herangehen neue Sichtweisen, die zu einer Kompetenzerweiterung beitragen. Letztlich leistet sie einen nicht zu unterschätzenden Beitrag zur Gesunderhaltung von Pflegenden im Handlungsfeld.

4.1 Relevanz systemischer Einzelsupervision im Handlungsfeld Pflege

Die Konfrontation mit herausfordernden Situationen im Pflegesetting in Bezug auf zu Pflegende und Angehörige gehört zum Alltäglichen des Pflegeberufes. Diese vielfältigen psychischen und physischen Belastungen stellen sie immer wieder vor neue Herausforderungen, die sich durch wiederkehrende traumatische Erlebnisse auszeichnen können (Doppelfeld, 2013). Moralischer Stress, Konflikte und Gewalterfahrungen am Arbeitsplatz und institutionelle Faktoren sind Belastungssituationen, denen sich Pflegekräfte nicht entziehen können (vgl. Kap. 3). In der

Folge können umfassende psycho-emotionale Belastungssituationen für Pflegende selbst entstehen (Doppelfeld, 2013). Dabei können insbesondere moralische Dilemmata, das Erleben von Ohnmacht innerhalb hierarchisch geprägter Organisationsstrukturen, eine übermäßige Verantwortungsübernahme infolge struktureller Unterbesetzung sowie die Konfrontation mit eigenen, nicht verarbeiteten traumatischen Erlebnissen zu massiven psychischen Reaktionen bei Pflegenden führen (Doppelfeld, 2013). Diese Belastungen sind nicht nur situativ begrenzt, sondern entfalten ihre Wirkung häufig weit über den konkreten Ereigniszusammenhang hinaus. Die individuelle Verarbeitung dieser Erfahrungen unterliegt dabei starken interpersonellen Unterschieden, was eine Vorhersagbarkeit psychischer Reaktionen erschwert. Die Bandbreite möglicher psychosomatischer und psychischer Folgeerscheinungen reicht von der Entwicklung einer Posttraumatischen Belastungsstörung (PTBS) über Angststörungen, somatische Stressreaktionen bis hin zu beruflicher Unzufriedenheit, dem Verlust intrinsischer Motivation und signifikanten Leistungseinbrüchen (Heringshausen & Brauchle, 2010; Steil, 2018). Weitere Belastungen ergeben sich aus arbeitszeitlichen Rahmenbedingungen, wie unregelmäßigen und überlangen Diensten, Schichtarbeit sowie permanenter Arbeitsbereitschaft. Diese Faktoren beeinträchtigen regelmäßig nicht nur die physiologische Regenerationsfähigkeit, sondern können für Gesundheitsfachberufe auch zu einer nachhaltigen Störung der „work-privacy-balance" führen und sich damit direkt auf das private und soziale Leben der Mitarbeiter auswirken (Heringshausen & Brauchle, 2010; Karutz et al., 2013). Die daraus resultierenden Erschöpfungszustände verweisen auf die Dringlichkeit, strukturelle Entlastungsmaßnahmen, kollegiale Unterstützungsformate sowie systemische Reflexionsräume in den Arbeitsalltag Pflegender einzubetten.

Die systemische Einzelsupervision kann hier eine wertvolle Unterstützung anbieten. In einem geschützten, vertraulichen Rahmen können Pflegekräfte über belastende Arbeitserlebnisse sprechen, ihre Gedanken sortieren und neue Perspektiven entwickeln. Klassische Strategien wie „einfach weitermachen" oder „darüber hinwegsehen" greifen hier oft zu kurz. Sie können sogar gegenteilig wirken und die Belastungswahrnehmung eher noch weiter verstärken (Bengel & Heinrichs, 2004). Die Einzelsupervision ermöglicht einen Raum, in dem ein Umgang mit den eigenen Emotionen gefunden und das eigene Verhalten besser verstanden werden kann (Winterstein, 2024). Der systemische Ansatz hilft dabei, auch verdeckte Zusammenhänge und Muster zu erkennen und so Ursachen und Wirkungen, die nicht sofort offensichtlich sind, sichtbar zu machen. So können typische Stresssituationen identifiziert und wirkungsvolle Bewältigungsstrategien entwickelt werden. Die Einzelsupervision bietet damit eine echte Chance, den berufsbedingten Belastungen im Arbeitsfeld Pflege besser zu begegnen (Systemische Gesellschaft, o. J.). Zugleich fördert sie die Selbstreflexion, stärkt persönliche Ressourcen und unterstützt so die psychische Gesundheit, die berufliche Leistungsfähigkeit und die langfristige Stabilität der Pflegekräfte (Weigand, 2019).

▶ **Praxistipp:** Testen Sie nach belastenden Arbeitserlebnissen (in einer ruhigen Situation) doch einmal die Methode des Perspektivwechsels, indem Sie sich selbst die Frage stellen: „Wie würde ein Kollege, den ich fachlich sehr schätze, diese Situation bewerten?"

Durch diesen systemischen Impuls können Sie eingefahrene Selbstzuschreibungen (z. B. „Ich habe versagt") hinterfragen, neue Handlungsspielräume erkennen und Ihre Selbstwirksamkeit stärken.

4.2 Theoretische Rahmung

Die systemische Einzelsupervision ist eine spezifische Form der Supervision (vgl. Kap. 2) und dient der Bearbeitung individueller Anliegen, Fragestellungen sowie Herausforderungen von Pflegenden (Abb. 4.1). Sie kann auch in der Sonderform einer Leitungssupervision (vgl. Kap. 7) stattfinden, wobei diese eine andere inhaltliche Relevanz hat.

In einem vertraulichen 1:1-Setting erfolgt das Gespräch zwischen Supervisand (Pflegenden) sowie Supervisor. Dieses erfolgt in der Regel durch einen externen Supervisor. Meistens haben die Kollegen des Supervisanden keine Kenntnis darüber, dass die Einzelsupervision in Anspruch genommen wird. Sie bietet ein konstruktives Setting zur fachlichen, persönlichen und sozialen Kompetenzerweiterung und ermöglicht überdies eine umfassende Reflexion der eigenen Professionsrolle (Belardi, 2018; Lippmann, 2013).

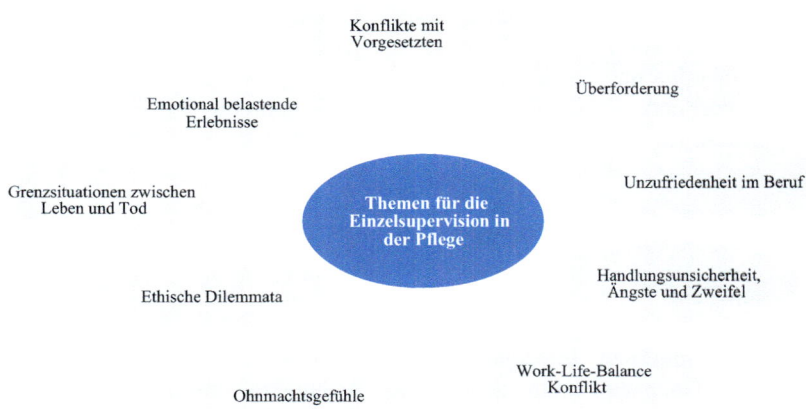

Abb. 4.1 Beispielhafte Anliegen für Einzelsupervision im Handlungsfeld Pflege. (Eigene Erstellung)

Durch das Vier-Augen-Gespräch wird ein besonders vertraulicher Rahmen geschaffen, der ein Höchstmaß an psychologischer Sicherheit für den Supervisanden bedeutet. Hierdurch hat die Einzelsupervision den großen Vorteil, dass besonders private und sensible Themen vom Supervisanden leichter angesprochen werden können als im Setting einer Team- oder Gruppensupervision.

Die systemische Einzelsupervision kann Pflegenden einen emotionaler Anker bieten und die Bewältigung von belastenden Erlebnissen im Handlungsfeld erleichtern. Durch die systemische Reflexion von eigenen Ängsten, Unsicherheiten und Zweifeln kann ein adäquater Umgang mit diesen erlernt werden (Siller, 2022). Klarheit und Veränderung wird im Setting der Einzelsupervision durch die sehr intensive Auseinandersetzung mit den Emotionen erreicht, welche durchaus zu inneren Widerständen führen. Innere Widerstände lösen jedoch tiefgreifende emotionale Lernprozesse aus, welche für die Stabilisierung und Entwicklung einer persönlichen Resilienz sowie die Stärkung der Selbstreflexionsfähigkeit immens wichtig sind (Belardi, 2018). Wenngleich der Nutzen dieser Supervisionsform für Pflegende sehr groß ist, sind die Wirkungen auf das System von Pflegenden nur begrenzt, weil Teamdynamiken nur marginal bearbeitet werden können. Die systemische Einzelsupervision stellt trotz dieser Einschränkung ein sehr wertvolles Instrument für die persönliche und berufliche Weiterentwicklung des Supervisanden dar. Überdies leistet sie einen wichtigen Beitrag zur Stärkung der Psychohygiene (Winterstein, 2024).

4.3 Methodenskizze

Die Durchführung einer systemischen Einzelsupervision bedarf einer sorgfältigen Vorbereitung, um einen bestmöglichen Nutzen für den Supervisanden zu bewirken. Um dies zu erreichen, ist es sinnvoll, einerseits einen Blick auf die Ziele von Einzelsupervision zu werfen und andererseits daraus resultierend geeignete Methoden und Techniken zur Anwendung zu bringen. Eingebettet in eine ineinandergreifende zirkuläre Struktur können so optimale Ergebnisse im Supervisionsprozess für den Supervisanden entstehen.

4.3.1 Ziele von Einzelsupervision

Die systemische Supervision als modernes Beratungsformat zur Reflexion der Berufspraxis in der Pflege verfolgt das übergeordnete Ziel einer professionellen Kompetenzerweiterung. Pflegende werden bereits im Rahmen ihrer Ausbildung mit der Kompetenzgewinnung von Reflexionsfähigkeit und gezielter Teilnahme an Supervisionen konfrontiert (Fachkommission § 53, PflBG, 2020). Durch das Fortführen von Teilnahmen an Supervisionen wird der bereits gelegte Kompetenzbeginn fortgesetzt und gefestigt.

Das Setting der Einzelsupervision fokussiert als bestimmte Art von systemischer Supervision insbesondere die eigenen, persönlichen Anliegen des Supervisanden, welche sich vorrangig aus deren pflegerischem Handlungsfeld ergeben (Lippmann, 2013; Loebbert, 2016). In diesen persönlichen Anliegen und Fragestellungen werden drei Zieldimensionen erkennbar (Tab. 4.1).

4.3.2 Methoden und Techniken

In der systemischen Einzelsupervision kommen verschiedene Methoden und Techniken zum Einsatz, um die Supervisanden wirkungsvoll bei der Reflexion ihrer Anliegen und Herausforderungen zu unterstützen. Dienlich sind hierzu vor allem Methoden, welche sowohl die Eigenverantwortlichkeit der Supervisanden stärken als auch eine Vielfalt von Entscheidungsoptionen ermöglichen. Gleichsam haben sie alle gemeinsam, dass sie Perspektivenwechsel ermöglichen, eingefahrene Denkmuster aufbrechen, neue Ideen hervorbringen und Wechselwirkungen erkennen. Diese Methoden und Techniken beruhen auf der systemischen Denkweise (vgl. Abschn. 1.2) und gehen alle mit einem umfassenden Maß an Wertschätzung gegenüber den Supervisanden einher (Ebbecke-Nohlen, 2022).

Das Repertoire systemischer Methoden für die Einzelsupervision ist sehr umfangreich. Im Fokus der Einzelsupervision steht jeweils die Erweiterung der Handlungsoptionen und deren erfolgreiche Integration in den Arbeitsalltag des Supervisanden. Umso wichtiger ist für den Supervisor bei der Wahl der Methode die Beantwortung der leitenden Fragestellung *„Was ist das mit dem Supervisionsanliegen verbundene Ziel?"*.

Systemische Fragen

Systemische Fragen werden als eines der Hauptelemente systemischer Interventionen verstanden (Kindl-Beilfuß, 2022). Die Methode mag im ersten Moment harmlos wirken, sollte jedoch keineswegs unterschätzt werden. Bereits Paul Watzlawick beschrieb in seinen Axiomen, dass es unmöglich ist, nicht zu kommuni-

Tab. 4.1 Zieldimensionen der systemischen Einzelsupervision. (Eigene Erstellung in Anlehnung an Winterstein, 2024)

Persönliche Entwicklung
• Förderung der Selbstreflexionsfähigkeit und beruflichen Identitätsentwicklung
• Verbesserung der Kommunikations- und Konfliktfähigkeit
• Entwicklung neuer Perspektiven und Verhaltensweisen
• Verbesserung der „work-privacy-balance" und des Wohlbefindens
Verbesserung der Handlungskompetenz
• Erweiterung des Handlungsrepertoires im beruflichen Alltag
• Klarheit von Rolle und Aufgaben
• Qualitätsverbesserung der eigenen Arbeit
Emotionale Unterstützung
• Entlastung nach belastenden/krisenbehafteten Pflegesituationen
• Umgang mit eigenen Gefühlen, Bewusstsein für die eigene Verletzlichkeit
• Offenheit im Umgang mit Stress- und eigenen psycho-emotionalen Reaktionen

zieren. Systemische Fragen regen die befragten Supervisanden immer zu neuen Impulsen und Gedankengängen an und verdeutlichen die Power wirkungsvoller Kommunikation sowie deren Impuls zur Anregung reflexiver Prozesse (Schlippe & Schweitzer, 2019). Es existieren verschiedene systemische Fragenarten (Tab. 4.2).

Techniken der Achtsamkeit und Selbstfürsorge
Das Prinzip der Achtsamkeit hat sich in den letzten Jahren zu einem wesentlichen Element der Selbstfürsorge entwickelt (Groen et al., 2024) und bietet vielfältige Handlungsansätze, welche sich auch im Rahmen verschiedener Interventionen in die systemische Einzelsupervision einbetten lassen. Insbesondere in helfenden und psychosozialen Berufsgruppen, wie bspw. der Pflege, kann das Erlernen verschiedener Selbstfürsorge- und Achtsamkeitstechniken die psychische Gesundheit stärken. Insbesondere wird das persönliche Wohlbefinden gesteigert, Emotionen werden besser reguliert und belastende Gefühle reduziert sowie das Bewusstsein für den eigenen Körper gestärkt und die Selbstakzeptanz gefördert (Groen et al., 2024). Die Prinzipien der Achtsamkeit und Selbstfürsorge verfolgen hierbei unterschiedliche Ziele (Tab. 4.3), die als solche komplementär zueinander stehen, aber sich in ihrer Kombination sinnvoll ergänzen und gegenseitig befruchten.

Systemische Supervision kann als solches bereits als Instrument von Achtsamkeit und Selbstfürsorge gesehen werden, da in ihr entlastende Gespräche stattfinden, aber auch die persönlichen Anliegen der Supervisanden bearbeitet werden (Groen et al., 2024). Es existieren inzwischen jedoch viele kleine Übungen und Interventionen, welche in den Arbeitsalltag integriert werden können (Tab. 4.4) (Kaluza, 2023; Juchmann, 2022; Schug, 2022).

4.3.3 Struktur und Ablauf

Der Prozess der systemischen Einzelsupervision lässt sich in vier unterschiedliche Phasen unterteilen, welche aufeinander aufbauend sind, aber auch eng miteinander verbunden. Die Schwerpunkte der jeweiligen Phase haben einen bestimmten Fokus, welcher für den Gesamtprozess der Einzelsupervision von großer Bedeutung für deren Gelingen ist. Zuweilen können noch viele weitere Ansätze zur Strukturierung einer Supervision angewandt werden (Groen et al., 2024). Grundlegend ist bei allen Phasen der Einzelsupervision die persönliche Situation des Supervisanden Dreh- und Angelpunkt der supervisorischen Begleitung.

Die Phasen der Einzelsupervision im Überblick

Phase 1: Vorbereitung
In dieser Phase nimmt der Supervisand Kontakt zum Supervisor auf. In einem ersten kurzen (meist telefonischen) Austausch werden hierbei das Anliegen, erste Gedanken zu möglichen Zielen sowie die Rahmenbedingungen für die Supervision abgesteckt.

Tab. 4.2 Systemische Fragenarten im Überblick. (Eigene Erstellung in Anlehnung an Schlippe & Schweitzer, 2019; Kindl-Beilfuß, 2022)

Zirkuläre Fragen	Vergleichsfragen
… ermöglichen, sich in die Sichtweise einer anderen Person zu versetzen und hierdurch neue Perspektiven zu eröffnen • *Was denken Sie, wie Ihr Kollege die Situation im Pflegebereich beschreiben würde?* • *Was glauben Sie, welche Erwartungen Ihr Kollege an Sie hat?*	… verfolgen das Ziel, Unterschiede aufzudecken, um Ausnahmen bzw. Veränderbarkeit aufzuzeigen • *Wie beurteilen Sie Ihre Arbeitszufriedenheit im Vergleich zu Ihrem vorherigen Arbeitgeber?* • *Ist es besser, die BTM-Kontrolle allein durchzuführen oder noch jemanden hinzuzuziehen?*
Ressourcenorientierte Fragen … sind Fragen nach allem (Kompetenzen, Fähigkeiten, Menschen etc.), was hilfreich ist, eine Herausforderung zu bewältigen • *Was müssten Sie tun, um mehr davon zu machen?* • *Wer kann Sie bei der Bearbeitung unterstützen?*	**Lösungsorientierte Fragen** … dienen dem Erfragen von Lösungsansätzen und fokussiert weg vom Problemdenken • *Was hat Ihnen in einer ähnlichen Situation schon mal geholfen, damit umzugehen?* • *Welche Stärken können Sie von sich nutzen?*
Skalierungsfragen … ermöglichen eine Einschätzung von Situationen und Gefühlen auf einem Skalaniveau • *Wie zufrieden sind Sie auf Ihrer Station/in Ihrer Einrichtung auf einer Skala von 1 (überhaupt nicht zufrieden) bis 10 (Ich würde meine Station/meine Einrichtung jedem weiterempfehlen)?* • *Wie belastet fühlen Sie sich aktuell in Ihrem Berufsalltag auf einer Skala von 1 bis 10, wobei 1 keine Belastung ist und 10 die stärkste Belastung?*	**Hypothetische Fragen** … ermöglichen, den Horizont zu erweitern und zielfördernde Optionen in Gedanken durchzuspielen • *Einmal angenommen, Sie könnten Ihre Station/Einrichtung umstrukturieren, was bräuchte es dafür?* • *Wenn Zeit und Geld keine Rolle spielen würden, wie würden Sie sich dann entscheiden?*
Paradoxe Fragen … die Perspektive wird verrückt, indem nach dem Gegenteil der Lösung gefragt wird • *Was müssen Sie tun, damit Sie sicherstellen, gekündigt zu werden?* • *Was bräuchte es, um die Schichtbelastung noch schlimmer zu machen?*	**Wirklichkeits- und Möglichkeitskonstruktion** … fragt nach den Glaubenssätzen und wie eine Person ihre Sichtweisen aufbaut • *Woraus ergibt sich Ihre Annahme, dass …?* • *Was befürchten Sie würde passieren, wenn …?*
Konfrontationsfragen … regen durch ihre humorvolle und provozierende Art zum Nachdenken an • *Glauben Sie wirklich, dass es immer an der Stations-/Pflegedienstleitung liegt, wenn ein Mitarbeiter ständig die eigene Unzufriedenheit zum Besten gibt?* • *Sie sagen, dass Sie sie sich mit ausreichend Schlaf am wohlsten fühlen, gehen aber vor Ihrem Dienst meistens erst um Mitternacht schlafen?*	**Wunderfrage** … lädt dazu ein, sich vorzustellen, dass die Lösung des Problems bereits erfolgt ist und nähert sich der Lösungsfindung „rückwärts" • *Was würden Sie am meisten in Ihrem Alltag vermissen, wenn das Problem plötzlich weg wäre?* • *Wenn sich das Problem wie ein Wunder aufgelöst hätte: Was würden Sie am Morgen danach als Erstes anders machen? Was danach?*

Tab. 4.3 Ziele von Achtsamkeit und Selbstfürsorge. (Eigene Erstellung in Anlehnung an Groen et al., 2024)

Achtsamkeit	… verfolgt das Ziel, im gegenwärtigen Moment zu sein (im „Hier und Jetzt") und absichtsvoll die Aufmerksamkeit auf den Augenblick zu richten, ohne dabei zu werten
Selbstfürsorge	… verfolgt das Ziel, aktiv das persönliche Wohlergehen zu fördern und hierfür aktiv Dinge zu verändern und zu handeln

Tab. 4.4 Übungen zu Achtsamkeit und Selbstfürsorge. (Eigene Erstellung in Anlehnung an Schug, 2022; Juchmann, 2022; Kaluza, 2023)

Achtsamkeit	Selbstfürsorge
• Morgenrituale • Dankbarkeitsroutine • Journaling • Atemübungen • Fünf-Finger-Methode	• Aufbau eines sozialen Netzwerkes • Zeitmanagement • Distanzierungstechniken • Entspannungsübungen • Sport und Bewegung

Phase 2: Kontraktphase
Der Fokus dieser Phase liegt auf der Entwicklung einer wertschätzenden und vertrauensvollen Beziehung zwischen Supervisor und Supervisand. Mittelpunkt ist somit das ausführliche Erstgespräch, in welchem der Supervisand die individuellen Anliegen und Probleme umfassend darlegt. In einem gemeinsamen Austausch auf Augenhöhe werden so die Ziele für die Einzelsupervision konkretisiert und schlussendlich das weitere Vorgehen besprochen.

Phase 3: Hauptphase
Die Hauptphase kann auch als Zielbearbeitungsphase bezeichnet werden und beinhaltet die intensive Auseinandersetzung des Supervisanden mit dem eigenen beruflichen Handlungsfeld (Pflege) sowie den darin bestehenden Beziehungen und Wechselwirkungen. Sie ist das Herzstück des Supervisionsprozesses und hat die Bearbeitung der Anliegen des Supervisanden zum Inhalt. Durch die Anwendung der systemischen Methoden und Techniken (vgl. Abschn. 4.3.2) für die Einzelsupervision werden durch gezielte Fragen vom Supervisor neue Lösungsansätze erarbeitet, Perspektiven erweitert sowie Handlungsvielfalt erzeugt.

Phase 4: Abschluss- und Evaluationsphase
Eine erfolgreiche Einzelsupervision geht auch mit einer Reflexion der Ergebnisse und Auswertung des Prozesses als solches einher. Im gemeinsamen Austausch zwischen Supervisor und Supervisand werden die gewonnenen Erkenntnisse und Entwicklungen im Vergleich zum vereinbarten Ziel besprochen.

Auf Grund des besonderen Settings der Einzelsupervision ist vor allen Dingen auf eine gute Beziehungsebene zwischen Supervisor sowie Supervisand zu achten. Sollte die „Chemie" zwischen beiden Akteuren nicht stimmig sein, besteht die Gefahr, dass der Supervisionsprozess nicht ziel- und lösungsorientiert die gewünschten Veränderungen bewirkt. Bereits in der Phase der Vorbereitung (vgl. Phase 1), spätestens jedoch in der Kontraktphase sollte daher offen, ehrlich und wertschätzend kommuniziert werden, ob der erste Eindruck ein Fundament für eine aufrichtige Zusammenarbeit für die Einzelsupervision bietet. Andernfalls kann und sollte der Supervisand oder auch der Supervisor transparent und aufrichtig sagen, dass kein Supervisionskontrakt eingegangen wird (Prior, 2013). Aufgrund der individuellen und sehr persönlichen Themen in der Einzelsupervision ist ein umfassendes Maß an psychologischer Sicherheit und Wohlbefinden besonders wichtig.

4.4 Fallbeispiel „Systemische Einzelsupervision im Handlungsfeld Pflege"

Im folgenden Praxisbeispiel einer systemischen Einzelsupervision aus einem pflegerischen Arbeitskontext werden zum einen die persönlichen Anliegen und Fragestellungen des Supervisanden erkennbar und zum anderen werden die vielfältigen Handlungs- und Lösungsmöglichkeiten nachvollziehbar aufgezeigt. Sie als Leser sind an dieser Stelle herzlich dazu eingeladen, den nachfolgend skizzierten Prozess der Einzelsupervision selbst zu reflektieren und Sie können Ihre persönlichen Schlussfolgerungen für Ihren eigenen Arbeitsalltag ziehen. Der Supervisand wird im Fallbeispiel als Mittelpunkt aller systemischen Supervisionsinterventionen gesehen und in seinen vielfältigen Beziehungen (Beziehungssystemen) u. a. zum Handlungssystem Pflege dargestellt.

4.4.1 Fallbeschreibung

Fallbeispiel: Belastungsreaktion nach traumatisierender Pflegesituation
Perspektive: Pflegefachfrau

> **Übersicht**
> *Mara M. ist 21 Jahre alt und arbeitet seit einem Jahr als examinierte Pflegefachfrau in einem somatischen Pflegebereich einer Altenpflegeeinrichtung in privater Trägerschaft.*
>
> *Vor einigen Wochen trat Mara M. den Spätdienst an und war im Rahmen ihre Schichtzeit als Fachkraft für drei Wohnbereiche mit jeweils 15 zu Pflegenden verantwortlich. Neben Mara M. war auf jeder Station noch jeweils eine Pflegehelfende im Dienst.*
>
> *Mara M. widmete sich zu Beginn ihres Dienstes den administratorischen Aufgaben, bevor sie mit der Versorgung der zu Pflegenden begann.*

Am Abend führte Mara M. die Körperpflege einer zu Pflegenden durch, als ihr Telefon klingelte.

Ihre Kollegin einer anderen Station bat Mara M., zu ihr auf den Wohnbereich zu kommen. Sie berichtete am Telefon von dem zu Pflegenden Herrn K., dem es nicht besonders gut ging und der über Übelkeit und Schwindel klagte. Mara M. versicherte der Kollegin, zeitnah zu ihr zu kommen, und unterbrach die Körperpflege an der zu Pflegenden alsbald.

Auf dem Weg zu ihrer Kollegin und dem hilfebedürftigen Herrn K. wurde Mara M. mehrmals aufgehalten, sodass der Weg länger dauerte als gedacht.

Auf Station angekommen, bemerkte Mara M. eine gewisse Unruhe. Besorgniserregte Mitbewohner sprachen Mara M. an, dass sie schnell zu Hilfe eilen solle. Das Zimmer von Herrn K. wäre voller Blut. Mara M. rannte los.

Im Zimmer von Herrn K. angekommen, sah Mara M. den zu Pflegenden in einer großen Blutlache bewusstlos am Boden liegen. Nicht nur der Boden, sondern auch das Bett, der Nachtschrank und die Wand waren von Blut bedeckt. Ihre Kollegin kniete hilf- und regungslos in der Blutlache neben Herrn K.

Mara M. versuchte sofort, die Vitalparameter zu ermitteln, und hielt ihre Kollegin an, den Rettungsdienst zu alarmieren. Herr K. hatte keinen Puls und der Blutdruck war manuell nicht zu ermitteln. Mara M. begann mit der Reanimation.

Als der Rettungsdienst eintraf, war Herr K. bereits verstorben. Herr K. hatte einen bekannten Alkoholabusus und eine Leberzirrhose als Folgeerkrankung. Schlussendlich ist Herr K. an diesem Abend an einer Ösophagusvarizenblutung verstorben.

Im Nachgang an das Geschehen unterhielt sich Mara M. mit ihrer Kollegin, welche völlig unter Schock stand. Sie beklagte das Gefühl der Ohnmacht, Herrn K. nicht geholfen zu haben. Die Minuten, bis Mara M. eintraf, fühlten sich für sie wie eine Ewigkeit an.

Auch Mara M. hatte mit dem Erlebten zu kämpfen. Eine Ösophagusvarizenblutung hatte sie im Rahmen ihrer Ausbildung noch nicht gesehen. Die Bilder der Blutlachen im Zimmer, der regungslose Herr K. in seinem erbrochenen Blut und das Gefühl, zu spät bei ihm gewesen zu sein, plagten Mara M. sehr. Hinzu kam das Gefühl, den Ernst der Lage nicht erkannt und ihre Kollegin zu lange alleine mit der Situation gelassen zu haben. Mara M. hatte das Gefühl, in der Situation als Fachkraft und Verantwortungsträgerin versagt zu haben.

Einige Wochen später bemerkte Mara M. Konzentrationsschwierigkeiten, Herzklopfen und eine schnelle Reizbarkeit. Selbst einfache Situationen überforderten Mara M. inzwischen schnell. Sie zog sich zunehmend aus dem sozialen Geschehen zurück und übernahm ungern Verantwortung für komplexe Aufgabenbereiche. Mara M. zweifelte stark an ihrer beruflichen Kompetenz. Sie wachte nachts immer wieder mit einem Gedankenkreisen auf.

> *Irgendwann vertraut sich Mara M. einer Kollegin an, die ebenfalls examinierte Pflegefachfrau war. Sie erklärte Mara M. im Gespräch, dass sie Unterstützungsmöglichkeiten in ihrer Einrichtung, nach belastenden Erlebnissen, in Anspruch nehmen könne. Hierzu gab sie ihr die Kontaktdaten einer externen Supervisorin...*

4.4.2 Durchführung

Die Institution, in der Mara M. tätig ist, hat einen Rahmenvertrag mit einer externen Supervisorin, um Mitarbeitenden nach belastenden Erlebnissen in der Pflege eine umfassende psycho-soziale Unterstützung anbieten zu können. Der berufliche Hintergrund der externen Supervisorin liegt ebenfalls im Handlungsfeld der Pflege. Sie ist Krankenschwester mit mehrjähriger Berufserfahrung und zudem Notfallpsychologin mit supervisorischer Qualifikation. Diese Nähe der Supervisorin zum Handlungsfeld Pflege einerseits, aber der gleichzeitigen Distanz zum direkten beruflichen Umfeld von Mara M. andererseits, sind wichtige Voraussetzungen, welche für einen lösungs- und zielorientierten Supervisionsprozess sehr hilfreich sind. Überdies sichert die Feldkompetenz der Supervisorin (vgl. Abschn. 2.5) die Akzeptanz bei Mara M., da hierdurch ein professioneller Austausch erfolgen kann (Winterstein, 2024).

▶ **Praxistipp:** Insbesondere in der Pflege ist es wichtig, dass die eingesetzten Supervisoren über eine pflegerische Qualifikation (Felderfahrung) oder mindestens über eine langjährige Hospitationserfahrung in pflegerischen Arbeitsfeldern verfügen. Hierdurch wird die Akzeptanz in der Supervision gesichert und zudem ein einfacherer Zugang zum Supervisanden möglich.

Phase 1: Vorbereitung
Mara M. kontaktiert die Supervisorin telefonisch, um einen Termin für eine Einzelsupervision zu vereinbaren. Diese erste Kontaktaufnahme hat in der Regel eine Dauer von ca. 10–15 min und dient vor allem dazu, dass sich die Supervisoren einen ersten kurzen Überblick über die Situation des Supervisanden verschaffen können (Prior, 2013). Mara M. schildert in diesem Gespräch kurz, dass sie sie aufgrund eines belastenden Erlebnisses im Pflegesetting kontaktiert und um ihre Unterstützung bittet. Die Supervisorin gibt ihr eine erste Sicherheit und Orientierung, indem sie ihr erklärt:

> *„Frau M., ich kann sehr gut verstehen, dass Ihnen die beschriebene Reaktionen Angst und Sorge bereiten. Vielleicht beruhigt es Sie, wenn ich Ihnen sage, dass diese nach derartigen Erlebnissen zunächst völlig normal sind und ich Sie gerne unterstützen werde."*

Hierdurch wird bereits erkennbar, dass die Supervisorin gegenüber ihrer Supervisandin sehr wertschätzend und anerkennend ist. Sie beginnt einen ersten Beziehungsaufbau (Schlippe & Schweitzer, 2019). Die Supervisorin regt Mara M. weiterhin dazu an, darüber nachzudenken, was das Ziel der Supervision sein wird, ohne dass sie eine direkte Antwort erwartet. Sie sagt zu Mara M:

> *„Ich freue mich, Sie bei Ihrem Anliegen zu begleiten. In Vorbereitung auf unser Erstgespräch bitte ich Sie, darüber nachzudenken, mit welchem Ergebnis Sie die Supervision bei mir verlassen möchten."*

Durch ihre Frage setzt die Supervisorin den Impuls für eine erste intensivere Auseinandersetzung mit den persönlichen Anliegen und Belastungen bei Mara M.

Mara M. fühlt sich bereits durch das erste Telefonat wahrgenommen, ein wenig entlastet und blickt voller Zuversicht auf die beiden vereinbarten Supervisionstermine in den Räumlichkeiten der Supervisorin. Für die beiden Supervisionssitzungen (9 Teilphasen, siehe Leitfäden) wird ein zeitlicher Rahmen von je 90 min in einem Abstand von drei Wochen vereinbart.

Phase 2: Kontraktphase
An einem Freitagnachmittag sucht Mara M. die Räumlichkeiten der Supervisorin für das anstehende Erstgespräch auf. Sie ist etwas nervös und aufgeregt, da sie noch nie zuvor eine Supervision hatte. Dieses Erstgespräch dient vor allem dazu, dass sich die Supervisorin einen orientierenden Überblick über die Situation von Mara M. verschaffen kann und gleichzeitig eine vertrauensvolle Beziehung für den Supervisionsprozess aufgebaut wird (vgl. Abschn. 4.3.3). Der Raum für die Supervision hat zwei bequeme Sessel und angenehme Farben. Mara M. wird von der Supervisorin begrüßt mit den Worten:

> *„Hallo Frau M., ich freue mich, dass Sie zu mir gekommen sind. Darf ich Ihnen einen Tee oder ein Wasser anbieten? Suchen Sie sich gerne aus, in welchem Sessel Sie sitzen möchten."*

Die Aussage der Supervisorin spiegelt den Ansatz der höchstmöglichen psychologischen Sicherheit sowie die Förderung des Wohlbefindens als Basis für einen guten Start in den Supervisionsprozess wider. Nachdem es sich Mara M. bequem gemacht hat und eine heiße Tasse Tee vor ihr steht, steigt die Supervisorin mit einer ersten systemischen Frage in das Erstgespräch ein und orientiert sich an dem nachfolgenden Gesprächsleitfaden.

→ Leitfaden zum Erstgespräch mit Mara M. (eigene Erstellung)

4.4 Fallbeispiel „Systemische Einzelsupervision im Handlungsfeld ..."

1. Einstieg und Klärung des Auftrages (ca. 15 min)	
Inhalt:	**Systemische Fragen:**
• Vorstellung der Supervisorin und ihres Tätigkeitsfeldes • Erklärung der Rahmenbedingungen für die Supervision (Vertraulichkeit, Termindauer, Rolle der Supervisorin, Supervision als geschützter Raum zur Selbstreflexion) • Erwartungen, Ziele und Auftrag klären • Erste Annäherung an den emotionalen Zustand und die Gefühlswelt von Mara M.	• Wie ist es Ihnen ergangen, seit Sie mit mir telefoniert haben? • Welche Frage müsste ich Ihnen als erstes stellen, damit Sie sicher sind, dass unsere heutige Sitzung in eine gute Richtung geht? • Welchen Impuls zur Veränderung Ihrer Situation hatten Sie? • Wie würden Sie Ihr derzeitiges Belastungsempfinden auf einer Skala von 1–10 einschätzen? • Was haben Sie sich selbst Gutes getan seit Ihrem Anruf bei mir? • Was würden Sie sagen, wäre ein gutes Ergebnis am Ende unseres heutigen Gespräches?
2. Analyse der aktuellen Situation (ca. 25 min)	
Inhalt:	**Systemische Fragen:**
• Reflexion des Erlebten: Mara M. beschreibt die Pflegesituation • Aktuelle Situation: Mara M. beschreibt ihre Belastungsreaktionen (Wie nimmt sie die Situation wahr? Wie beeinflussen sie ihren Alltag? Gibt es Unterschiede in der Wahrnehmung?) • Ermöglichung der emotionalen Entlastung • Reflexion eigener Werte: Welche Überzeugungen hat sie? Welche Prioritäten hat sie?	• Wie würden Ihre Kollegen die Situation und Ihre Stärken in dieser beschreiben? • Welche Gedanken und Bilder kommen Ihnen immer wieder in den Sinn, wenn Sie an die Situation zurückdenken? • Wie würden Sie Ihre eigene Leistung in dieser Pflegesituation auf einer Skala von 1–10 bewerten? • Angenommen ich könnte Ihre Kollegin fragen. Was würde sie mir sagen, lief in dieser Situation richtig gut? • Wie fühlen Sie sich jetzt, wenn Sie über die Pflegesituation sprechen?
3. Entlastungsmöglichkeiten und Ressourcen zur Bewältigung (ca. 25 min)	
Inhalt:	**Systemische Fragen:**
• Emotionale Entlastung aufgrund von Erfahrungen aus der Vergangenheit • Identifikation von Stärken • Erarbeitung von Bewältigungsstrategien, welche in anderen Situationen hilfreich waren oder nicht hilfreich • Beleuchtung der Ressourcen, die Mara M. zur Verfügung stehen	• Wie ist Ihre Kolleginnen mit Belastungsreaktionen umgegangen? • Was haben Sie bisher getan, damit es Ihnen besser geht? Zu wie viel Prozent hat sich dadurch Ihr Wohlbefinden gesteigert? • Was müssten Sie tun, um Ihre Belastung noch weiter zu verschlimmern oder sogar zu behalten? • Wenn Sie zurückschauen in Hinblick auf Ihre aktuellen Fragen, was sind Erfahrungen, auf die Sie aufbauen können? • Wenn Sie einfach mal abschalten wollen, was ist Ihre Lieblingsbeschäftigung? • Wenn Sie auf Ihre Beziehungen zu Kollegen, Freunde oder Familie schauen – Wo habe ich die Möglichkeit, Sie fröhlich und entspannt zu erleben?

1. Einstieg und Klärung des Auftrages (ca. 15 min)	
4. Intervention Achtsamkeit und Selbstfürsorge (ca. 15 min)	
Inhalt:	**Methode:**
• Mara M. wird zu einer Achtsamkeitsübung angeleitet, um Entspannung in ihren Alltag integrieren zu können sowie Gedankenkreisen zu durchbrechen • Mara M. wird das Dankbarkeitstagebuch als Methode der Selbstfürsorge vorgestellt	• 4–7–8-Atemmethode: 4 s einatmen, 7 s Luft anhalten, 8 s ausatmen • Dankbarkeitstagebuch: Jeden Abend werden drei gute Dinge des Tages handschriftlich in einem Notizbuch aufgeschrieben
5. Abschluss des Erstgespräches (ca. 10 min)	
Inhalt:	**Systemische Fragen:**
• Zusammenfassung der Inhalte des Erstgespräches, Besprechung der weiteren Schritte • Hausaufgabe Achtsamkeitsübung und Dankbarkeitstagebuch • Rückmeldung von Mara M. zum Erstgespräch • Verabschiedung	• Gab es Momente im heutigen Gespräch, welche besonders herausfordernd waren? • Was haben Sie aus unserem Gespräch mitgenommen? Was war für Sie am hilfreichsten? • Welche Fortschritte würden Sie zu unserem nächsten Termin gerne berichten? • Welche Fragen sind für Sie noch offengeblieben?

Mara M. und die Supervisorin haben sich voneinander verabschiedet. Bis zum nächsten Termin werden drei Wochen vergehen. Während dieser Zeit wendet Mara M. im Alltag häufiger die 4–7–8-Atemmethode an, um die auftretenden akuten Stress- und Belastungsreaktionen zu durchbrechen und sich zu entspannen. Sie beginnt ein Dankbarkeitstagebuch, wobei ihr das Reflektieren von positiven Momenten zu Beginn sehr schwerfällt. Ihr innerer Gefühlszustand sträubt sich noch gegen diese Methode. Insbesondere an Tagen, an welchen Mara M. Dienst hat und durch die hohe Arbeitsbelastung im Wohnbereich nur sehr unregelmäßig zur Ruhe kommt, stellt sie die Integration dieser Übung im Alltag vor eine Hürde.

Phase 3: Hauptphase
Im nun folgenden zweiten Supervisionstermin werden die Erlebnisse und Anliegen von Mara M. tiefergehend bearbeitet und an das Erstgespräch angeknüpft.

→ Leitfaden zum zweiten Supervisionstermin von Mara M. (eigene Erstellung)

6. Einstieg und Begrüßung zum zweiten Supervisionstermin (ca. 15 min)	
Inhalt:	**Systemische Fragen:**
• Ankommen in der Supervision, Begrüßung, Herstellung psychologischer Sicherheit • Herstellung eines Bezuges zum Erstgespräch und Aufgreifen der Hausaufgaben • Wohlbefinden und persönliche Entwicklung während der Zeit nach dem Erstgespräch • Anliegen und Ziele für das heutige Gespräch	• Liebe Frau M., schön, dass Sie da sind! Sie wirken fröhlich. Was ist in den vergangenen drei Wochen bei Ihnen geschehen? • Wie erleben Sie aktuell Ihr eigenes Wohlbefinden? • Was war von den Übungen gut umsetzbar, was nicht? Wie haben Sie die Übungen im Alltag empfunden? • Wie kann ich Sie in der heutigen Sitzung unterstützen?

6. Einstieg und Begrüßung zum zweiten Supervisionstermin (ca. 15 min)	
7. Perspektivwechsel und neue Lösungsstrategien (ca. 45 min)	
Inhalt: • Betrachtung der Situation des Erstgespräches aus verschiedenen Blickwinkeln • Erarbeitung eigener Handlungsstrategien zur Stressbewältigung und Selbstfürsorge • Nutzung weiterer Unterstützungsangebote außerhalb von Supervision	**Systemische Fragen:** • Was würden Sie einem Kollegen raten, wenn dieser in Ihrer Situation wäre? • Was würde Ihr Zukunfts-Ich über Ihre Situation denken? • Was würden Ihre Kollegen sagen, wie sich dieses Erlebnis auf Ihre berufliche Weiterentwicklung auswirken kann? • Was kann Ihnen langfristig helfen, dass Sie sich wieder leistungsfähiger fühlen?
8. Selbstreflexion und eigene Ziele (ca. 20 min)	
Inhalt: • Mara M. beschreibt ihre wichtigsten Erkenntnisse aus der Supervision • Erarbeitung von Möglichkeiten zur besseren sozialen Einbindung in das Pflegeteam • Entwicklung konkreter Schritte, um die Erkenntnisse in den Alltag zu integrieren	**Systemische Fragen:** • Welche kleinen Schritte können Sie unternehmen, um sich wieder sicherer in Ihrem Handeln als Pflegefachfrau zu fühlen? • Wer/Was könnte Ihnen dabei helfen, sich wieder mehr in das Team zu integrieren? • Wie könnten Sie sicherstellen, dass Sie auch nach unserer Zusammenarbeit gut unterstützt sind? • Was können Sie tun, damit Sie sich mit zukünftigen, ähnlichen Situationen weniger belastet fühlen? Wer kann Ihnen dabei zur Seite stehen?
9. Blick in die Zukunft und Abschluss der Supervision (ca. 10 min)	
Inhalt: • Bewertung der Zielerreichung • Würdigung der Fortschritte von Mara M. • Feedback der Supervisorin • Besprechung möglicher weiterer Termine	**Systemische Fragen:** • Was nehmen Sie aus den beiden Supervisionsterminen für sich mit? • Was hat sich durch die Supervision für Sie verändert? • Wie zufrieden waren Sie mit mir als Supervisorin? • Wie viel Prozent haben Sie aus Ihrer Sicht von Ihren persönlichen Zielen bereits erreicht?

4.4.3 Ergebnisse

Durch die Teilnahme von Mara M. an der systemischen Einzelsupervision ergab sich für sie ein umfangreicher Nutzen sowie die Chance zur persönlichen Entlastung und Weiterentwicklung.

Im Rahmen der ersten Supervisionssitzung konnte Mara M. bereits von den ersten *kurzfristigen Ergebnissen* der Supervision profitieren, indem sie:

- eine emotionale Entlastung erfuhr, da sie in einem vertrauten Setting die Erlebnisse mit der Supervisorin an einem neutralen, sicheren Ort reflektieren und ansprechen konnte.
- die Schuldgefühle durch die Einnahme von verschiedenen Perspektiven relativieren konnte.
- die persönlichen Stärken herausarbeiten konnte, wie bspw. trotz des Unbekannten handlungsfähig geblieben zu sein und Entscheidungen getroffen zu haben.
- Selbsthilfestrategien in Form von Atemübungen und Achtsamkeitstechniken vermittelt bekam, welche sie in ihr „Handwerkszeug" aufnehmen und bereits während der ersten Supervision ausprobieren konnte.

Der zweite Supervisionstermin griff die erarbeiteten Themen der ersten Supervisionssitzung nochmals auf und baute darauf weitere Handlungsoptionen aus, welche Mara M. darin unterstützen, nachhaltig gestärkt aus der Supervision hervorzugehen. Die **mittelfristigen Ergebnisse**, welche sich durch den zweiten Supervisionstermin ergeben, lassen demnach erkennen, dass…

- die Selbstwirksamkeit von Mara M. gestärkt ist, weil sie in der Lage ist zu erkennen, dass sie in einer Ausnahmesituation kompetent gehandelt hat und dies für sich anerkennen kann. Sie entwickelt ein stärkeres Selbstvertrauen, welches ihr unter anderem hilft, auch in zukünftigen Situationen gelassen und handlungsfähig zu bleiben.
- sie ihre Kommunikation verbessert hat, da sie ihre Emotionen mit vertrauten Kollegen teilen und um Unterstützung bitten kann.
- sie ihre persönlichen Bewältigungsstrategien durch konkrete Handlungsmöglichkeiten erweitert hat und daher die Belastungen besser verarbeiten kann.
- sie ihren Wohnbereich wieder als soziale Ressource erkennt und sich wieder aktiv im sozialen Alltag einbringt.

Darüber hinaus besteht durch die Teilnahme an weiteren Supervisionsterminen (empfehlenswert sind drei weitere Termine) die Chance, dass sich **langfristige Veränderungseffekte** bei Mara M. entwickeln, die nicht nur eine emotionale Stabilisierung bewirken, sondern auch eine positive Haltung gegenüber ihrer beruflichen Rolle und ihrem beruflichen Dasein erwarten lassen:

- Mara M. kann anerkennen, dass nicht alle Pflegesituationen durch sie kontrollierbar sind. Hierdurch ist es möglich, eine gesündere Distanz zum Berufsalltag herzustellen.
- Die regelmäßige Reflexion der beruflichen Praxis von Mara M. lässt sie weitere Bewältigungsstrategien erlernen und grundsätzlich resilienter werden. Ihre Zufriedenheit im Beruf steigt und die Gesundheit wird gestärkt.
- In ihrem Alltag nutzt Mara M. nun regelmäßig Achtsamkeitstechniken und reflektiert herausfordernde Pflegesituationen gemeinsam und proaktiv im Team.

Alles in allem führt die systemische Einzelsupervision zu einer vielfältigen beruflichen Weiterentwicklung, sodass Mara M. schlussendlich sogar als Mentorin oder kollegiale Ansprechpartnerin für andere Kollegen fungieren könnte.

4.4.4 Evaluation

Die strukturierte Evaluation der systemischen Einzelsupervision hat eine große Gewichtung, um die Wirksamkeit des Supervisionsprozesses zu überprüfen. Durch die Evaluation wird sichergestellt, dass die Ziele des Supervisanden erreicht wurden und eine nachhaltige persönliche Weiterentwicklung gefördert wird. Die Evaluation stellt somit auch ein elementares Merkmal zur Qualitätssicherung der Supervision dar (vgl. Kap. 3). Die Evaluation erfolgt hierbei auf Grundlage unterschiedlicher Kriterien (Abb. 4.2).

Um die systemische Einzelsupervision anhand der zuvor dargestellten Kriterien zu evaluieren, bieten sich unterschiedliche Methoden an, welche zur Anwendung kommen können. Eine Evaluation der Einzelsupervision von Mara M. ist mit folgenden Methoden möglich:

Systemische Fragen

- Was hat Ihnen in der Supervision besonders geholfen?
- Welche Erkenntnisse haben Sie für sich aus der Supervision gezogen?

Skalierungsfragen

- Wie zufrieden sind Sie mit mir als Supervisorin auf einer Skala von 1–10?
- Wie bewerten Sie Ihre emotionale Situation vor der Supervision im Vergleich zu nach der Supervision von 1–10 in der Gegenüberstellung?

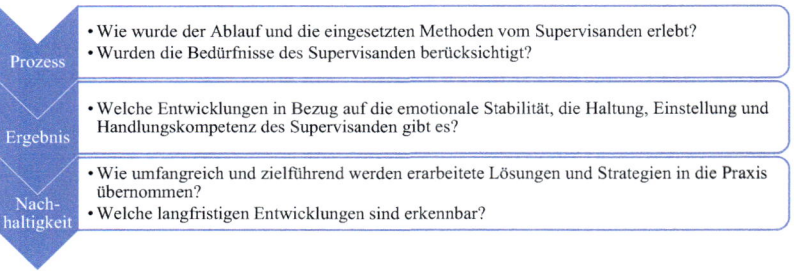

Abb. 4.2 Kriterien zur Evaluation der Einzelsupervision. (Eigene Erstellung)

Feedbackgespräch

- In einem zielgerichteten Feedbackgespräch kann sowohl die Supervisorin als auch Mara M. Rückmeldung geben, welche Aspekte als hilfreich empfunden wurden und welche eher weniger.

Dokumentation

- Mara M. kann ein Tagebuch nutzen, um ihre persönlichen Entwicklungsschritte und Empfindungen zu dokumentieren. Dies kann die Reflexion in den Supervisionsterminen sowie einen Abgleich mit den zu erreichenden Zielen erleichtern.
- Die Supervisorin protokolliert ausführlich jede Supervisionssitzung und kann darauf aufbauend die Entwicklung qualitativ ableiten und sogar durch Skalierungsfragen quantifizieren.

Langfristige Nachbefragungen

- Follow-up-Gespräch nach mindestens drei Monaten zum aktuellen Entwicklungsstand

Durch die Kombination der verschiedenen Methoden wird die Wirksamkeit der Einzelsupervision in verschiedenen Kriterien sichtbar. Ungeachtet dessen können auch noch objektive Parameter, wie bspw. eine Verringerung von krankheitsbedingten Fehltagen seit Supervisionsbeginn, zur Evaluation herangezogen werden.

4.5 Erfahrungsbericht aus der Praxis

Einsatz von **Einzelsupervision** im persönlichen Umgang mit emotionalen Belastungen in der ambulanten Pflege.

Diana D. (43 Jahre, Altenpflegerin, Wundexpertin ICW, Berufstätigkeit seit 13 Jahren in einem ambulanten Pflegedienst in der Altmark).

Frage: Vielen Dank, dass Sie sich die Zeit nehmen, mit uns über Ihre Erfahrungen mit Einzelsupervision in der ambulanten Pflege zu sprechen. Könnten Sie sich bitte kurz vorstellen?

Altenpflegerin: Ich arbeite nun seit 13 Jahren in der ambulanten Pflege, davor habe ich knapp zehn Jahr in einer Pflegeeinrichtung für Senioren gearbeitet. Mein Beruf ist herausfordernd, aber auch unglaublich erfüllend, da ich schwer kranken Menschen in ihrem eigenen Zuhause helfen kann. Die intensive gefühlsmäßige Belastung gehört dabei jedoch zu den größten Heraus-

4.5 Erfahrungsbericht aus der Praxis

	forderungen meines Arbeitsalltags. Seitdem auch mein Vater vor drei Jahren an Demenz erkrankt ist, bin ich vom Gefühl her irgendwie noch ein Stück näher an die einzelnen Schicksale der Patienten rangerückt und reagiere oft sehr emotional.
Frage:	*Wie Sie gerade schon beschreiben, kann die Arbeit mit schwer kranken Patienten zuweilen emotional sehr fordernd sein. Wann haben Sie begonnen, sich mit Einzelsupervision zu beschäftigen? Wie kam das?*
Altenpflegerin:	*Ich habe vor ungefähr zwei Jahren gemerkt, dass mich die emotionalen Belastungen aus der häuslichen Pflege zunehmend mitnehmen. Besonders nach intensiven Betreuungssituationen, beispielsweise wenn ich einen Patienten über längere Zeit begleitete und er dann verstarb, fiel es mir schwer, meine Gefühle zu verarbeiten. Das ist auch heute noch so. Manchmal denke ich dann sofort an meinen Vater und muss immer daran denken, wie es wohl wäre, wenn er so plötzlich versterben würde. Ich drehe mich auch heute noch mit meinen Gedanke oft im Kreis und das nehme ich manchmal immer noch mit nach Hausen. Ich habe damals nach einer Möglichkeit gesucht, um besser mit diesen Belastungen umzugehen, und bin so auf die Einzelsupervision gestoßen.*
Frage:	*Wie genau hat Ihnen die Einzelsupervision geholfen?*
Altenpflegerin:	*Sie hat mir vor allem dabei geholfen, die intensiven Erfahrungen und Erlebnisse bewusst zu reflektieren, anstatt sie zu verdrängen. In der Einzelsupervision konnte ich offen über meine Gedanken und Gefühle sprechen, ohne Angst vor Bewertung zu haben. Die Supervisorin hat mir geholfen, schwierige Situationen aus einer anderen Perspektive zu betrachten und neue Bewältigungsstrategien zu entwickeln. Zudem habe ich Techniken gelernt, um mich emotional besser abzugrenzen und nicht alles so dicht an mich heranzulassen. Mein Wunsch ist trotzdem immer noch, sympathisch wahrgenommen zu werden. Leider gelingt mir auch das heute noch nicht immer. Da hilft die Supervision schon.*
Frage:	*Können Sie ein konkretes Beispiel nennen, in dem Ihnen die Einzelsupervision besonders geholfen hat?*
Altenpflegerin:	*Ja, ich erinnere mich an eine Situation mit einer älteren Patientin und ihrem Mann, die ich über viele Monate hinweg begleitet habe. Sie war schon lange bettlägerig und er noch sehr mobil. Wir hatten ein wirklich gutes Verhältnis und beide waren mir echt ans Herz gewachsen. Nach einem kleinen Schlaganfall ging es ihr plötzlich immer schlechter. Sie starb kurz vor Weihnachten. Der Abschied von ihr und von ihm fiel mir extrem schwer. Ich habe mich lange mit Schuldgefühlen und Hilflosigkeit gequält. Gerade die Situation so kurz vor*

	den Feiertagen hat mir ziemlich zu schaffen gemacht. Ich war dann Anfang des Jahres ziemlich erschöpft, eigentlich war ich eher traurig über die Situation. Meine Leitung bot mir dann die Einzelsupervision an und in der Supervision konnte ich erkennen, dass meine Gefühle ganz normal sind und dass es wichtig ist, sie bewusst zuzulassen und zu verarbeiten. Das hat mir geholfen, wieder mit neuer Energie und frischem Schwung ins Jahr zu starten.
Frage:	Gibt es bestimmte Methoden oder Übungen aus der Supervision, die Sie besonders hilfreich finden?
Altenpflegerin:	Ja, eine Methode, die mir sehr geholfen hat, ist die „gedankliche Distanzierung", die Methodik setze ich auch heute noch selbst ein. Dabei reflektiere ich belastende Erlebnisse aus der Perspektive eines neutralen Beobachters, um nicht zu stark in die Emotionen einzutauchen. Dies verdeutliche ich mir, indem ich mich wirklich in Ruhe darauf einlasse und ich mich mit meinen Gedanken bewusst auseinandersetze. Außerdem habe ich gelernt, meine Gefühle und diese Art von Gedanken in einem sicheren Rahmen zuzulassen.
Frage:	Wie hat sich Ihr Umgang mit emotionalen Belastungen durch die Einzelsupervision langfristig verändert?
Altenpflegerin:	Naja, das ist ja nun erst ein Jahr her, aber ich denke, dass ich seitdem viel bewusster mit meinen eigenen Grenzen umgehe. Früher habe ich oft das Gefühl gehabt, immer funktionieren und stark sein zu müssen. Jetzt weiß ich, dass es völlig in Ordnung ist, sich auch mal überfordert oder traurig zu fühlen. Ich nehme mir regelmäßig Zeit für Reflexion und nutze ab und zu immer noch die Einzelsupervision, wenn ich merke, dass eine Situation mich besonders herausfordert. Das hat nicht nur meine seelische Gesundheit verbessert, sondern auch meine Arbeit mit den Patienten.
Frage:	Wie reagieren Ihre Kolleginnen und Kollegen auf Ihre Erfahrungen mit Einzelsupervision? Gibt es Vorbehalte oder Interesse an diesem Ansatz?
Altenpflegerin:	Anfangs gab es einige Vorbehalte, weil viele dachten, Supervision sei nur etwas für Personen mit großen Problemen bzw. für unsere Leitung. Doch je offener ich über meine positiven Erfahrungen gesprochen habe, desto mehr Kolleginnen und Kollegen haben Interesse gezeigt. Mittlerweile nutzen einige ebenfalls Supervision, und wir tauschen uns regelmäßig darüber aus. Wir haben jetzt auch vor, Supervision für das Team zu nutzen.
Frage:	Würden Sie anderen Pflegekräften in der ambulanten Pflege empfehlen, Einzelsupervision in Anspruch zu nehmen?

Altenpflegerin:	*Absolut! Ich denke, dass jeder, der in der Pflege arbeitet, früher oder später an seine Belastungsgrenzen stößt. Das kann immer passieren. Ich hätte auch nicht gedacht, dass ich das mal sagen wir. Aber ich denke, dass da der persönliche und familiäre Bezug bei mir schon eine große Rolle spielt. Es wäre wünschenswert, wenn Einzelsupervision für uns Pflegekräfte insgesamt häufiger angeboten werden würde. Ich weiß aus Gesprächen mit anderen, dass das längst nicht die Regel ist.*
Frage:	*Was würden Sie Pflegekräften raten, die sich zum ersten Mal mit Einzelsupervision beschäftigen?*
Altenpflegerin:	*Ich würde ihnen raten, offen für den Prozess zu sein und sich selbst die Zeit zu geben, über ihre Gefühle zu sprechen und ihre Gedanken zu reflektieren. Es ist wichtig, sich eine Supervisorin zu suchen, mit der man sich wohlfühlt. Bei uns hat das gleich gefunkt. Ich habe mich wirklich gut aufgehoben gefühlt. Ich finde, Supervision ist kein Zeichen von Schwäche – im Gegenteil, sie zeigt, dass man sich aktiv um die eigene Gesundheit kümmert. Meine Supervisorin hat mir mal gesagt: „Wer langfristig in der Pflege arbeiten möchte, sollte für sich selbst genauso gut sorgen wie für die Patienten." Das finde ich auch.*
Frage:	*Ich habe abschließend noch ein paar ganz kurze Fragen: Könnten Sie sich vorstellen, die Supervision auch in einem Online-Format, z. B. als Zoom-Meeting, zu absolvieren und ist es für Sie notwendig, dass die Supervisorin sich in Ihrem Arbeitsbereich auskennt und vielleicht sogar selbst aus der Pflege oder dem Gesundheitswesen kommt?*
Altenpflegerin:	*Ich denke, das hilft. Gewisse Sachen müsste man sonst immer umständlich erklären und man fühlt sich eventuell nicht wirklich gut verstanden. Ich hatte eine direkte Einzelsupervision in der Einrichtung mit der Supervisorin. Das war sehr gut. Aber ich könnte mir auch vorstellen, dass die Gespräch digital geführt werden könnten. Wir haben ja auch schon unsere Dienstbesprechungen digital gemacht. Also sollte das für die Supervision auch gehen.*
Frage:	*Letzte Frage: Inwieweit spielt das Alter oder Geschlecht der supervidierenden Person eine Rolle?*
Altenpflegerin:	*Das spielt für mich keine Rolle.*
Interviewer:	*Vielen Dank für Ihre ehrlichen und wertvollen Einblicke. Alles Gute.*

4.6 Fazit

Insgesamt kann festgehalten werden, dass die systemische Einzelsupervision bereits gegenwärtig, aber auch in Zukunft eine sehr gewichtige Position einnimmt und einnehmen wird, um den hohen psychischen und physischen Belastungen des Berufsfeldes nachhaltig und gesundheitsförderlich zu begegnen. Angesichts der regelmäßigen Konfrontation mit belastenden und/oder traumatischen Situationen, dem hohen Verantwortungsdruck sowie der zunehmenden Herausforderungen in der Pflege sind Maßnahmen im Sinne einer facettenreichen psychosozialen Unterstützung unerlässlich. Wenn die systemische Einzelsupervision als ein Ort der emotionalen Entlastung, persönlichen Weiterentwicklung sowie einem zielführenden Umgang mit beruflichen Herausforderungen in der Pflege verstanden wird, so trägt dies zur Stärkung der Gesundheit, der Motivation und auch der Zufriedenheit bei. Pflegende wären insgesamt resilienter und könnten achtsamer mit ihren eigenen Gefühlen und Stressoren umgehen. Neben der Verbesserung der eigenen Lebensqualität trägt dies auch zu einer Steigerung der Versorgungsqualität und nicht zuletzt zu einer Verbesserung im gemeinsamen Miteinander bei. Aus aktueller Perspektive ist die systematische Einführung systemischer Einzelsupervision als präventive, aber auch als nachsorgende sowie begleitende Maßnahme ein unverzichtbares Puzzleteil, welches unbedingt nach der Ausbildung als Qualitätsstandard in der Pflege fortgesetzt werden sollte.

Literatur

Belardi, N. (2018). *Supervision und Coaching. Grundlagen, Techniken, Perspektiven* (5. Aufl.). C.H. Beck.

Bengel, J., & Heinrichs, M. (2004). Psychische Belastungen des Rettungspersonals. In J. Bengel (Hrsg.), *Psychologie in Notfallmedizin und Rettungsdienst* (2. Aufl., S. 25–44). Springer.

Doppelfeld, S. (2013). Psychische Belastung von Pflegekräften: Supervision gegen das Ausbrennen auf der Intensivstation? *KONTEXT, 44*(3), 301–318. https://doi.org/10.13109/kont.2013.44.3.301.

Ebbecke-Nohlen, A. (2022). *Einführung in die systemische Supervision* (Sechste). Carl-Auer-Verlag (Carl-Auer compact).

Fachkommission nach § 53 Pflegeberufegesetz. (2020). Rahmenpläne der Fachkommission nach § 53 PflBG. o. O.

Groen, G., Weidtmann, K., Vaudt, S., & Ansen, H. (2024). Selbstfürsorge in psychosozialen Berufen. 1. Auflage. Stuttgart, Deutschland: Utb GmbH (utb-studi-e-book, 6221). https://elibrary.utb.de/doi/book/10.36198/9783838562216.

Heringshausen, G. & Brauchle, G. (2010). Gesundheit im Rettungsdienst: Ergebnisse einer Querschnittuntersuchung im deutschen Rettungsdienst. *Rettungsdienst, 33*(4), 324–331.

Juchmann, U. (2022). *Selbstfürsorge in helfenden Berufen. Wie Achtsamkeit im Arbeitsalltag gelingt* (1. Aufl.). Verlag W. Kohlhammer. https://eref.thieme.de/ebooks/cs_21053625.

Kaluza, G. (2023). *Gelassen und sicher im Stress : das Stresskompetenz-Buch: Stress erkennen, verstehen, bewältigen/Gert Kaluza* (8., aktual. u. erg. Aufl.). Springer.

Karutz, H., Overhagen, M., & Stum, J. (2013). Psychische Belastungen im Wachalltag von Rettungsdienstmitarbeitern und Feuerwehrleuten. *Prävention und Gesundheitsförderung, 8*(3), 204–211. https://doi.org/10.1007/s11553-012-0373-y.

Kindl-Beilfuß, C. (2022). *Fragen können wie Küsse schmecken. Systemische Fragetechniken für Anfänger und Fortgeschrittene.* Carl-Auer Verlag GmbH.
Lippmann, E. D. (2013). *Intervision.* Springer Berlin Heidelberg.
Loebbert, M. (2016). *Wie Supervision gelingt.* Springer Fachmedien Wiesbaden.
Prior, M. (2013). *Beratung und Therapie optimal vorbereiten. Informationen und Interventionen vor dem ersten Gespräch* (6., unveränd. Aufl.). Carl-Auer-Systeme-Verl.
Schlippe, A. von, & Schweitzer, J. (2019). *Systemische Interventionen* (4. Aufl.). Deutschland: utb GmbH (utb-studi-e-book, 3313). https://elibrary.utb.de/doi/book/10.36198/9783838552309.
Schug, S. (2022). *Therapie-Tools Achtsamkeit. Mit E-Book inside und Arbeitsmaterial. 2. Originalausgabe.* Julius Beltz GmbH & Co. KG (Beltz Therapie-Tools). http://nbn-resolving.org/urn:nbn:de:bsz:31-epflicht-2026778.
Siller, G. (2022). *Supervision. Eine grundlegende Einführung* (1. Aufl.). Kohlhammer Verlag. http://nbn-resolving.org/urn:nbn:de:bsz:24-epflicht-2013799.
Steil, M. (2018). Kollegiale psychosoziale Unterstützung: Was wir füreinander tun können. *Rettungsdienst, 41*(2), 34–36.
Systemische Gesellschaft. (Hrsg.) (o. J.). Der systemische Ansatz und seine Praxisfelder. Eine Informationsbroschüre der Systemischen Gesellschaft. https://systemische-gesellschaft.de/wp-content/uploads/2021/10/SG_Systemischer-Ansatz-und-seine-Praxisfelder.pdf. Zugegriffen: 26. Jan. 2025.
Weigand, W. (2019). Der kritische Beitrag der Supervision zur Förderung betrieblicher Gesundheit. In E.-C. Reinfelder, R. Jahn, & S. Gingelmaier (Hrsg.), *Supervision und psychische Gesundheit* (S. 81–91). Springer Fachmedien Wiesbaden.
Winterstein, I. (2024). *Supervision von Einsatzkräften im Rettungsdienst.* Stumpf + Kossendey.

Literaturempfehlung

Kindl-Beilfuß, C. (2022). *Fragen können wie Küsse schmecken. Systemische Fragetechniken für Anfänger und Fortgeschrittene.* Carl-Auer.
Schlippe, A. von, & Schweitzer, J. (2019). *Systemische Interventionen* (4. Aufl.). utb.
Schug, S. (2022). *Therapie-Tools Achtsamkeit. Mit E-Book inside und Arbeitsmaterial. 2. Originalausgabe.* Julius Beltz. (Beltz Therapie-Tools).

Systemische Teamsupervision im Handlungsfeld Pflege

5

Natalie-Reyes Castellanos-Herr, Ivo Winterstein und Gordon Heringshausen

> **Zusammenfassung**
>
> Neben den vielfältigen körperlichen Belastungen, die das Berufsbild der Pflege mit sich bringt, sind Pflegende regelmäßig umfangreichen psychischen Belastungen ausgesetzt. Die regelmäßige Zusammenarbeit im Pflegeteam und die damit verbundenen kollegialen Beziehungen können Konflikte, Unzufriedenheit sowie Über- oder Unterforderung bei Pflegenden begünstigen. Vor diesem Hintergrund stellt die systemische Teamsupervision ein zentrales Instrument zur Prävention bzw. Lösung dar: Sie trägt durch kontinuierliche Reflexionsprozesse zur Bearbeitung teambezogener Anliegen bei, eröffnet neue Perspektiven, fördert lösungsorientiertes Denken und erweitert die Handlungskompetenz der einzelnen Teammitglieder. Dadurch kann sie nicht nur Konflikte verringern, sondern auch die Mitarbeiterzufriedenheit steigern, die Zusammenarbeit fördern sowie Kommunikation und Abläufe im Team nachhaltig verbessern. Systemische Teamsupervision ist damit ein wirksames Mittel zur Gesunderhaltung von Pflegekräften und zugleich ein unerlässlicher Baustein für Qualitätssicherung und Weiterentwicklung in den Arbeitsfeldern der professionellen Pflege. Ihre feste Verankerung als Qualitätsstandard sollte daher konsequent verfolgt werden.

5.1 Relevanz systemischer Teamsupervision im Handlungsfeld Pflege

„Pflege ist Teamarbeit." Dieser Satz wird in der professionellen Pflegepraxis häufig als selbstverständlich vorausgesetzt und doch ist er mehr als nur ein normatives Ideal. Teamarbeit beschreibt ein zentrales Fundament beruflichen Handelns innerhalb komplexer pflegerischer Versorgungsstrukturen. In der Realität des pfle-

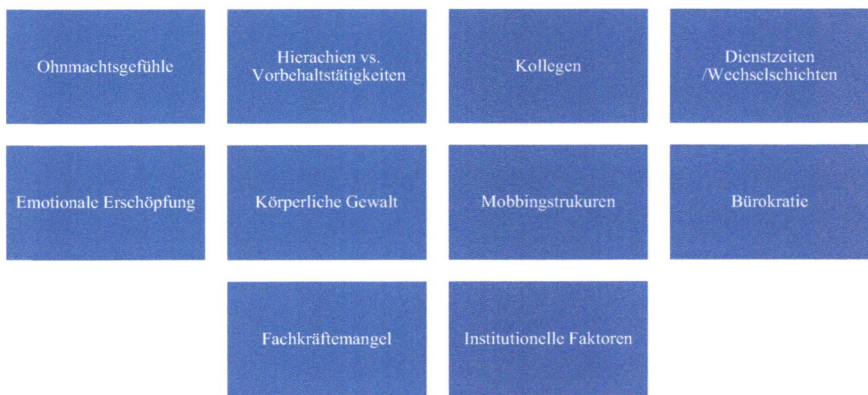

Abb. 5.1 Belastungsfaktoren von Pflegenden in allen Pflegesettings. (Eigene Erstellung in Anlehnung an Doppelfeld, 2013)

gerischen Arbeitsalltags entstehen immer wieder Situationen hoher physischer, psychischer und emotionaler Belastung, die sich zwar im kollektiven Handlungskontext ereignen, jedoch individuelle Beanspruchungsprofile bei den jeweiligen Teammitgliedern erzeugen können (vgl. Kap. 3). Die daraus resultierenden Beanspruchungsfolgen sind vielschichtig und können unter anderem zur Distanzierung vom Berufsfeld, zu emotionaler Erschöpfung oder gar zur vollständigen beruflichen Exit-Entscheidung führen. Die anhaltend hohe Fluktuation im Bereich professioneller Pflege lässt sich in wesentlichen Teilen auf diese strukturell bedingten Belastungsdimensionen zurückführen (Doppelfeld, 2013). Vor diesem Hintergrund wird die Reduktion von Belastungsfaktoren im Pflegealltag nicht nur zu einem Beitrag zur unmittelbaren Arbeitsentlastung, sondern zu einer strategisch relevanten Gesundheits- und Entwicklungschance für Pflegende (vgl. Abb. 5.1). Angesichts der stetig wachsenden Anforderungen an Pflegekräfte, u. a. durch demografischen Wandel, Zunahme von komplexen Pflegebedarfen sowie die anhaltende Problematik des Fachkräftemangels, rückt die Notwendigkeit eines stärkeren systemischen Fokus auf das Wohlbefinden am Arbeitsplatz zunehmend in den Vordergrund.

Ein solches berufliches Wohlbefinden lässt sich nicht allein durch individuelle Resilienzstrategien aufrechterhalten, sondern entsteht wesentlich durch einen strukturell ermöglichten und gelebten Teamzusammenhalt. Dieses Erleben von Zugehörigkeit, Sicherheit, gegenseitigem Vertrauen, kollegialer Unterstützung und wertschätzender Kommunikation bildet die Grundlage für ein gesundheitsförderndes Arbeitsklima und wird damit zu einer entscheidenden Ressource in der Personalbindung und Kompetenzentwicklung in der Pflege (Prein, 2023).

Ein wirksames Instrument zur strukturierten Aufarbeitung alltäglicher pflegerischer Belastungsdynamiken stellt in diesem Kontext die systemische Teamsupervision dar. Sie ermöglicht durch wertschätzende, reflexive und lösungsorientierte

Prozesse eine Stärkung der Selbstregulationsfähigkeiten innerhalb des Teams, eröffnet neue Perspektiven auf kollektive Beziehungsmuster und kann so wesentlich zur Gesunderhaltung, Leistungsfähigkeit und Entwicklung professioneller Teamarbeit in der Pflege beitragen.

Die systemische Teamsupervision stellt ein wertvolles Instrument dar, um Pflegenden einen strukturierten Raum zur Reflexion individueller Anliegen, kollektiver Dynamiken und institutioneller Spannungsfelder zu eröffnen. Dabei geht es nicht allein um das Bearbeiten konkreter berufsbedingter Herausforderungen, sondern um die Entwicklung neuer Haltungen, kooperativer Arbeitskulturen und effizienterer Abläufe, die sowohl die Qualität der Zusammenarbeit als auch die Wirksamkeit pflegerischen Handelns nachhaltig fördern (Loebbert, 2016; Lüschen-Heimer & Michalak, 2022; Ebbecke-Nohlen, 2022).

Charakteristisch für die systemische Ausrichtung ist, wie bei den anderen systemischen Supervisionsarten auch (vgl. Kap. 3), die zugrunde liegende Haltung des systemischen Denkens und Handelns (Ebbecke-Nohlen, 2022). Diese Herangehensweise ermöglicht es, unterschiedliche Sichtweisen und Bedeutungsmuster innerhalb des Pflegeteams sichtbar zu machen sowie Beziehungsdynamiken und Wechselwirkungen zwischen Teammitgliedern, institutionellen Strukturen und professionellen Rollenerwartungen differenziert zu analysieren (Belardi, 2018; Loebbert, 2016). Dadurch wird ein Reflexionsraum geschaffen, der nicht nur auf die reine Problemklärung abzielt, sondern zugleich Entwicklungspotenziale aktiviert, die sowohl individuelle Rollenklarheit als auch kollektive Handlungssicherheit der Pflegenden stärken.

5.2 Theoretische Rahmung

Systemische Teamsupervision bezeichnet die strukturierte Reflexion beruflicher Interaktionen sowie institutioneller Rahmenbedingungen innerhalb eines bestehenden Teams. Im Fokus steht dabei die gemeinsame Auseinandersetzung mit Kommunikationsmustern, Arbeitsprozessen und deren wechselseitigen Verflechtungen. Diese Form der Supervision wird durch einen externen, nicht in die Organisation eingebundenen Supervisor begleitet, der das Team, z. B. ein Stationsteam oder ein Arbeitsteam, durch einen zielgerichteten Reflexionsprozess führt (Ebbecke-Nohlen, 2022). Das Team agiert hier als funktionale Einheit, deren Mitglieder kooperativ zusammenarbeiten, um ein gemeinsames Ziel zu erreichen (Lüschen-Heimer & Michalak, 2022). Im Kontext der Pflege zeigt sich Teamarbeit sowohl in den vielfältigen spezifischen pflegerischen Arbeitssituation als auch im Rahmen kollegialer Zusammenarbeit im alltäglichen Stationsalltag. Teamarbeit ist in der Pflege kein optionales Element, sondern integraler Bestandteil pflegerischer Praxis. Die Funktionen der systemischen Teamsupervision in der Pflege sind entsprechend vielschichtig und reichen von der Stärkung der professionellen Zusammenarbeit über die Klärung struktureller Konflikte bis hin zur Förderung individueller Handlungsfähigkeit. Dabei orientieren sie sich in der Regel an den

Tab. 5.1 Mögliche Funktionen von systemischer Teamsupervision in der Pflege. (Eigene Erstellung in Anlehnung an Ebbecke-Nohlen, 2022)

Selbstreflexion im beruflichen Kontext einen Rahmen geben
Kognitive und emotionale Faktoren des beruflichen Handelns transparent machen
Handlungskompetenz erweitern
Lernprozesse anstoßen und fördern
Veränderungsprozesse begleiten
Mitarbeiter (Pflegekräfte) motivieren
Gesundheit und Arbeitsfähigkeit der Mitarbeiter erhalten und fördern
Arbeitsklima verbessern
Arbeitsergebnisse optimieren
Qualität sicherstellen

Zielvorstellungen der auftraggebenden Organisation (Ebbecke-Nohlen, 2022; s. Tab. 5.1).

Ein konstruktives Arbeitsklima in pflegerischen Arbeitsfeldern bildet im Idealfall die Grundlage für gelingende Teamarbeit und individuelle Motivation der einzelnen Mitarbeiter. Wesentliche Voraussetzungen dafür sind ein klar definierter Arbeitsauftrag, transparente Kommunikationsstrukturen, eine sinnvolle Aufgaben- und Rollenverteilung sowie die konsequente Nutzung vorhandener Ressourcen und Kompetenzen. Werden diese Elemente mit gezielter Aufgabenkontrolle und organisationaler Einbindung kombiniert, entsteht ein kollektives Leistungspotenzial, das die individuelle Leistungsfähigkeit Einzelner übersteigt (Lüschen-Heimer & Michalak, 2022).

In der systemischen Perspektive wird ein Team als autonomes, selbstorganisiertes soziales System verstanden, das seine eigene Wirklichkeit durch spezifische Kommunikations- und Beziehungsmuster konstruiert. Die Umwelt des Teams umfasst dabei nicht nur Patienten, andere Teams und Leitungsebenen, sondern auch die Organisation als Ganzes, angebundene Institutionen und die psychischen Systeme aller Beteiligten (vgl. Kap. 1). Durch Elemente wie Wertschätzung, Anerkennung, Sicherheit, Zugehörigkeit und die gezielte Förderung individueller Potenziale wird das Teamgefüge zusätzlich geprägt. Systemische Teamsupervision schafft einen Reflexionsraum, in dem diese vielfältigen Perspektiven explizit betrachtet und gemeinsam konstruiert bzw. dekonstruiert werden können. Dadurch eröffnen sich neue Sichtweisen und erweiterte Handlungsoptionen für das gesamte Team (Lüschen-Heimer & Michalak, 2022; Zwack & Zwack, 2023). Sie fungiert darüber hinaus als Impulsgeber für Prozesse der Teamentwicklung: Jede Intervention kann einen Veränderungsprozess initiieren, mit dem Ziel, kooperative Zusammenarbeit zu stärken, vorhandene Ressourcen zu aktivieren und positive Dynamiken zu fördern – was letztlich zur qualitativen Verbesserung der Teamleistung beiträgt (Lüschen-Heimer & Michalak, 2022).

5.3 Methodenskizze

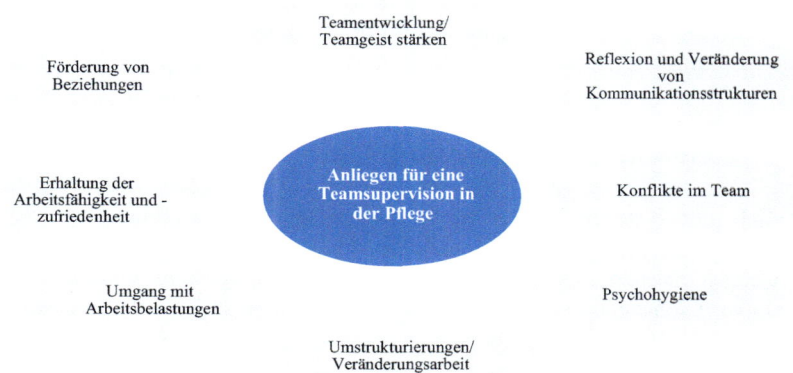

Abb. 5.2 Mögliche Anliegen für eine Teamsupervision in der Pflege. (Eigene Erstellung in Anlehnung an Lüschen-Heimer & Michalak, 2022)

▶ **Praxistipp:** Etablieren Sie regelmäßige „Reflexionsinseln" im pflegerischen Teamalltag, z. B. einmal monatlich eine einstündige, moderierte Teamsitzung mit externer Supervision, in der gezielt Kommunikationsmuster, Rollenverständnisse und belastende Situationen aus dem pflegerischen Arbeitsalltag besprochen werden. So entsteht ein sicherer Raum für Selbstreflexion, kollegialen Austausch und Teamentwicklung, der nicht nur die Zusammenarbeit verbessert, sondern auch individuelle Belastungen reduziert und die Arbeitsfähigkeit langfristig stärkt.

Die Vielfalt möglicher Anliegen innerhalb einer Teamsupervision in der Pflege (vgl. Abb. 5.2) unterstreicht ihren systemischen Nutzen. Besonders relevant wird sie auch in Kontexten organisationaler Veränderung, Umstrukturierung oder Konzeptentwicklung: Indem sie sowohl die Mitarbeiter als auch die strukturellen Bedingungen von Anfang an integriert, fördert sie Partization, Identifikation und Akzeptanz im Veränderungsprozess (Ebbecke-Nohlen, 2022).

5.3 Methodenskizze

Die Durchführung einer systemischen Teamsupervision ist für den Supervisor anspruchsvoll und bereichernd zugleich. Die Förderung eines gelingenden Miteinanders der Pflegekräfte, die Anregung zur Reflexion der Belastungen im pflegerischen Arbeitsalltag, aber auch die Begleitung bei der Veränderung von Prozessen für eine nachhaltigere Bewältigung von Aufgaben lassen die Vielschichtigkeit der systemischen Teamsupervision für den Supervisor erkennbar werden. Auch vor dem Hintergrund, dass Ideen, Perspektiven und Entscheidungen, welche in der

Teamsupervision entwickelt wurden, nicht „wie von Zauberhand" in den Berufsalltag übertragen werden, ist eine ausführliche Vorbereitung auf die Teamsupervision unabdingbar (Zwack & Zwack, 2023).

5.3.1 Ziele von Teamsupervision

Die Ziele der systemischen Teamsupervision spiegeln sich einerseits im übergeordneten Ziel der Supervision, nämlich der Kompetenzerweiterung auf unterschiedlichen Ebenen (vgl. Kap. 1), sowie in den spezifischen Zielen für eine Teamsupervision andererseits wider (Ebbecke-Nohlen, 2022; Lüschen-Heimer & Michalak, 2022):

- Reflexion des Rollenverhaltens sowie der persönlichen und berufsbezogenen Anliegen und des Kontextes der Arbeit
- Persönliches Kompetenzprofil erweitern
- Kommunikative Kompetenzen verbessern
- Eigene Wertehaltungen und -konflikte bedenken
- Die Rahmenbedingungen der Institution/Organisation verstehen
- Zusammenhänge und Wechselwirkungen zwischen Person, Rolle und Organisation ergründen
- Ressourcen aktivieren
- Handlungsspielräume auf beruflicher und persönlicher Ebene erweitern
- Neue Perspektiven auf den beruflichen Kontext entdecken

5.3.2 Methoden und Techniken

In der systemischen Teamsupervision lassen sich zahlreiche Methoden und Techniken anwenden, die auch in der Einzel- oder Leitungssupervision etabliert sind (vgl. Kap. 4 und 7). Viele systemische Frageformate und Interventionsstrategien sind dabei flexibel übertragbar und können sinnvoll an das Teamsetting angepasst werden. Für eine wirksame Supervisionsgestaltung empfiehlt es sich, ein handhabbares Repertoire an Methoden bereitzuhalten, das sich insbesondere für Gruppengrößen zwischen acht und etwa zwanzig Teilnehmenden eignet (Zwack & Zwack, 2023). Im Vordergrund steht dabei nicht die Methodenvielfalt an sich, sondern deren stimmige und kontextbezogene Anwendung. Entscheidend ist, dass die gewählten Verfahren sowohl vom Supervisor sicher beherrscht als auch vom Team als sinnvoll und aktivierend erlebt werden. Methoden dürfen durchaus auch Freude bereiten (Winterstein, 2024). Besonders hervorzuheben ist der Stellenwert gezielt eingesetzter systemischer Fragen und Hypothesen, die oftmals eine tiefgreifendere Wirkung entfalten als methodische Interventionen, die lediglich der Form halber angewendet werden (Schlippe & Schweitzer, 2019; Kindl-Beilfuß, 2022). Die Qualität der Fragen entscheidet somit maßgeblich über die Tiefe und Wirksamkeit des Reflexionsprozesses.

Tab. 5.2 Fragenbeispiele für die systemische Analyse und Anliegenklärung in der Teamsupervision. (Eigene Erstellung nach Lüschen-Heimer & Michalak, 2022)

Fragen für die systemische Analyse	Fragen im Rahmen der Anliegenklärung
• Welche Aufgabe, Funktion und Tätigkeit hat das Team in der Institution? • Welche Berufsgruppen gehören zum Team? • Welche Aufgaben haben die einzelnen Mitarbeiter? • Wie ist das Team in die Gesamtsituation eingebunden? • Welche Leitungsstrukturen existieren im Team? • Gibt es ein Leitbild? • Sind Stellenbeschreibungen vorhanden? • Würden Sie sich als Team oder als Arbeitsgruppe bezeichnen? • Was macht Sie als Team aus? • Welche Stärken hat das Team? • Welche Rituale gibt es? • Wer wird an der Supervision teilnehmen? • Wie soll das Setting der Supervision sein? • Wie werden die Ergebnisse der Supervision an Nichtwissende vermittelt? • Welche Meinung haben übergeordnete Strukturen zur Supervision? • Nach der Erfüllung welcher Kriterien soll der Supervisionsprozess beendet werden?	• Welche Erwartungen gibt es an die Supervision? • Welche Supervisionserfahrung gibt es bereits? • Welche positiven Erfahrungen sollen auf jeden Fall weitergeführt werden? • Was darf auf keinen Fall in der Supervision passieren? • Gibt es Themen, über die nicht gesprochen werden soll? • Welche Methoden werden bevorzugt? • Dürfen auch unbekannte Methoden eingesetzt werden? • Wie würden Patienten am ehesten von der Supervision profitieren?

Eine fundierte systemische Analyse und Auftragsklärung bildet die Grundlage für einen wirksamen Supervisionsprozess. Sie definiert die inhaltliche Zielrichtung der Sitzung(en) und schafft einen gemeinsamen Bezugsrahmen für alle Beteiligten. Daher ist die Kenntnis geeigneter systemischer Fragen in dieser Phase unerlässlich (vgl. Tab. 5.2).

Gerade zu Beginn eines Supervisionsprozesses erleben sich Supervisanden – etwa Pflegekräfte im Krankenhaus – mitunter als wenig handlungsfähig und wirksam (Zwack & Zwack, 2023). Häufig verharren sie in einer sogenannten Problemtrance, die von Passivität und gefühlter Hilflosigkeit geprägt ist (Winterstein, 2024). In solchen Situationen kann es hilfreich sein, gezielt methodische Impulse zu setzen, die neue Perspektiven ermöglichen. Die folgende Methode lädt dazu ein, genau hier anzusetzen.

Methode: Von Problem-Muffeln zu Lösungsgestaltern
Die Methode „Von Problem-Muffeln zu Lösungsgestaltern" ermöglicht, dass ausgehend von der Problembeschreibung eine aktive Lösungssuche bei den Supervisanden angeregt wird und schlussendlich eine nachhaltige Lösungsgestaltung erfolgen kann. Hierbei kommt eine Vorgehensweise in vier Schritten zum Einsatz, welche systematisch durchgegangen werden und aufeinander aufbauen (Zwack & Zwack, 2023, S. 70):

Schritt 1:
Es gilt zunächst das Problem zu verstehen und zu erkunden. Hierbei sollte der Fokus auf das beobachtbare Verhalten gerichtet werden.

- *Woran machen Sie **explizit** fest, dass es aktuell nicht zufriedenstellend ist?*
- *Was wurde bereits versucht, um dieses Problem zu lösen? Wie können Sie sich die (Nicht-) Wirksamkeit erklären?*
- *Gab es Momente/Zeiten/Situationen, in denen das Problem weniger ausgeprägt oder gar nicht da war? Was war dabei anders, weshalb dies möglich war?*

Schritt 2:
Nachdem das Problem umfassend verstanden und analysiert wurde, kann in den „Lösungsraum" eingetaucht werden. Hierfür wird die Wunderfrage als lösungsorientierte Variante zur Anwendung gebracht. Durch diese Imaginationsprozesse wird es möglich, dass selbst kleinste Lösungsoptionen hervorgebracht werden, welche zur Besserung der Situation oder sogar zur Lösung des Problems beitragen.

- *Stellen Sie sich vor, über Nacht würde ein Wunder passieren und dieses Wunder würde sich Ihnen ereignen. Woran würden Sie erkennen/merken, dass ein Wunder geschah? Was würden Sie anders machen? Woran würde eine außenstehende Person dieses Wunder erkennen?*

Schritt 3:
An dieser Stelle wird die Eigenverantwortung des Supervisandensystems adressiert. Die Verschlimmerungsfrage dient hierzu als Grundlage.

- *Was könnten wir tun, um in alte Muster zu verfallen?*
- *Wie bringen wir uns garantiert wieder auf vertraute Inseln?*
- *Was müssten wir tun, damit wir bis zum nächsten Supervisionstreffen mit Garantie keine Veränderung erleben/dass sich garantiert nichts ändert?*

Schritt 4:
Nachdem die Schritte der Quadranten eins bis drei durchlaufen wurden, existiert in der Regel ein solides Fundament, um darauf gemeinsam aufzubauen. An dieser Stelle gilt es zu überlegen, wie die Erkenntnisse in erste Handlungsschritte oder Versuche überführt werden können.

- *Welche Ideen und Gedanken gibt es, die Erkenntnisse zur Behebung/Lösung des Problems zu nutzen?*
- *Was würde ein Freund/eine Freundin sagen, wie diese Erkenntnisse genutzt werden können?*

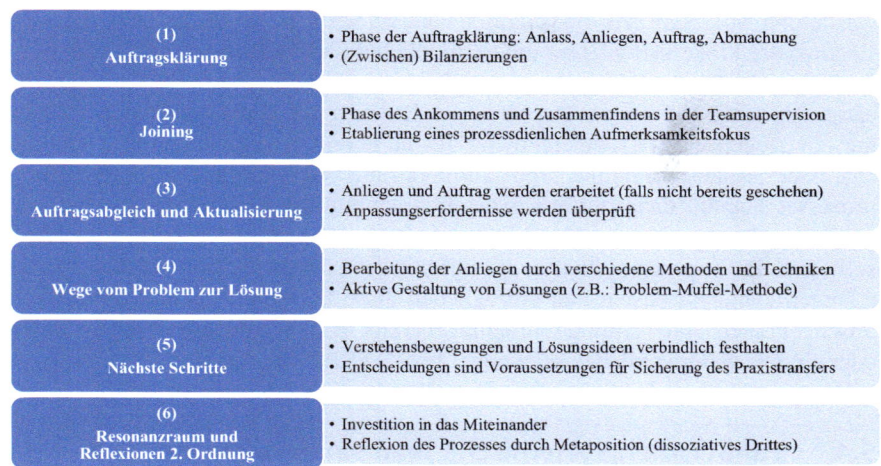

Abb. 5.3 Ablauf einer systemischen Teamsupervision. (Eigene Erstellung in Anlehnung an Zwack & Zwack, 2023)

▶ **Praxistipp:** Wenden Sie im Rahmen von Teambesprechungen oder Supervisionen gezielt die Methode „Von Problem-Muffeln zu Lösungsgestaltern" an, z. B. bei wiederkehrenden Konflikten oder Belastungsthemen auf der Pflegestation. Nutzen Sie dazu die vier Schritte (Problem verstehen, Lösung imaginieren, Eigenverantwortung reflektieren, erste Handlungsschritte planen), um strukturiert vom Problemdenken in eine lösungsorientierte Haltung zu kommen. Die „Wunderfrage" kann helfen, eingefahrene Denkmuster zu durchbrechen und neue Perspektiven zu eröffnen.

5.3.3 Struktur und Ablauf

Um den Nutzen der systemischen Teamsupervision für die Supervisanden zu maximieren, empfiehlt sich ein strukturiertes, idealtypisches Vorgehen im Prozessdesign (Zwack & Zwack, 2023). In der Praxis haben sich über die Zeit verschiedene Ablaufstrukturen etabliert, die – bei aller Unterschiedlichkeit im Detail – eine hohe Ähnlichkeit in ihrer Grundlogik aufweisen (vgl. Kap. 4; Groen et al., 2024). Zur Verdeutlichung dieser strukturellen Gemeinsamkeiten und gleichzeitig zur Darstellung der methodischen Vielfalt wird im Folgenden ein Ablaufmodell der systemischen Teamsupervision nach Zwack und Zwack (2023) vorgestellt (vgl. Abb. 5.3). Es zeigt exemplarisch, wie sich systemische Supervisionsprozesse auf unterschiedlichen Wegen sinnvoll strukturieren lassen, ohne den offenen, prozessorientierten Charakter systemischer Arbeit zu verlieren. Aus einer metaperspektivischen Sicht eröffnet dieses Modell einen schematischen Zugang zur

Gestaltung von Supervisionsverläufen und ermöglicht damit ein vertieftes Verständnis der Prozessarchitektur unterschiedlicher Supervisionsformate.

Einen besonderen Stellenwert in der Teamsupervision nimmt das Supervisionserstgespräch (Tab. 5.3) ein. Dieses ist im Rahmen der Teamsupervision mehr als nur ein „gegenseitiges Kennenlernen". Es hat bereits einen eigenen Interventionscharakter. Eine sorgfältige und aufmerksame Gestaltung des Supervisionsprozesses beginnt daher mit einer detaillierten Auftragsklärung im Supervisionserstgespräch, die sich durch einen vielseitigen Perspektivwechsel auszeichnen sollte, da der Supervisor hierdurch ein breit gefächertes Gesamtbild des Systems erlangen kann. Im besten Fall ermöglichen diese Perspektivwechsel durch systemische Fragen und Hypothesenbildung bereits erste potenzielle Lösungsansätze oder eine Erweiterung der Ressourcen.

5.4 Fallbeispiel „Systemische Teamsupervision im Handlungsfeld Pflege"

Das nachfolgende Fallbeispiel aus dem Berufsalltag der Pflege dient dazu, die Methode der systemischen Teamsupervision in ihrer praktischen Umsetzung nachvollziehbar zu machen. Der gezielte Transfer theoretischer Inhalte auf eine konkrete Arbeitssituation unterstützt die Anwendbarkeit im beruflichen Kontext. Dabei werden exemplarisch mögliche Interventionsstrategien des Supervisors aufgezeigt und die Vielschichtigkeit systemischer Perspektiven sichtbar gemacht, durch die eine ressourcen- und lösungsorientierte Bearbeitung komplexer Teamdynamiken gelingen kann. Das folgende Fallbeispiel lädt zur selbstkritischen Reflexion ein und eröffnet die Möglichkeit, den dargestellten Supervisionsprozess aus verschiedenen Blickwinkeln zu hinterfragen. Ziel ist der individuelle Erkenntnisgewinn für die Weiterentwicklung der eigenen professionellen Praxis in der Pflege.

5.4.1 Fallbeschreibung

Fallbeispiel: Unzufriedenheit und Konflikte im Team
Perspektive: Team der onkologischen Station

Innerhalb des Teams einer onkologischen Station kriselt es bereits seit mehreren Monaten, eine Pflegefachfrau und die stellvertretende Stationsleiterin haben vermutlich deshalb gekündigt und das Team verlassen. Aufgrund einer schlechten Bewerberlage konnten die beiden Stellen bislang nicht nachbesetzt werden. Insgesamt entwickelt sich zunehmend eine starke Unzufriedenheit innerhalb des Teams und Konflikte prägen zunehmend das Arbeitsklima.

Während einer Teambesprechung, zu welcher der Stationsleiter Michael W. und die Pflegedienstleiterin Manuela M. anwesend sind, berichtet Krankenschwester Sigrun D. von der aktuell sehr angespannten Situation innerhalb des Teams. Sigrun D. beschreibt, dass die Unzufriedenheit im Team noch nie so hoch und die

Tab. 5.3 Perspektiven und Fragestellungen im Teamsupervisionserstgespräch. (Eigene Erstellung in Anlehnung an Ebbecke-Nohlen, 2022)

Perspektiven im Erstgespräch	Beispiele geeigneter Fragestellungen
Empfehlungskontext	• Wer hatte die Idee zur Supervision? • Wer hat das Supervisionsgespräch veranlasst, wer den Termin vereinbart? • …
Erwartungen und Befürchtungen des supervidierten Teams	• Was sollen wir aus Ihrer Sicht heute besprechen? • Welche Erwartungen bzw. Befürchtungen in Bezug auf Supervision bringen Sie mit ins Gespräch? • Wer ist die oder der Skeptischste? • Was müssten wir in der Supervision machen, dass Sie hinterher sagen: Das hat mich einen Schritt weitergebracht? • …
Umgang mit früheren Supervisionserfahrungen	• Wo und wie wollen Sie an frühere positive Supervisionserfahrungen anknüpfen? • Was hätten Sie gerne anders im Vergleich zu früheren Supervisionssitzungen? • …
Person des Supervisors und Methode	• Wie sind Sie auf mich als Supervisor gekommen? • Was müsste ich heute mit Ihnen machen, damit ich einen Flop lande und Sie mich nicht mehr für eine Supervision arrangieren? • …
Konkretisierung der Ziele	• Angenommen, Sie würden einen Zeitsprung nach vorn machen und gingen voller guter Ideen aus dieser Supervision, was würden Sie danach gern anders machen? • Angenommen, wir hätten erfolgreich an Ihren Zielen gearbeitet, und Sie hätten an Lösungsmöglichkeiten das erreicht, was Sie wollten, was würden Sie konkret wann und wem gegenüber anders machen? • …
Ressourcen supervidierter Teams	• Wo liegen die spezifischen Ressourcen Ihres Teams? • Welches sind Ihre besonderen Stärken im Team? • Was läuft bereits gut? Was möchten Sie gern unverändert lassen? • …
Spielregeln innerhalb des Teams	• Wie würden Sie ihr Team beschreiben? • Welche Spielregeln gelten in Ihrem beruflichen Alltag? • Was dürfen Sie in Ihrem Team auf keinen Fall tun? • …

(Fortsetzung)

Tab. 5.3 (Fortsetzung)

Perspektiven im Erstgespräch	Beispiele geeigneter Fragestellungen
Struktur und Funktion supervidierter Teams	• Wie ist Ihr Team nach Dienstalter, nach Berufsgruppen und nach vertraglicher Stundenzahl zusammengesetzt? • Wer entscheidet was? Welche Entscheidungsrituale gibt es? • Wer ist wem gegenüber verantwortlich? • …
Rahmenbedingungen	• Wer gehört noch zum Team, ist aber heute abwesend? • Wie können Sie es organisieren, dass auch die heute Abwesenden an der Supervision teilnehmen können? • Was würden sich Ihre zu Pflegenden wünschen, das hier in der Supervision besprochen werden sollte? • Was wäre für eine Auftragsklärung noch wichtig, was bisher nicht erwähnt wurde? • Wer bezahlt die Supervision und an wen geht die Rechnung? • …

Stimmung noch nie so schlecht war, wie zum aktuellen Zeitpunkt – was sie sehr traurig stimmt. Sie beobachtet, dass es keinen Teamgeist mehr gibt. Im Krankheitsfall hat keiner mehr die Bereitschaft, für kranke Kollegen einzuspringen oder bei dringenden Anliegen, einen Dienst zu tauschen. Sie arbeitet seit 21 Jahren auf der Station und kennt eine solche Teamdynamik aus der Vergangenheit nicht. Der Teamgeist war früher viel größer.Sina B., arbeitet als Pflegefachfrau seit zwei Jahren auf der onkologischen Station und fügt hinzu, dass sie sich auch mehr Teamgeist wünschen würde, aber seit Beginn ihrer Tätigkeit beobachtet, dass seitens der Leitung, innerhalb des Teams große Unterschiede gemacht werden würden. Dienste werden ungleich und unfair verteilt, Dienstplanwünsche werden immer den gleichen gewähr und den gleichen verwehrt. Bei solchen Strukturen kann Sina die fehlende Bereitschaft einiger Kolleginnen verstehen und sieht keine Chance, einen Teamgeist entstehen zu lassen.

Die Aussagen von Sina B. und Sigrun D. führen zu einer hitzigen Diskussion innerhalb des Teams, welche auch vom Stationsleiter Michael W. nur schwer eingefangen werden kann. Einige andere Kollegen fühlten sich in dieser Situation sichtlich unwohl und verlassen zeitweise den Schulungsraum. Ein weiteres Problem besteht darin, dass durch die beiden unbesetzten Stellen und fehlenden Bewerbungen durch die noch verbleibenden Kolleginnen häufig Überstunden und Zusatzschichten geleistet und zeitweise auch Betten gesperrt werden. Die Arbeitsbelastung verteilt sich dann meistens auf nur noch zwei Kollegen pro Schicht. Entsprechend sind alle Kolleginnen deutlich mehr belastet und zunehmend erschöpft. Der Ton innerhalb des Teams wird schnell schroff, alle fühlen sich wie im Hamsterrad und die Ursache für Fehler wird häufig bei anderen Kolleginnen gesucht. Der Kollege Leon wird laut und sagt zudem: „Wir geben hier alle unser Bestes, aber ein paar anerkennende Worte der gesamten Führungseben gibt es nicht. Ihr seht uns doch gar nicht mehr…" – viele weitere Kollegen klatschen und stimmen Leon zu. Die Pflegedienstleiterin Manuela M. versucht besänftigend und motivierend auf ihre Mitarbeiter einzuwirken. Nachdem die Dienstbesprechung beendet war, sucht sie das Gespräch mit dem Stationsleiter Michael W. Manuela M. schlägt vor, dass eine Teamsupervision zur Lösung der Probleme sinnvoll sein könnte und bittet Michael W., den Kontakt zu einem Supervisor mit Bezug zum Pflegesetting aufzunehmen. Michael W. findet diesen Gedanken prinzipiell gut, hat aber einige Befürchtungen und Vorbehalten.

5.4.2 Durchführung

Der Stationsleiter Michael W. kontaktiert Supervisor Gunther F., welcher ebenfalls auf viele Jahre Berufserfahrung in der Pflege zurückgreifen kann und über eine anerkannte Weiterbildung als „Systemischer Supervisor" verfügt, telefonisch. Der Supervisor ist seit mehreren Jahren in den Bereichen Organisations-, Teamund Prozessentwicklung im Gesundheitswesen unterwegs und hat bereits eine Vielzahl von Supervisionen durchgeführt. Er erfüllt somit die Kriterien einer umfassenden Feldkompetenz (vgl. Kap. 2). Der Supervisor erfragt in dem ca. 10-minütigen Telefonat das Anliegen von Michael W., um einen ersten Eindruck von der Situation und vom Anliegen zu erhalten. Aufgrund der scheinbaren Komplexität des Problems vereinbart der Supervisor einen persönlichen Kennenlerntermin zur Auftragsklärung. Gunther F. empfiehlt Michael W., dass an dem Auftragsklärungsgespräch auch die Pflegedienstleiterin Manuela M. und ein Vertreter des Teams teilnehmen sollten. Dieses Vorgehen dient dazu, dass der Supervisor bereits in der Auftragsklärung mit höchstmöglicher Neutralität und Allparteilichkeit auftritt (vgl. Kap. 1). Das Gespräch zur Auftragsklärung findet im Besprechungsraum der onkologischen Station statt und ist mit 60 min angesetzt. Der nachfolgende Leitfaden zur Auftragsklärung gibt einen Einblick in den Ablauf dieses Gespräches. Der kaskadenförmige Aufbau des Gespräches ermöglicht es dem Supervisor vom Team (vertreten durch Sigrun D.) über die Führungskraft (vertreten durch Michael W.), bis zur Geschäftsführung (vertreten durch Manuela M.) die jeweiligen Anliegen für die Teamsupervision zu erarbeiten und daraus ein realistisches Erwartungsbild abzuleiten (vgl. Zwack & Zwack, 2023). Schlussendlich gilt es, eine Entscheidung für das weitere Vorgehen und die Festsetzung der Ziele auszuhandeln.

→ Gesprächsleitfaden zur Auftragsklärung. (Eigene Erstellung in Anlehnung an Schlippe & Schweitzer, 2016)

1. Anlass Was führt Sie hierher?	• Weshalb haben Sie sich für eine Teamsupervision entschieden, was war/ist der Anlass? • Warum gerade jetzt? • …
2. Anliegen Was möchten Sie hier erreichen?	• Was soll am Ende des Prozesses der Teamsupervision erreicht sein? Was wäre ein gutes Ergebnis für Sie? • Was haben Sie bisher unternommen, um das Problem/die Konflikte zu lösen? Was war das Ergebnis? Gab es Ausnahmezeiten, zu welchen das Problem seltener, weniger stark oder gar nicht auftrat? • Was sind Ihre aktuellen Ideen? Was muss jetzt passieren, damit das für Sie besser wird? • …
3. Auftrag Was wollen Sie von mir?	• Was genau erhoffen Sie sich dabei von mir? • Womit würde ich Sie enttäuschen? • Gibt es bereits gute oder nicht so gute Vorerfahrungen mit Supervision? • Gibt es noch weitere Personen, welche ein Anliegen für die Supervision haben? • …
4. Abmachung/Kontrakt Was biete ich an?	• Das habe ich verstanden … (Zusammenfassung des Gesagten) • Wertschätzung aller Anliegen und Ideen • Das kann ich Ihnen anbieten … / Das kann ich nicht leisten … (Kooperationsbasis) • Gestaltung der Rahmenbedingungen (Sitzungsanzahl, Ort, Zeitumfang, Geld) • …
5. Bilanz Wo stehen wir? Wo fangen wir an?	• Wie war das heutige Gespräch für Sie? • Was wünschen Sie sich in Zukunft mehr, was weniger, was anders? • Gibt es etwas, dass wir aus unerfindlichen Gründen bisher nicht angesprochen haben, dies aber hätten tun sollen? • …

Im Ergebnis des Gespräches zur Auftragsklärung fasst der Supervisor Gunther F. Folgendes zusammen:

1. *Das Ziel der systemischen Teamsupervision auf der onkologischen Station liegt in der Reduktion der Unzufriedenheit im Team sowie die Wiederherstellung eines gemeinsamen Wir-Gefühls.*
2. *Die systemische Teamsupervision wird in einem hellen, freundlichen Seminarraum außerhalb der Station stattfinden. Es wird ein erster Zeitansatz von vier Stunden inklusive zwei Pausen gewählt. Währenddessen ist ein kleines Catering sichergestellt, um eine erste Wohlfühlatmosphäre zu gewährleisten. Vor-*

erfahrung mit Supervision besteht vielleicht bei einzelnen Mitarbeiter, jedoch nicht bei allen.
3. *Die Teamsupervision wird im Monatsdienstplan als Fortbildung eingeplant, um den Zugang der Mitarbeiter zum Supervisionsangebot niedrigschwellig zu gestalten. An der Supervision werden alle nicht im Dienst oder Urlaub befindlichen Mitarbeiter teilnehmen.*

Die systemische Teamsupervision auf der onkologischen Station ist als ein Supervisionserstgespräch zu verstehen, da das Team keinerlei Teamsupervision erfahren hat. Vor diesem Hintergrund führt der Supervisor Gunther F. die Supervision auf Grundlage des idealtypischen Ablaufes (vgl. Abschn. 5.3.3) durch. An dem ersten Supervisionstermin nehmen insgesamt 12 Pflegende teil, wobei der Stationsleiter Michael W. und die Pflegedienstleiterin Manuela M. im Nachgang über die Ergebnisse in Form eines Protokolls von Supervisor Gunther F. Kenntnis erhalten.

→ Leitfaden der systemischen Teamsupervision auf der onkologischen Station. (Eigene Erstellung)

1. Joining (30–45 min)	
Inhalt	**Methoden und Techniken**
• Begrüßung der Supervisanden durch den Supervisor, Vorstellung des Supervisors • Einführung in die Methode Supervision allgemein • Herstellen einer Atmosphäre von Aufmerksamkeit und Sicherheit zur zielgerichteten Problembearbeitung • „Ankommen" in der Supervision	• Positionierungsmethode: „Stellen Sie sich nach Dienstalter auf." • Skalierungsmethode mit Bodenankern: „Wie zufrieden sind Sie aktuell auf Ihrer Station von 0–10?" • Positiv spekulieren: „Was denke ich, welche hilfreichen Eigenschaften Du in unsere Zusammenarbeit einbringen kannst?"
2. Auftragsabgleich und Aktualisierung (20–30 min)	
Inhalt	**Methoden und Techniken**
• Vorstellung der erarbeiteten Agenda aus dem Auftragsklärungsgespräch vor dem Team • Erfragen von Anpassungserfordernissen: Stimmen die Anliegen mit den aktuellen Problemen überein? Passt das oder fehlt etwas Wichtiges? • Signalisierung, dass Supervisor und Team gemeinsam arbeiten und alle in einem Boot sind	• Systemische Fragen: – Was sollen wir aus Ihrer Sicht heute noch besprechen? – Was würden Sie sagen, darf heute hier nicht bearbeitet werden? – Was müssten wir heute hier machen, dass Sie hinterher sagen: Das hat mich einen Schritt weitergebracht? – Angenommen, Sie würden einen Zeitsprung nach vorn machen und gingen voller guter Ideen aus dieser Supervision, was würden Sie danach gern anders machen?

3. Wege vom Problem zur Lösung (45–60 min)

Inhalt	Methoden und Techniken
• Gewichtung der Probleme des Teams (Unzufriedenheit, Konflikte, fehlende Anerkennung und Wertschätzung durch die Leitungsebene) und Entscheidung, was davon tiefergehend bearbeitet wird • Erkundung der einzelnen Sachverhalte und Erarbeitung von Lösungsansätzen durch das Team • Festlegung durch das Team, welche erarbeiteten Lösungsansätze in die Berufspraxis überführt werden	• Methode: „Positionierung im Raum". Jedes Teammitglied ist aufgefordert, sich zu dem Anliegen zu stellen, welches ihm am wichtigsten für die heutige Teamsupervision ist. • Systemische Fragen – Wie würden Sie Ihr Team beschreiben? – Was dürfen Sie in Ihrem Team auf keinen Fall tun? • Methode: „Vom Problem-Muffel zu Lösungsgestaltern" • Zusammenfassung: Was können wir heute als verbindlich festhalten?

4. Nächste Schritte (30–45 min)

Inhalt	Methoden und Techniken
• Erarbeitung, wie die Lösungsansätze umgesetzt werden • Sicherstellung des Transfers in die Berufspraxis • Strategien, wie Kolleginnen und Kollegen Kenntnis über die Ergebnisse der heutigen Supervision erhalten • Sicherstellung, dass andere Kolleginnen und Kollegen bei einem nächsten Supervisionstermin teilnehmen können (Besonderheit Schichtdienst) • Commitment, was von der Sitzung an die Leitungsebene weitergegeben werden darf und was nicht	• Methode: Murmelgruppen mit der Frage: Wie könnte ein Pilotversuch zu den entwickelten Ideen aussehen? In Kleingruppen (3–4 Personen) werden Ideen zur Umsetzung diskutiert und gesammelt • Systemische Frage: – Wie können Sie es künftig organisieren, dass auch die heute Abwesenden regelmäßig an der Supervision teilnehmen können? – Welche Informationen der heutigen Sitzung benötigt Ihre Leitungsebene, um Sie bei der Umsetzung der Lösungsideen zu unterstützen? Was dürfen sie auf keinen Fall erfahren?

5. Resonanzraum und Reflexionen 2. Ordnung (15–20 min)

Inhalt	Methoden und Techniken
• Investition in das gemeinsame Miteinander • Reflexion des Supervisionsprozesses • Gemeinsame Verabschiedung	• Methode: „Das dissoziierte Dritte" – Jeder Teilnehmende stellt sich hinter seinen Stuhl, betrachten das Team von „außen". Beantwortung der Fragen: „Was hat mir an der Zusammenarbeit dieses Teams heute besonders gefallen? Wovon wünsche ich dem Team in Zukunft (noch) mehr, wozu möchte ich es gerne ermutigen?" • Skalierungsfrage: Auf einer Skala von 1–10: Wie nützlich war der heutige Austausch für mich?

Nachdem sich das anwesende Team sowie Supervisor Gunther F. voneinander verabschiedet haben, erstellt Gunther F. ein Protokoll über die erste Team-Supervisionssitzung, welches die Ergebnisse transparent darlegt (vgl. Abschn. 5.4.3). Das Team hat den Wunsch nach weiteren Supervisionsterminen geäußert. Gunther F. wird eine Empfehlung an die Geschäftsführung aussprechen, dass ein weiterer Termin sinnvoll ist. Hierdurch kann insbesondere sichergestellt werden, dass der Prozess der Reflexion und Weiterentwicklung kontinuierlich stattfinden kann. Darüber hinaus ist es Wunsch des Teams, dass bei einem zweiten Termin auch die Pflegedienstleitung und der Stationsleiter zeitweise in der Supervision anwesend ist, um eine gemeinsame und kooperative Basis herzustellen und Fragen auch direkt vom Team an die oberste Entscheidungsinstanz gerichtet werden können.

5.4.3 Ergebnisse

Um den Prozess der systemischen Teamsupervision nachvollziehbar gestalten zu können und einen Überblick über die bearbeiteten Anliegen und daraus resultierende Lösungsansätze zu konservieren, wird von Anfang an auf eine strukturierte Dokumentation des gesamten Prozesses Wert gelegt. Das Protokoll kann als Arbeitsgrundlage bei nachfolgenden Supervisionsterminen herangezogen werden, um die Entwicklungsschritte zu verdeutlichen und im späteren Verlauf auch eine sinnhafte Bilanzierung des Nutzens zu ermöglichen. Im vorliegenden Fallbeispiel zur systemischen Teamsupervision auf der onkologischen Station wird nachfolgend beispielhaft die Dokumentation der Ergebnisse dargestellt:

→ Dokumentation des Supervisionsprozesses. (Eigene Darstellung)

Aktuelle Situation und Auftrag	• Pflegedienstleitung sieht Notwendigkeit einer Teamsupervision • Onkologische Station, 20 Mitarbeitende, Drei-Schicht-System • Zunehmende Unzufriedenheit im Team, angespanntes Arbeitsklima durch verdeckte Konflikte • Zwei Mitarbeitende haben bereits gekündigt, daraus resultierend höhere Arbeitsbelastung für verbleibendes Team • Mitarbeitende geben fehlende Wertschätzung und Anerkennung an • Ziel ist die Verbesserung des Arbeitsklimas durch Steigerung der Zufriedenheit sowie Verbesserung des Wir-Gefühls und Konfliktbearbeitung
Joining	• 12 Mitarbeitende bei Teamsupervision anwesend, 6 Mitarbeitende im Dienst, 2 in Urlaub, Pflegedienstleiterin und Stationsleiter nicht anwesend • Aktuelle Zufriedenheit durch Skalierungsaufstellung (1–10 Punkte) erhoben: 7 Mitarbeitende bei 6 Punkten, 3 Mitarbeitende bei 5 Punkten, 2 Mitarbeitende bei 2 Punkten • Ressourcen innerhalb des Teams: 21 Jahre Berufserfahrung (Sigrun D.)

Auftragsabgleich und Aktualisierung	• Anwesende Teammitglieder wünschen sich mehr Wertschätzung und zeitgemäßere Dienstplanung • Unzureichende Kommunikation von Pflegedienstleiterin und Stationsleiter (Wunsch nach regelmäßigen Infoschreiben) • Unterschwellige Konflikte im Team werden sehr belastend (9/10 Punkten) wahrgenommen, teilweise nur noch wenig Lust, auf Arbeit zu kommen – Konflikte sollen reduziert werden, stärkeres Wir/Team-Gefühl wird gewünscht • Hohes Belastungsgefühl durch häufige Personalausfälle und offene Planstellen („Gefühl im Hamsterrad") • Wunsch nach Sportmöglichkeiten
Wege vom Problem zur Lösung und nächste Schritte	Kurzfristig: • Bildung einer Arbeitsgruppe zum Thema: Anpassungsmöglichkeiten der Dienstplangestaltung • Dienstübergaben enthalten künftig mindestens einen positiven Aspekt der letzten Schicht • Offene Kommunikation innerhalb des Teams über die Vorstellungen zu einer konstruktiven Zusammenarbeit, „miteinander anstatt übereinander reden" • Gespräch mit der Pflegedienstleiterin und dem Stationsleiter zu Umsetzungsmöglichkeiten in der Dienstplanung und Entlastungsmöglichkeiten im Dienstbetrieb (Einstellung zusätzliches Personal) Mittel- bis langfristig: • Implementierung eines den Mitarbeiterbedürfnissen angepassten Dienstplanmodells (Work-Life-Balance und Planungssicherheit) • Förderung eines gesunden Arbeitsklimas durch regelmäßige Teamgespräche und Wertschätzung (Bonus/Prämienprogramm) • Entwicklung eines gemeinsamen Leitbildes
Resonanzraum und Beobachtung 2. Ordnung	• Vorbehalte gegenüber Supervision wurden entkräftet • Erleben der Teamsupervision als „sehr angenehmes Format zum Austausch über arbeitsrelevante Probleme auf Augenhöhe" • Fortführung seitens des Teams gewünscht, Teamsupervision wurde als Möglichkeit zur Entlastung empfunden • Nützlichkeit des Austauschs (1–10 Punkte): 9 Mitarbeitende bei 8 Punkten, 2 Mitarbeitende bei 7 Punkten, 1 Mitarbeitender bei 5 Punkten

5.4.4 Evaluation

Die Evaluation der systemischen Teamsupervision erfolgt fortlaufend während des gesamten Supervisionsprozesses. Aufgrund der systemischen Denk- und Vorgehensweise ist der Prozess als solches von Beginn an selbstreflexiv ausgerichtet. So findet bereits im Gespräch mit den Supervisanden durch regelmäßiges Rückfragen sowie systemische Fragetechniken eine Evaluation aber auch bei dem Supervisor selbst statt, da dieser wiederum ebenfalls von einem Supervisor supervidiert wird. Im Vordergrund stehen hierbei die Wahrnehmungen des Geschehens während der Supervision. Eine Wertung des Supervisionsprozesses wird laut Ebbecke-Nohlen (2022) durch folgende Fragestellungen durch den Supervisor an die Supervisanden oder an sich selbst möglich:

- *Welche Fühl-, Denk- und Verhaltensmuster können im Supervisionsprozess beobachtet werden?*
- *Wie lautete der Gesamtauftrag und wie hängen die Aufträge der einzelnen Sitzungen mit dem Gesamtauftrag zusammen?*
- *Welche Supervisionsmethoden kamen mit welchen Auswirkungen zum Einsatz?*
- *Wie lautete die Zwischenbilanz?*
- *Was war bisher erfolgreich, was nicht, was fehlt noch?*
- *Was wäre für die Supervisanden ein Schritt in Richtung „Rückkehr zu alten Mustern"?*
- *Was müssten die Supervisanden tun bzw. nicht tun, um das gewünschte Ergebnis zu erreichen oder zu verfehlen?*

Weiterhin besteht die Möglichkeit, den Supervisionsprozess nach dem erfolgreichen Abschluss einer Anliegenbearbeitung zu evaluieren, wobei sich dazu nach Lüschen-Heimer und Michalak (2022) folgende Fragestellungen anbieten:

- *Was ist für Sie bei der Bearbeitung Ihres Anliegens bedeutsam geworden?*
- *Aus meiner Sicht haben wir das Thema XY in den Mittelpunkt gestellt. Wie hilfreich war das für Sie? Ist das für Sie in Ordnung?*

Grundsätzlich ist es sehr empfehlenswert, eine Evaluation und kurze Auswertung in jeden einzelnen Supervisionstermin einzubauen, um somit jede einzelne Sitzung eines Gesamtprozesses abzuschließen.

5.5 Erfahrungsbericht aus der Praxis

Einsatzmöglichkeiten von **Teamsupervision** in der Pflege:

Marie H. (28 Jahre alt, seit 8 Jahren tätig als Gesundheits- und Krankenpflegerin, Arbeitsfeld: Palliative Pflege, Palliative Care Weiterbildung, Studium: „Pädagogik im Gesundheitswesen B.A.").

Frage:	*Welche Rolle spielt Teamsupervision in Ihrem Arbeitsfeld und können Sie deren Bedeutung für Ihren beruflichen Kontext einordnen?*
GKP:	*Teamsupervision spielt in meinem Arbeitskontext eine sehr große Rolle und hat auch eine wichtige Bedeutung, weil wir ein sehr interprofessionelles Team sind und als Team sehr gut funktionieren müssen. In unserem Team kommt es regelmäßig zu Konflikten und Spannungen und manchmal auch zu unausgesprochenen Themen. Viele Themen lassen sich im allgemeinen Arbeitsalltag gar nicht gut besprechen, dann ist es für uns sinnvoll, wenn eine neutrale Person dieses Gespräch begleitet.*
Frage:	*Wie oft werden bei Ihnen im Arbeitskontext Supervisionen angeboten und wie oft finden die dann wirklich statt?*
GKP:	*Das ist schon regelmäßig, Teamsupervisionen finden bei uns alle 3 Monate statt.*
Frage:	*Sie sagen, da gibt es eine „neutrale Person", die ihre Supervision anleitet. Wer ist denn diese Person und hat die einen eigenen pflegerischen beruflichen Hintergrund?*
GKP:	*Zu uns kommt eine Supervisorin von extern, es ist immer dieselbe. Leider hat sie keine Vorerfahrungen in der Pflege, außer die Kenntnisse, die sich in den letzten Jahren innerhalb der Supervision angeeignet hat. Aus meiner Sicht wäre es für den Supervisionsprozess sehr hilfreich, wenn sie ein generelles Grundverständnis von Pflege und vielleicht selbst Erfahrungen in der Pflege hätte.*
Frage:	*Zu welchem Thema oder zu welchem Anlass fanden Sie, dass Ihnen Teamsupervision persönlich oder auch ihnen als Team insgesamt weitergeholfen hätte?*
GKP:	*So spontan und konkret kann ich das gar nicht genau benennen. Bei uns ist die Supervision immer auf maximal eine Stunde begrenzt und nach einer Stunde ist es dann wirklich schlagartig vorbei. Irgendwie kommt dabei oft gar nicht so richtig was bei rum. Das liegt aber wahrscheinlich daran, dass wir einfach zu viele sind und jeder irgendwie immer Redebedarf hat. Dadurch kommt man manchmal gar nicht richtig zu Wort. Wenn alle bei uns teilnehmen, sind wir 9 Personen. Ich finde, dass dann meistens gar nicht so viel Raum für persönliche Themen bleibt.*
Frage:	*Werden denn mehrere Themen bei Ihnen innerhalb einer Teamsupervisionssitzung bearbeitet?*
GKP:	*Normalerweise ist es so, dass zu Beginn der Supervision immer ein Thema festgelegt wird. Aber oft ist es dann so, dass wir ins Unendliche abschweifen. Zudem finde ich auch, dass mich gar nicht alle Themen persönlich so sehr interessieren und beschäftigen.*
Frage:	*Wenn Sie einmal überlegen, was Sie sich für eine „optimale Teamsupervision" wünschen würden, was wäre das wohl?*

GKP:	*Ich würde auf alle Fälle begrüßen, wenn die Person, die die Supervisionen durchführt, einen stärkeren Praxisbezug zu unserem Fachbereich oder insgesamt zur Pflege hätte, weil wir natürlich immer wieder Abläufe erklären müssen, was wiederum auch kostbare Zeit in Anspruch nimmt. Ich würde mir für das Team Supervision auch viel öfter wünschen als nur alle 3 Monate. Ich finde, das Intervall müsste verkürzt werden und einmal im Monat müsste Teamsupervision bei uns angeboten werden. So könnten wir viel mehr Themen ansprechen und uns zu den einzelnen Themen auch die nötige Zeit nehmen. Die Gruppengröße muss auch noch beachtet werden. Ich finde maximal 5 Personen, also eigentlich eine ziemlich kleine Gruppe, wären für eine Teamsupervision zu unseren Themen sicherlich passend.*
Frage:	*Wie würden Sie den Nutzen bzw. den Mehrwert für Sie persönlich oder für das Team einordnen?*
GKP:	*Also, der Nutzen für uns ist, dass wir danach schon emotional entlastet sind. Wir können Dinge ansprechen und wir können Konflikte im Team ansprechen und bewältigen. Wichtig ist aber auch, dass wir ein persönliches Feedback von den anderen Teilnehmenden bekommen. Das hilft mir immer sehr.*
Frage:	*Spielt aus Ihrer Sicht das Geschlecht und das Alter der supervidierenden Person eine wichtige Rolle im Hinblick auf das Gelingen von Teamsupervision?*
GKP:	*Nein, das hat meiner Meinung nach keinen Einfluss. Das ist egal.*
Frage:	*Sie führen Ihre Teamsupervisionen in Präsenz, also vor Ort, durch oder nutzen Sie auch die digitalen Möglichkeiten, z. B. per Zoom-Meeting? Könnten Sie sich gegebenenfalls Teamsupervisionen auch digital vorstellen?*
GKP:	*Ja, das könnte ich mir gut vorstellen, da somit auch Personen aus dem Team teilnehmen können, die nicht vor Ort sind.*
Frage:	*Wie werden denn bei Ihnen die Teamsupervisionen evaluiert oder wird ein Nutzen gemessen?*
GKP:	*Nein, meines Erachtens wird da nichts gemessen. Bei uns ist es so, wir müssen diese Supervision erbringen. Das hängt unter anderem mit der Zertifizierung zusammen und weil es wohl vorgeschrieben ist. Wir müssen das machen. Aber irgendwelche Ergebnisse werden da nicht sichtbar gemacht.*
Interviewer:	*Vielen Dank für das Interview. Ich wünsche Ihnen alles Gute.*

5.6　Fazit

Innerhalb der systemischen Teamsupervision können Pflegende in einem vertraulichen Setting ihre berufliche Praxis in Hinblick auf unterschiedlichste Anliegen aus dem Pflegealltag unter Begleitung eines erfahrenen Supervisors nachhaltig reflektieren. Ihre besondere Stärke zeigt die systemische Teamsupervision in der neugierigen und unvoreingenommenen Erkundung der Zusammenhänge des Handlungssystems Pflege unter Einbezug der Person (Pflegende), der beruflichen Profession, der zu Pflegenden sowie der Organisation als solche. Das Erkennen der zugrunde liegenden Handlungs- und Beziehungsmuster bietet die Chance, deren Angemessenheit zu überprüfen und gleichzeitig alternative Lösungsansätze zu kreieren. Diese Offenheit und umfassende Reflexivität werden vor allem durch das systemische Denken und damit einhergehend die Allparteilichkeit und Neutralität gefördert. Hierdurch trägt die systemische Teamsupervision in einem hohen Maße zur professionellen Identitätsentwicklung bei (Rappe-Giesecke 2003). Mit Blick auf die Entwicklung des Berufsbildes leistet die Teamsupervision einen wichtigen Beitrag zur Gesunderhaltung von Pflegenden, fördert die Entwicklung konstruktiver Teamdynamiken, reduziert Konflikte innerhalb des Teams, stärkt ein gutes Arbeitsklima und trägt letztendlich zur Reduktion von Krankenständen und Fluktuation bei. Infolgedessen ist eine Qualitätssteigerung zu erwarten. Vor allem vor dem Hintergrund der stetig steigenden Anforderungen an Pflegende und den damit einhergehenden Herausforderungen (Doppelfeld, 2013) sollte systemische Teamsupervision in allen Pflegesettings als Qualitätsstandard etabliert werden (Winterstein, 2024).

Literatur

Belardi, N. (2018). *Supervision und Coaching. Grundlagen, Techniken, Perspektiven* (5. Aufl.). C.H.Beck (Beck'sche Reihe, 2157). https://ebookcentral.proquest.com/lib/kxp/detail.action?docID=6990185.
Doppelfeld, S. (2013). Psychische Belastung von Pflegekräften: Supervision gegen das Ausbrennen auf der Intensivstation? *KONTEXT, 44*(3), 301–318. https://doi.org/10.13109/kont.2013.44.3.301.
Ebbecke-Nohlen, A. (2022). *Einführung in die systemische Supervision* (6. Aufl.). Carl-Auer-Verlag (Carl-Auer compact).
Groen, G., Weidtmann, K., Vaudt, S., & Ansen, H. (2024). *Selbstfürsorge in psychosozialen Berufen* (1. Aufl.). Utb GmbH (utb-studi-e-book, 6221). https://elibrary.utb.de/doi/book/10.36198/9783838562216.
Kindl-Beilfuß, C. (2022). *Fragen können wie Küsse schmecken. Systemische Fragetechniken für Anfänger und Fortgeschrittene*. Carl-Auer Verlag GmbH.
Loebbert, M. (2016). *Wie Supervision gelingt*. Springer Fachmedien Wiesbaden.
Lüschen-Heimer, C., & Michalak, U. (2022). *Werkstattbuch systemische Supervision. Zweite Auflage*. Carl-Auer Verlag GmbH (Beratung, Coaching, Supervision).
Prein, M. (2023). Was für andere zu viel wäre, ist für uns ganz normal. *Elsevier Emergency* (4), 26–33.
Rappe-Giesecke, K. (2003). *Supervision für Gruppen und Teams*. Berlin, Heidelberg: Springer Berlin Heidelberg.
Schlippe, A. von, & Schweitzer, J. (2016). *Lehrbuch der systemischen Therapie und Beratung I*. Vandenhoeck & Ruprecht.
Schlippe, A.von, & Schweitzer, J. (2019). *Systemische Interventionen* (4. Aufl.). utb GmbH (utb-studi-e-book, 3313). https://elibrary.utb.de/doi/book/10.36198/9783838552309.
Winterstein, I. (2024). *Supervision von Einsatzkräften im Rettungsdienst*. Stumpf + Kossendey.

Zwack, M., & Zwack, J. (2023). *Systemische Teamberatung und Teamsupervision. Theorien, Haltungen und Interventionen für die Praxis. Unter Mitarbeit von Frauke Ehlers* (1. Aufl). Vandenhoeck & Ruprecht. https://ebookcentral.proquest.com/lib/kxp/detail.action?docID=7294545.

Literaturempfehlung[1]

„Systemische Teamberatung und Teamsupervision" von Zwack und Zwack (2023), ISBN: 9783647400112

---

[1] Sofern Sie einen ersten Überblick über einfach zu erlernende systemische Methoden erlangen wollen oder sich vertiefendes Wissen zur Teamsupervision aneignen wollen, sollten Sie einen Blick in das folgende Buch werfen.

6
Systemische Gruppen-/Fallsupervision im Handlungsfeld Pflege

Natalie-Reyes Castellanos-Herr, Ivo Winterstein und Gordon Heringshausen

> **Zusammenfassung**
>
> Für Pflegende sind Zuverlässigkeit und Verantwortungsbewusstsein unverzichtbar, da Fehler in pflegerischen Arbeitssituationen gravierende Folgen für Patienten haben können. Neben diesen Grundhaltungen gewinnen Fachexpertise und Teamfähigkeit zunehmend an Bedeutung. Sie gelten als Schlüsselkompetenzen für eine erfolgreiche pflegerische Versorgung. Um den wachsenden Anforderungen im Arbeitsfeld Pflege gerecht zu werden, erweist sich die systemische Gruppen- bzw. Fallsupervision als wirksames Instrument. In einem geschützten Rahmen können sich Pflegekräfte aus unterschiedlichen Teams über konkrete Arbeitssituationen austauschen, Herausforderungen reflektieren und gemeinsam praxisnahe Lösungen entwickeln. Dabei entstehen neue Ideen, Best-Practice-Ansätze und wertvolle Impulse für den pflegerischen Berufsalltag. Supervision stärkt nicht nur die Fähigkeit zur Selbstreflexion, sondern fördert auch den fachlichen Austausch und die kontinuierliche Weiterentwicklung beruflicher Kompetenzen. Ziel ist die langfristige Steigerung der Qualität in der pflegerischen Patientenversorgung.

6.1 Relevanz systemischer Gruppen-/Fallsupervision im Handlungsfeld

Die Tätigkeit professionell Pflegender ist durch ein besonders hohes Maß an Zuverlässigkeit und Verantwortungsbewusstsein gekennzeichnet. Jede pflegerische Handlung hat unmittelbare Auswirkungen auf das Leben und die Gesundheit von zu Pflegenden. Anders als in vielen anderen Berufsgruppen lassen sich Fehlhandlungen im pflegerischen Kontext selten revidieren, was die Alltagsrealität der Pflegeberufe mit einer stetigen Anforderung an Fehlervermeidung und Sorgfalt prägt (vgl. Hagemann, 2016; Böckelmann et al., 2022). Die daraus resultierende berufliche Belastung entfaltet sich nicht nur in der Interaktion mit den zu Pflegenden, sondern in einem zunehmend komplexen Geflecht aus multiprofessioneller Zusammenarbeit, organisationalen Bedingungen und individuellen Handlungserwartungen. Pflege arbeitet stets in enger Verzahnung mit anderen Berufsgruppen, insbesondere in stationären Settings wie Krankenhäusern, Pflegeeinrichtungen oder rehabilitativen Versorgungsstrukturen. Diese interprofessionelle Kooperation zielt auf ein ganzheitliches Pflege- und Behandlungsergebnis ab und bedarf einer klaren Abstimmung von Rollen, Zuständigkeiten und kommunikativen Schnittstellen. Die Qualität dieser Zusammenarbeit entscheidet maßgeblich über die Versorgungsergebnisse und nicht zuletzt auch über die Belastungssituation der Pflegenden selbst. Im Gegensatz zu klassischen Berufsfeldern mit planbaren Pausen, geregelten Abläufen und strukturierten Kommunikationswegen ist Pflegearbeit häufig durch hohe Unplanbarkeit, unterbrochene Arbeitsprozesse und ein ständiges situatives Reagieren geprägt. Die Herausforderung, in dynamischen, oft unklaren Strukturen tätig zu sein, erfordert eine weitreichende berufliche Handlungskompetenz (Heringshausen & Schreier, 2021), die über rein fachliches Wissen hinausgeht. Dazu gehören u. a. Rollenklarheit im Team, Verlässlichkeit gegenüber Kollegen, emotionale Selbststeuerung sowie die Fähigkeit zur reflexiven Auseinandersetzung mit dem eigenen Tun. Um diesen komplexen und psychisch anspruchsvollen Anforderungen professionell zu begegnen, bedarf es begleitender Reflexionsformate, die die Weiterentwicklung beruflicher Handlungskompetenz gezielt fördern. Eine besonders wirksame Maßnahme stellt hier die systemische Gruppen- bzw. Fallsupervision dar (Pecha et al., 2025). In diesem Format kommen Pflegende aus unterschiedlichen Organisationen oder Arbeitsbereichen, oftmals ergänzt durch Personen aus therapeutischen oder beratenden Berufsgruppen, zusammen, um berufliche Herausforderungen gemeinsam zu reflektieren, Rollenbilder zu hinterfragen und sich über Erfahrungen im Pflegealltag auszutauschen.

Im Zentrum steht in der Regel die strukturierte Bearbeitung eines konkreten Falles aus dem professionellen Kontext der Supervisanden (Schubert et al., 2019). Die Fallarbeit erfolgt unter systemischer Perspektive, das heißt unter Berücksichtigung der Wechselwirkungen zwischen Individuum, Team, Organisation und den jeweiligen institutionellen Rahmenbedingungen. Ziel ist die Entwicklung kreativer, alltagstauglicher Lösungsansätze in komplexen und häufig auch emotional aufgeladenen Situationen (Erpenbeck et al., 2017). Der Supervisionsprozess ist dabei so angelegt, dass er tiefgreifende Lern- und Reflexionsprozesse initiiert, welche auf nachhaltiges und kontextsensibles Handeln im Pflegealltag ausgerichtet sind. Die Besonderheit der systemischen Perspektive liegt dabei in ihrem konstruktivistischen Lernverständnis, das heißt, Erkenntnis entsteht nicht durch Belehrung, sondern durch selbstgesteuerte Perspektivwechsel, systemische Hypothesenbildung und die Integration emotionaler, kognitiver und beziehungsbezogener Dimensionen (Heringshausen & Schreier, 2021). Emotionen werden dabei nicht als störend, sondern als zentraler Bestandteil eines professionellen Verstehens- und Entwicklungsprozesses begriffen (Erpenbeck & Sauter, 2015). Indem die Erfahrungen der Supervisanden im Kontext ihrer wechselseitigen Beziehungen innerhalb des Gesamtsystems betrachtet werden, leistet die systemische Gruppen-/Fallsupervision einen nachhaltigen Beitrag zu professioneller Entwicklung, emotionaler Entlastung und organisationaler Reifung. Als berufs- und institutionsübergreifend einsetzbares Verfahren ist sie somit nicht nur ein Instrument individueller Kompetenzförderung, sondern auch ein wirkungsvoller Baustein für Qualitätssicherung, Personalentwicklung und Teamentwicklung im Pflegeberuf (Schubert et al., 2019).

6.2 Theoretische Rahmung

Die systemische Supervision folgt grundsätzlich dem Ziel der kontinuierlichen Verbesserung beruflichen Handelns (EASC, 2019). Innerhalb dieses Rahmens hat sich insbesondere die Gruppensupervision in Form der Fallsupervision etabliert. Aus diesem Grund erscheint es für die vorliegende Darstellung sinnvoll, den Begriff „Systemische Gruppen-/Fallsupervision" zu verwenden. Wie die Bezeichnung bereits andeutet, handelt es sich bei diesem Format um ein moderiertes Gruppensetting, in dem mehrere Fachkräfte gemeinsam berufsbezogene Fragestellungen reflektieren (Ebbecke-Nohlen, 2022; Loebbert, 2016; Lüschen-Heimer & Michalak, 2022). Die Zusammensetzung der Gruppe kann dabei entweder homogen sein, z. B. mit Teilnehmern aus ähnlichen beruflichen Kontexten, oder heterogen, d. h. berufsübergreifend, etwa im interdisziplinären Austausch (Lippmann, 2013). Die Reflexion wird in der Regel von einem externen Supervisor begleitet, wodurch ein strukturierter und methodisch fundierter Prozess gewährleistet ist. Ein zentraler Mehrwert liegt in der Vielfalt der eingebrachten Perspektiven, die aus unterschiedlichen Berufsrealitäten stammen und so neue Sichtweisen auf bekannte Handlungsmuster ermöglichen (Ebbecke-Nohlen, 2022). Diese Außenperspektiven wirken der (oft vorhandenen) „Betriebsblindheit" entgegen und fördern eine reflexive Distanz zur eigenen Praxis. Die systemische Gruppen-/Fallsupervision zielt damit vorrangig auf eine berufliche Professionalisierung ab, wobei zwischenmenschliche Beziehungsmuster nur eine nachgeordnete Rolle einnehmen (Loebbert, 2016). Diese Fokussierung erlaubt eine offene, kreative Denkweise mit Raum für innovative und zum Teil auch unkonventionelle Lösungsideen (Schubert et al., 2019).

Inhaltlich basiert die Gruppen-/Fallsupervision meist auf realen Fallbeispielen aus dem Berufsalltag der Supervisanden. Da die beteiligten Personen nicht Teil des Falls sind, wird diese Form auch als „Kommunikation mit nicht Anwesenden" beschrieben (Schubert et al., 2019, S. 250). Die Supervisionsgruppe trifft sich regelmäßig in einem geschützten, vertrauensvollen Rahmen. Dies kann im Abstand von vier bis sechs Wochen stattfinden. Eine Sitzung dauert in der Regel zwei bis sechs Stunden und der gesamte Supervisionsprozess erstreckt sich idealerweise über mindestens ein Jahr oder länger (Lüschen-Heimer & Michalak, 2022). Die geschlossene Struktur der Gruppe schafft dabei Sicherheit und Verlässlichkeit, was insbesondere bei der Bearbeitung komplexer oder emotional belastender Fälle von zentraler Bedeutung ist.

▶ **Praxistipp** Die systemische Gruppen- bzw. Fallsupervision kann als strukturierter Reflexionsraum genutzt werden, um komplexe Arbeitssituationen gemeinsam zu analysieren. Dabei empfiehlt sich folgende zentrale Leitfrage: *„Was kann reflektiert, verändert oder weiterentwickelt werden, um die Qualität der Hilfeleistung für Patientinnen und Patienten zu verbessern?"*. Durch die fallbezogene Auseinandersetzung entstehen neue Perspektiven auf professionelle Routinen, Rollenverständnisse und Teaminteraktionen – mit dem Ziel einer nachhaltigen Optimierung der pflegerischen Versorgung.

Eine Herausforderung für den Supervisor liegt vor allem darin begründet, den Supervisionsprozess so auszugestalten, dass möglichst allumfassend die Ressourcen sowie die Qualitäten der Gruppe genutzt werden und folglich eine multiperspektivische Reflexion der Fälle gefördert wird. Es ist daher empfehlenswert, maximal 14 Supervisanden für eine Gruppensupervision zusammenzubringen (Lüschen-Heimer & Michalak, 2022). Innerhalb der systemischen Gruppen-/Fallsupervision können verschiedene Themen und Anliegen gemeinsam reflektiert werden:

- Fallreflexion aus dem Berufsalltag
- Konflikte mit Kolleginnen und Kollegen aus dem Team in der Organisation
- Konflikte mit der Leitungsebene
- Bedrohliche Entwicklungen innerhalb der Organisation
- Änderungen in der Organisation und deren Auswirkungen auf den Arbeitsalltag
- Job- und Arbeitsplatzwechsel
- Beziehungskonflikte innerhalb der Supervisionsgruppe (Lüschen-Heimer & Michalak, 2022).

Sonderform „kollegiale Supervision"

Im Kontext der helfenden Berufe, wie z. B. Pflegende, kann systemische Fallsupervision auch als Sonderform einer kollegialen Supervision stattfinden. Das zugrunde liegende Konzept ist hierbei die „kollegiale Beratung". Daher kann auch von Peer-Supervision oder von kollegialer Intervision gesprochen werden (Lippmann, 2013). Je nach Setting lässt sich diese Form entweder als Gruppen- oder Teamintervision innerhalb der gleichen Organisation etablieren. Der Fokus liegt hierbei darauf, die berufliche Leistung zu verbessern. Daher werden bei der kollegialen Supervision (Peer-Supervision) Fälle aus dem Berufsalltag unter Fachkräften (Pflegekräfte sowie Stationsärzte etc.) reflektiert und bearbeitet. Um dieses Setting gelingend auszugestalten, braucht es vor allen Dingen eine grundlegende Kompetenz in Supervision sowie Kenntnis im Umgang mit systemischen Methoden und Techniken bei den Pflegekräften. Weiterhin wird das gute Gelingen der Peer-Supervision maßgeblich durch einen hohen Eigenanspruch der Supervisanden gefördert. Krisen und Konflikte innerhalb des Teams sollten nicht in der Peer-Supervision bearbeitet werden, da es hierzu bei den Fachkräften meist an fachlicher Kompetenz mangelt (Loebbert, 2016).

▶ **Praxistipp** Um das Konzept der Peer-Supervision niedrigschwellig als Qualitätsmerkmal innerhalb einer Pflegeorganisation zu verankern, ist es empfehlenswert, für die Etablierung und Durchführung dieses Formates ausgewählte Pflegekräfte zu internen Supervisoren auszubilden.

6.3 Methodenskizze

Die zielführende Gestaltung und Moderation systemischer Gruppen-/Fallsupervision stellt eine anspruchsvolle Aufgabe für die supervisorische Leitung dar, insbesondere im Hinblick auf die Aktivierung vorhandener Ressourcen sowie die Berücksichtigung multiperspektivischer Sichtweisen innerhalb der Gruppe. Vor diesem Hintergrund skizziert das folgende Kapitel zentrale Zielsetzungen dieses Supervisionsformats, stellt geeignete Methoden und Techniken vor und liefert praxisnahe Hinweise zur strukturellen Gestaltung und zum Ablauf systemischer Gruppen-/Fallsupervision.

6.3.1 Ziele von Gruppen-/Fallsupervision

Die systemische Gruppen- und Fallsupervision dient der Förderung der Handlungskompetenz von Pflegenden. Hierdurch wird insbesondere die Qualität sowie die Wirksamkeit der beruflichen Praxis gestärkt, indem diese Supervisionsform durch Reflexion sowie den Umgang mit Emotionen und Erfahrungen umfassende Lernprozesse und Entwicklungen bewirkt. Innerhalb der systemischen Gruppen-/Fallsupervision wird dies in verschiedenen Zieldimensionen erkennbar (Tab. 6.1).

6.3.2 Methoden und Techniken

Im Rahmen der Durchführung systemischer Gruppen-/Fallsupervision kommen (wie bei allen Supervisionsformaten mit systemischer Ausrichtung) grundlegende Methoden und Techniken zum Einsatz, die zentrale theoretische und metatheoretische Elemente der systemischen Haltung praktisch umsetzen (vgl. Kap. 1). Zentral ist dabei die Orientierung an Perspektivwechseln und der reflexiven Auseinandersetzung mit unterschiedlichen Sichtweisen auf den eingebrachten Fall. Systemische Methoden fördern eine wertschätzende, ressourcenorientierte Herangehensweise, die auch Ambivalenzen im Erleben und Handeln professionell anerkennt und in die Reflexion integriert (Ebbecke-Nohlen, 2022). Darüber hinaus ermöglichen diese Methoden das Durchspielen alternativer Lösungsszenarien einschließlich ihrer potenziellen Auswirkungen und Risiken. Ziel ist es, den Reflexionsprozess in der Supervision so zu gestalten, dass einerseits neue Perspektiven und Ideen entstehen können, um den Fall besser zu verstehen, und andererseits konkrete, umsetzbare Lösungen entwickelt werden (ebd.).

Tab. 6.1 Zieldimensionen systemischer Gruppen-/Fallsupervision in der Pflege. (Eigene Erstellung in Anlehnung an Winterstein, 2024)

Professionelle Entwicklung	• Förderung der (Selbst-)Reflexionsfähigkeit von Pflegenden • Erweiterung der Handlungsoptionen in schwierigen/problembehafteten Situationen • Steigerung der Effizienz und Qualität beruflichen Handelns • Entwicklung von Strategien zur Konfliktbewältigung und Deeskalation
Mentale Gesundheit und Selbstfürsorge	• Förderung der Selbstfürsorge und Burnout-Prävention • Unterstützung zur Bewältigung belastender Situationen im Pflegesetting • Stärkung der Handlungssicherheit in Stresssituationen
Qualitäts- und Risikomanagement	• Förderung des Sicherheitsgefühls von zu Pflegenden durch Verbesserung der Handlungskompetenz • Förderung einer konstruktiven Fehlerkultur und Werte-Internalisierung • Verbesserung der Pflegequalität durch systematische Fallbearbeitung
Kommunikation und Teamarbeit	• Förderung einer offenen, konstruktiven Kultur der Kommunikation innerhalb des Pflegeteams • Verbesserung der Zusammenarbeit im Team und mit anderen beteiligten Professionen
Wissenstransfer und Innovation	• Förderung des Transfers von Wissen zwischen unterschiedlich erfahrenen Pflegenden, aber auch anderen beteiligten Professionen • Förderung von Best-Practice-Ansätzen durch Erfahrungsaustausch und Reflexion von kreativen Lösungen

Vor diesem Hintergrund erweisen sich insbesondere das „Reflecting Team" sowie die Methode der „wertschätzenden Hypothesenbildung" als besonders geeignete Zugänge zur strukturierenden und vertiefenden Bearbeitung von Fallsituationen innerhalb der Gruppe. Diese Methoden werden im Folgenden exemplarisch vorgestellt und im Hinblick auf ihre Anwendung in der systemischen Supervision erläutert.

Reflecting Team

Das „Reflecting Team", oder auch reflektierendes Team, ist ein Beobachtersystem. Das Ziel dieser Methode ist es, dass durch Kooperation des Supervisor-Supervisanden-Systems neue, nützliche und alternative Blickwinkel eröffnet werden. Durch das „Reflecting Team" sollen vorrangig Transparenz und Kooperation, Gleichberechtigung zwischen allen Beteiligten, phantasievolle Lösungen, kreative Ideen und Alternativen sowie ein Aufbrechen festgefahrener Denkmuster erreicht werden.

Ein „Reflecting Team" hat mindestens zwei und maximal fünf Mitglieder, welche zunächst einfach still dem ratsuchenden Supervisanden zuhören. Im Anschluss daran tauschen sich die Mitglieder des reflektierenden Teams vor dem zuhörenden Supervisionssystem drüber aus, was sie als Auftrag bzw. Anliegen des Ratsuchenden verstanden haben und welche Ressourcen in deren Wahrnehmung vorhanden sind. Sie äußern Ideen und Anregungen und geben dem ratsuchenden Supervisanden danach die Möglichkeit, Anmerkungen zu den Ideen und Anregungen zu verbalisieren. Während der Arbeit des reflektierenden Teams werden die anderen Supervisanden außerhalb nicht angesprochen, um eine ungerichtete Kommunikation zu gewährleisten. Weiterhin erfolgt die Arbeit im reflektierenden Team unter Berücksichtigung bestimmter Voraussetzungen und Leitfragen (Tab. 6.2) (Lüschen-Heimer & Michalak, 2022; Ebbecke-Nohlen, 2022; Schlippe & Schweitzer, 2019).

Wertschätzende Hypothesenbildung

Die Methode der wertschätzenden Hypothesenbildung gehört zu den wichtigsten Methoden der systemischen Supervision im Allgemeinen und bietet ganz besonders im Rahmen der Gruppen-/Fallsupervision sowohl für die Supervisanden als auch für den Supervisor die Erschaffung neuer Möglichkeitsräume anstatt der Präsentation vorgefertigter Lösungen oder einer Wertung hinsichtlich eines richtigen oder falschen Vorgehens. Hypothesen werden ausgehend vom Supervisionsanliegen gebildet und bedienen sich der reichhaltigen Erfahrungen und Emotionen zur Erzeugung innerer Bilder. Die durch die Hypothesen entstehenden Bilder können dabei Handlungszusammenhänge umdeuten, aktualisieren, aber auch die affektiven und kognitiven Merkmale in den Blick nehmen. Je mehr Personen sich an der wertschätzenden Hypothesenbildung beteiligen, desto größer und facettenreicher ist auch das Angebot der verschiedenen Assoziationsbilder. Das Vorgehen

Tab. 6.2 Voraussetzungen und Leitfragen des Reflecting Team. (Eigene Erstellung in Anlehnung an Lüschen-Heimer 2022)

Haltung	Stil
• Es werden konstruktive Fragen gestellt, welche für zusätzliche Beschreibungen und Erklärungen dienlich sind • Die Gesprächsführung wird so gewählt, dass mehr als zwei Antworten ermöglicht werden • Das Team folgt einer „Sowohl-als-auch-Logik" und nicht „entweder ... oder"	• Offen und wertschätzend • Hypothetisch und suchend • Konjunktivistisch: „Was wäre, wenn …", „Ich bin mir nicht sicher …", „sowohl als auch"

Leitfragen beim Zuhören
• Höre ich auf das, was sie wirklich sagen, und nicht auf das, was sie wirklich meinen?
• Welche Stärken und Ressourcen erkenne ich als Grundlage von Wertschätzung?

Leitfragen beim Reflektieren
• Ist das, was ich sage, angemessen ungewöhnlich oder zu ungewöhnlich?
• Lasse ich dem anderen durch Pausen genug Zeit für innere Gespräche?
• Wie können wir uns im Team Ideenbälle zuspielen, die den Horizont der Möglichkeiten erweitern?

Vermieden werden sollten
• (Akademische) Diskussionen im Team
• Rechthaberische Konkurrenz um die vermeintlich „bessere Idee"
• Negative Konnotationen und Schuldzuweisungen
• Fertige Lösungen anstatt unbeantworteter Fragen
• Diagnosen und Belehrungen
• Festschreibungen und Verschreibungen

ist in der Gruppen-/Fallsupervision besonders fruchtbar, da das Bildern von Hypothesen anstelle von Verständnis- und Sachfragen eingesetzt werden kann und somit der Prozess als solches lebendiger, zirkulärer und lebhafter wird.

So kann der Supervisor statt der Verständnisfrage *„Sind alle Anwesenden für die Veränderung ihrer Abläufe auf der Arbeit bereit?"* die wertschätzende Hypothese aufstellen: *„Die hier Anwesenden sind vermutlich nicht alle für eine Veränderung ihrer Arbeitsabläufe gleichermaßen bereit."*

Je nach Anliegen im Supervisionsprozess kann es sein, dass nicht jede Hypothese zur Bearbeitung des Anliegens bzw. des Falls der Supervisanden in gleichem Maße geeignet ist. Daher ist es umso wichtiger, dass der Supervisor den Supervisanden die Möglichkeit gibt, dass die Dinge neu geordnet und gewichtet werden können, dass neue Ideen und Gedanken angesprochen werden können, die der Bearbeitung der Fragestellung dienlich sind. Die Hypothesenbildung folgt hierbei bestimmten Kriterien (Abb. 6.1), um die Nützlichkeit und Nachhaltigkeit für den Supervisionsprozess sicherzustellen.

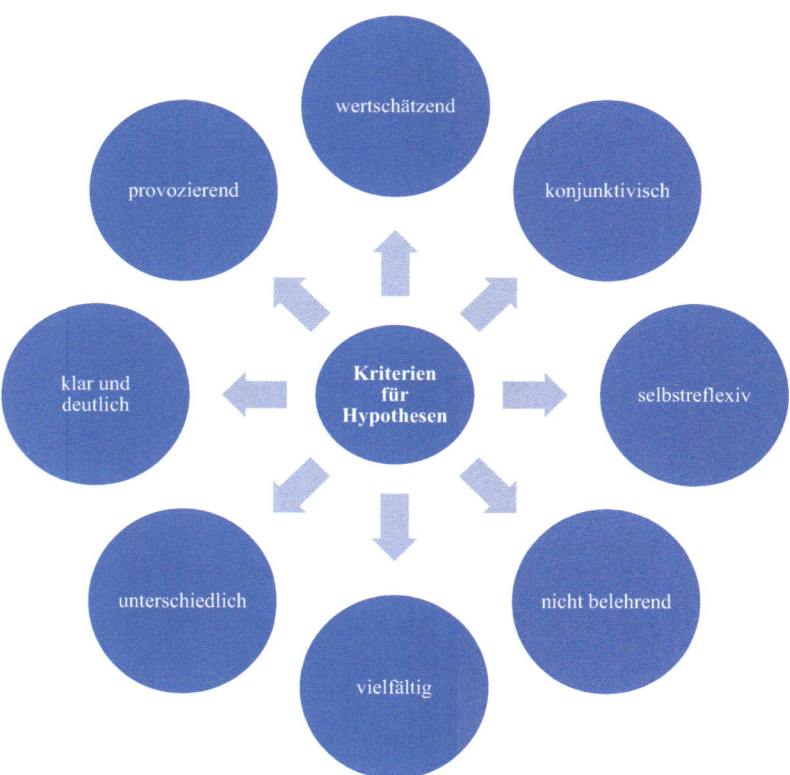

Abb. 6.1 Kriterien für die Hypothesenbildung. (Eigene Erstellung in Anlehnung an Ebbecke-Nohlen, 2022)

Darüber hinaus dienen sie dem Informationsgewinn auf drei verschiedenen Ebenen (Ebbecke-Nohlen, 2022):

1. *Zeitebene*
Diese Ebene wird mit Hypothesen bedient, wenn es der Klärung von Zusammenhängen zur Aufrechterhaltung, Weiterentwicklung und Entstehung von Problemen dient. Besonders wichtig sind dabei die Gegenwart und die Zukunft, da hierfür im Supervisionsprozess Lösungen erarbeitet werden können.
2. *Systemfokusebene*
Diese Ebene rückt in den Mittelpunkt der Hypothesenbildung, wenn zwischen einem Problemsystem und einem Lösungssystem unterschieden wird und dies hilft, Wechselwirkungen zwischen beiden Systemen zu verstehen. Ist das Problem und dessen Auswirkung auf das Lösungssystem bekannt und umgekehrt, so bietet es dem Supervisanden die Möglichkeit, Ideen zum Weiterarbeiten zu entwickeln.
3. *Prozessgestaltungsebene*
Die Bildung von Hypothesen kann der Gestaltung des Supervisionsprozesses dienen. Sie kann aber auch Spannung und Neugier aufrechterhalten. Hypothesen, welche auf die Ressourcen des Systems ausgerichtet sind, vermeiden eine Fixierung auf Defizite. Weiterhin bewirken Hypothesen im Prozess der Supervision die Entstehung von Vielfalt und begegnen somit aktiv der Einfalt.

▶ **Praxistipp** Nach belastenden Arbeitserlebnissen kann die Methode „Reflecting Team" helfen, neue Perspektiven zu gewinnen. Kollegen hören zunächst nur zu, reflektieren dann gemeinsam Ressourcen, mögliche Sichtweisen und Lösungsansätze, ohne zu werten. Ergänzend bieten wertschätzende Hypothesen wie *„Vielleicht war das Verhalten der Mitarbeiter des Rettungsdienstes eher ein Zeichen von Überlastung"* eine hilfreiche Grundlage, um festgefahrene Deutungen zu öffnen und professionelles Handeln weiterzuentwickeln.

6.3.3 Struktur und Ablauf

Der Supervisor ist im Rahmen der systemischen Gruppen-/Fallsupervision einerseits als ein Moderator tätig, welcher die Beratungsfähigkeit der Gruppe sowohl fördern als auch sicherstellen muss, und sich andererseits selbst aktiv beteiligt am Ablauf der Supervision. Um eine Gruppen-/Fallsupervision systemisch zu strukturieren, ist eine Haltung von Neugier und Respekt (vgl. Kap. 2) sowie dem Anerkennen der Supervisanden als Experten für ihr Anliegen auf Seiten des Supervisors unabdingbar (Lüschen-Heimer & Michalak, 2022). Mit diesem Wissen lässt sich die Gruppen-/Fallsupervision idealtypisch strukturieren (vgl. Lüschen-Heimer & Michalak, 2022, S. 121; Rappe-Giesecke, 2003, S. 131 ff.):

1. Begrüßung
2. Einstiegsrunde, Erkunden von Anliegen
3. Entscheidung für ein Anliegen
4. Klärung des Anliegens vor dem Hintergrund des geschilderten Falls und der damit verbundenen Ziele
5. Auswertung der Bearbeitung des Falls
6. Abschlussrunde und Verabschiedung

In diesem Prozess der Gruppenmoderation wird durch den Supervisor die Wahlfreiheit der Supervisanden vergrößert sowie zur Erweiterung der Perspektiven und Handlungsoptionen angeregt. Insgesamt trägt das Potenzial der gesamten Gruppe zur Steigerung des kompetenten Handelns in der Berufspraxis bei.

6.4 Fallbeispiel „Systemische Gruppen-/Fallsupervision im Handlungsfeld Pflege"

Das folgende Fallbeispiel aus dem professionellen Handlungskontext der Pflege dient der praxisnahen Veranschaulichung systemischer Gruppen-/Fallsupervision. Es verdeutlicht, wie zentrale theoretische Konzepte und methodische Prinzipien der systemischen Supervision in einer konkreten beruflichen Situation zur Anwendung gelangen können. Im Fokus steht dabei die strukturierte Darstellung des supervisorischen Vorgehens innerhalb eines Gruppensettings, beginnend bei der Fallauswahl über die methodische Prozessgestaltung bis hin zur Reflexion und Ableitung handlungspraktischer Implikationen. Auf diese Weise wird der Theorie-Praxis-Transfer systemischer Ansätze nachvollziehbar gemacht und die Anschlussfähigkeit an eigene berufliche Erfahrungen erleichtert. Die exemplarische Darstellung bietet zugleich die Möglichkeit, zentrale Aspekte systemischer Supervision auf ihre Relevanz für den pflegerischen Alltag zu prüfen und Übertragungsmöglichkeiten in andere Handlungsfelder zu identifizieren. Sie lädt zur eigenständigen Reflexion ein und kann Impulse für die Weiterentwicklung professioneller Handlungskompetenz im Kontext komplexer Arbeitsrealitäten geben.

6.4.1 Fallbeschreibung

Fallbeispiel: Infragestellung der eigenen Fachlichkeit
  Perspektive: Team einer interdisziplinären Intensivstation
  Lena K. ist examinierte Pflegefachfrau und arbeitet seit eineinhalb Jahren auf einer interdisziplinären Intensivstation. Schon während der Ausbildung hat sich Lena K. für die Intensivpflege interessiert und ihren Einsatz auf der Intensivstation geschätzt. Sie arbeitet nach wie vor gerne auf ihrer Station und freut sich, täglich

dazuzulernen. Am meisten fasziniert sie das intuitive Handeln der langjährigen Kollegen. Sie hofft, dass sie eines Tages auch ein pflegerisches Einfühlungsvermögen entwickelt hat, wie zum Beispiel ihre Kollegin Karin O. Diese arbeitet nunmehr seit 23 Jahren auf der Intensivstation und gehört damit zu den dienstältesten Kolleginnen. Mit ihr arbeitet Lena K. am liebsten. Sie guckt sich viel von Karin O. ab und auch in stressigen Situation gibt diese ihr die nötige Sicherheit, ruhig zu bleiben.

Lena K. kommt zum Spätdienst. Mit ihr im Dienst sind Karin O., Hartmut T. (Gesundheits- und Krankenpfleger) und Alina S. (Gesundheits- und Krankenpflegerin). Lena K. ist die jüngste Kollegin im Team. Lena K. übernimmt von ihrer Kollegin aus dem Frühdienst die zu Pflegende Frau Seifert. Frau Seifert ist 53 Jahre alt, kam in der Nacht mit einer Alkoholintoxikation von 3,3 % auf die Intensivstation und ist bereits seit einigen Jahren auf der Station bekannt. Mehrfache Alkoholintoxikationen mit einhergehender Ateminsuffizienz, schwere Suizidversuche bei bekannter Depression und ein akutes Leberversagen waren bisher Einweisungsgründe von Frau Seifert. Viele Kollegen sind nicht sehr gut auf die zu Pflegende zu sprechen. Frust, Ungeduld und Demotivation sind Gefühle, mit denen sie Frau Seifert begegnen. Lena K. kennt Frau Seifert noch nicht so lange und nimmt sich ihrer Versorgung unvoreingenommen an. Ihre Kollegin aus dem Frühdienst berichtet ihr, dass Frau Seifert stark entzügig ist und ihre Bedarfsmedikation in kurzen Intervallen einfordert. Sie fügt noch hinzu, dass sie glaubt, dass Frau Seifert die Entzugssymptome etwas übertrieben darstellt, um schneller an Medikamente zu gelangen. Entsprechend habe sie die Bedarfsmedikamente minimal verabreicht – die Vitalparameter sind stabil. Mit der Information verlässt ihre Kollegin den Frühdienst und überlässt Lena K. die Verantwortung für Frau Seifert. Als Lena K. Frau Seifert begrüßt, teilt diese ihr sehr leidend mit, dass es ihr nicht gut gehen würde. Sie leide unter Übelkeit und Schweißausbrüchen. Das Zittern ihrer Hände sei nicht zu unterdrücken und ihr Mundwinkel zuckt in regelmäßigen Abständen. Lena K. liest am Monitor die Vitalparameter ab und kann außer einer leichten Tachykardie und einer leichten Hypertonie keine Auffälligkeiten feststellen. Auch das Zucken am Mundwinkel fällt ihr nicht auf. Frau Seifert bittet Lena K. freundlich, ihr Medikamente gegen die Entzugssymptome zu verabreichen. Lena K. erinnert sich an die Aussagen ihrer Kollegin und vertröstet Frau Seifert für ein paar Minuten. Lena K. fragt ihren Kollegen Hartmut T., wie er den Wunsch von Frau Seifert nach einer Bedarfsmedikation einschätzen würde. Hartmut T. verdreht sofort die Augen und sagt: „Wenn du die fragst, kann sie nicht genug Medikamente haben. So viel Benzos, wie die haben möchte, verschreibt kein Mediziner dieser Welt. Von mir würde sie nichts kriegen. Aber wie du damit umgehst, musst du entscheiden!" Lena K. ist mit der Einschätzung unzufrieden und fragt bei Karin O. nach. Karin O. teilt die Meinung von Hartmut T. in Anteilen. Sie findet die Darstellung etwas hart formuliert, gibt Lena K. aber auch den Rat, etwas sparsam mit der Bedarfsmedikation umzugehen. Lena K. geht erneut zu Frau Seifert, welche sich gerade übergeben hat. Folglich verabreicht Lena K. eine Kurzinfusion gegen die Übelkeit, welche ebenfalls durch den Arzt als Bedarfsmedikation angeordnet ist, und wendet sich im Anschluss den anderen zu Pflegenden zu. Nach einer knappen Stunde stehen alle Kollegen gemeinsam auf dem Flur und unterhalten sich, während aus dem Zimmer von Frau Seifert ein lauter Schrei ertönt. Lena K. rennt in das Zimmer von Frau Seifert, währenddessen auch schon der Monitor alarmiert. Frau Seifert liegt krampfend in ihrem Bett mit schaumigem Blut vor dem Mund. Lena K. alarmiert sofort den zuständigen Arzt. Frau Seifert krampft nunmehr seit 9 min und erreicht einen generalisierten, konvulsiven Status epilepticus. Inzwischen sind drei Ärzte auf der Station und kümmern sich um Frau Seifert. Karin O. ist fachlich an der Seite von Lena K., um sie in der Notfallsituation zu unterstützen. Karin O. ist sichtlich besorgt, angestrengt und gestresst, was sich deutlich auf Lena K. überträgt. Lena K. kann keinen klaren Gedanken fassen. Nachdem Frau Seifert stabilisiert und intensivmedizinisch versorgt ist, gibt es eine kurze Nachbesprechung innerhalb des Teams. Die Ärzte fragen Lena K., ob es keinerlei Anzeichen gegeben hat, die auf einen Krampfanfall hingewiesen hätten. Lena K. berichtet den Ärzten von den durch Frau Seifert geschilderten Symptomen und merkt, dass in ihr ein schlechtes Gewissen aufsteigt. Als Karin O. und Lena K. allein sind, fängt Lena K. an zu weinen und sagt, dass sie auf Frau Seifert besser hätte aufpassen müssen. Den Krampfanfall hätte man verhindern können, wenn man Frau Seifert ernstgenommen hätte. Auch Karin O. gesteht, dass sie es ebenfalls falsch eingeschätzt hat und von sich selbst enttäuscht ist. Karin O. sagt, dass sie davon gehört habe, dass es in anderen Krankenhäusern Fallsupervisionen gibt, in denen bestimmte Pflegesituationen gemeinsam reflektiert und nachbesprochen werden. Hierdurch könnte man mehrere Meinungen hören und auch voneinander lernen. Sie schlägt vor, eine solche Fallsupervision zu initiieren und mit der Stationsleiterin über die Idee zu sprechen.

6.4.2 Durchführung

Karin O. vereinbart einen Termin bei dem Stationsleiter (Oliver N.), um diesem von ihrer Idee der systemischen Fallsupervision zu berichten. Oliver N. findet die Idee gut und ist offen für deren Umsetzung. Er schlägt zunächst vor, einen Supervisor für eine „Probe-Fallsupervision" zu akquirieren. Er weiß, dass es wichtig ist, dass der Supervisor umfangreiche Kenntnis vom Handlungsfeld Pflege besitzt, damit die Supervision sinnhaft moderiert werden kann und der Supervisionsprozess nachhaltig ausgestaltet wird. Da Oliver N. selbst regelmäßig als Supervisand an Leitungssupervisionen (vgl. Kap. 7) teilnimmt und bereits den Mehrwert für sich erkennen konnte, unterstützt er unternehmensseitig das Vorhaben und stellt sowohl den zentral gelegenen Schulungsraum als auch finanzielle Mittel bereit.

Nachdem nun im nächsten Schritt ein geeigneter Supervisor (vgl. Kap. 2) gefunden wurde, erfolgt ein Aushang auf der Station, der das Projekt „Fallsupervision auf der Intensivstation" kurz mit seinen Zielen und dem damit verbundenen Mehrwert vorstellt. Über einen QR-Code können sich Pflegende, Ärzte und weitere Kollegen aus dem multiprofessionellen Team anmelden. Die Teilnahme erfolgt freiwillig und wird als Arbeitszeit anerkannt, um einen möglichst einfachen Zugang zur Fallsupervision zu ermöglichen (Winterstein, 2024).

Um eine größtmögliche Transparenz zu schaffen und Vorbehalte gegenüber dem Instrument Supervision bereits im Vorfeld abzubauen, stellt sich der Supervisor im Rahmen einer zentralen Dienstversammlung vor und erklärt in einem kurzen Vortrag anhand eines Beispiels, wie eine systemische Fallsupervision abläuft und was die teilnehmenden Teammitglieder erwartet (Winterstein, 2024). Die Mitarbeiter der großen Intensivstation kennen sich zum Teil nur flüchtig, da das Team aus 80 Pflegenden, wechselnden Ärzten und zahlreichen Therapeuten und Sozialarbeitern besteht.

Vier Wochen, nachdem der Aushang auf der Station erfolgte, ist der erste Termin für die systemische Fallsupervision in einem Zeitfenster von 13:30 Uhr bis 16:00 Uhr geplant. Insgesamt haben sich elf Mitarbeiter dafür angemeldet. Nachdem alle zum Termin zusammengekommen sind und eine erste informelle Begrüßung durch die Supervisorin Margit P. stattgefunden hat, eröffnet Oliver N. die systemische Fallsupervisionssitzung und übergibt das Wort an die Supervisorin. Danach verlässt er den Raum, um einen geschützten Rahmen zu unterstützen. Im Nachfolgenden wird der Ablauf der systemischen Fallsupervision nebst Inhalten und Methoden näher dargestellt:

→ Ablauf der systemischen Fallsupervision. (Eigene Darstellung)

1. Begrüßung (ca. 15–20 min)	
Inhalte: • Supervisorin begrüßt die Teilnehmer • Teilnehmer stellen sich selbst in drei Sätzen vor • Supervisorin erläutert den Ablauf, die Rollen und Aufgaben in der Fallsupervision	
2. Einstiegsrunde und Erkundung von Anliegen (ca. 15–20 min)	
Inhalte: • Supervisorin fragt die Teilnehmer, wer einen Fall bzw. ein Anliegen für die Supervision hat • Drei Teilnehmer, darunter Lena K., melden sich und beschreiben kurz und knapp den Fall • Supervisorin visualisiert die Fälle stichwortartig an einem Flipchart	**Methoden und Techniken:** *Fragen:* • Wer möchte einen Fall in unsere Gruppe einbringen und kann diesen kurz und knapp erläutern? Darauf aufbauend: • Worin kann die Gruppe Dich in Deinem Anliegen unterstützen?

3. Entscheidung für ein Anliegen und ausführliche Fallschilderung (ca. 10–15 min)

Inhalte:	Methoden und Techniken:
• Die Gruppe entscheidet sich für ein Anliegen bzw. einen Fall, die anderen werden im „Fallspeicher" für andere Termine festgehalten • Im Ergebnis der Priorisierungsmethode ist der Fall von Lena K. am interessantesten für die Gruppe • Lena K. schildert ihren Fall umfassend und formuliert ihren Wunsch für die Sitzung	*Methode:* • Priorisierung der Fälle mit Klebepunkten. Jeder Supervisand klebt einen Punkt an das Anliegen, welches aus seiner Sicht bearbeitet werden soll *Technik:* • Falldarstellung durch spontanes und freies Erzählen *Systemische Frage:* • Lena, worin kann Dich die Gruppe unterstützen und was müsste passieren, dass Du zufrieden aus dieser Fallsupervision geht?

4. Klärung des Anliegens vor dem Hintergrund des geschilderten Falls und damit verbundenen Zielen (ca. 45 min)

Inhalte:	Methoden:
• Nachfragen zum Verständnis von den anderen Gruppenmitgliedern an Lena K. • Formulierung von wertschätzenden Hypothesen durch die Gruppenmitglieder an Lena K. • Bildung eines Reflecting Teams: Ein Teil der Gruppe diskutiert den Fall, während Lena K. als Supervisandin und die anderen Gruppenmitglieder zuhören • Feedback von Lena K. an die Gruppe, welche Lösungsvorschläge sie für sich als sinnvoll und nutzbar erachtet	*Systemische Fragen:* • Angenommen Lena, Du könntest die Zeit zurückdrehen, was würdest Du anders machen? • Habe ich richtig verstanden, dass … • Wie sicher hast Du Dich bei welchen Maßnahmen in dieser Situation gefühlt? Was bedeutet das für Dich in der Zukunft? *Wertschätzende Hypothesenbildung:* • Bildung wertschätzender Hypothesen, z. B.: – Lena, Dein Gefühl, etwas übersehen oder die Verantwortung nicht gut ausgeführt zu haben, kann als ausgeprägte Gewissenhaftigkeit gesehen werden und den Wunsch, dich ständig zu verbessern – Trotz der sehr komplexen Arbeitssituation hast du zielgerichtet die richtigen Kollegen informiert, das unterstreicht deine fachliche Kompetenz und Verantwortlichkeit *Reflecting Team:* • 3 Personen aus der Gruppe diskutieren gemeinsam über den Fall und mögliche Lösungsvarianten • Lena K. und die anderen Gruppenmitglieder hören zu • Andere Gruppenmitglieder bilden Hypothesen für sich und reflektieren mit: „Wie hätte ich in dieser Situation agiert? Was wäre mir in dieser Situation gut/weniger gut gelungen?"

6.4 Fallbeispiel Systemische Gruppen-/Fallsupervision ...

5. Auswertung der Bearbeitung des Falls (ca. 15–20 min)	
Inhalte:	**Methoden:**
• Reflexion über die Bedeutung des Erlebten und Erarbeiteten für die Berufspraxis • Im Rahmen der Reflexion wird fokussiert auf: Hilfreiche Lösungsideen und neue Perspektiven, neue Erkenntnisse und Lerneffekte • Besprechung, welche neuen Handlungsoptionen sich aus Sicht von Lena K. ergeben haben • Konkretisierung, wie die Erkenntnisse in die Praxis umsetzbar sind	*Systemische Fragen:* • Wie hat sich die Fallsupervision für Sie angefühlt und, wenn die Zielerreichung 100 % ist, bei wie viel Prozent stehen Sie gerade? • Wenn Ihr Team die Veränderungen in Ihrem Vorgehen bemerkt, woran würden Sie es erkennen? • Welche Ihrer Stärken können Sie nutzen, um die gewonnenen Ideen im Alltag umzusetzen?
6. Abschlussrunde und Verabschiedung (ca. 10–15 min)	
• Abschlussrunde mit systemischen Fragen: – Wie hilfreich war die heutige Fallsupervision auf einer Skala von 1–10 für Sie? – Wenn Ihr Team Sie nach den Erkenntnissen dieser Supervisionssitzung fragt, was würden Sie antworten? • Die wichtigsten Erkenntnisse werden auf einem Flipchart festgehalten • Positionierung im Raum: Möchten Sie die Fallsupervision künftig weiterführen, so stellen Sie sich für JA in die linke Raumecke und für NEIN in die rechte Raumecke	

Nach dem erfolgreichen Abschluss der ersten systemischen Fallsupervision berichtet die Supervisorin Margit P. an Oliver N., dass diese Supervisionsart für die meisten Supervisanden (8 von 11) als sehr hilfreich empfunden wurde und eine Fortführung dieses Formates seitens der Supervisanden gewünscht ist. Nach diesem Feedback der Supervisorin beschließt Oliver N. einen Supervisionsvertrag über 12 Monate mit Margit P. abzuschließen. Von da an werden systemische Fallsupervisionen auf der Intensivstation alle sechs Wochen regelmäßig stattfinden.

6.4.3 Ergebnisse

Die Ergebnisse der systemischen Gruppen-/Fallsupervision der voran beschriebenen Durchführung der Supervision lassen sich auf die Zieldimensionen dieser Supervisionsart (vgl. Abschn. 6.3.1) übertragen. Die wichtigsten Erkenntnisse der einzelnen Fallsupervisionen wird die Supervisorin Margit P. künftig einerseits in einem Kurzprotokoll und andererseits in Form eines Flipcharts festhalten. Die Ergebnisse der Gruppen-/Fallsupervision sind nachfolgend beispielhaft dargestellt:

→ Ergebnisprotokoll einer systemischen Gruppen-/Fallsupervision. (Eigene Darstellung)

Professionelle Entwicklung	• Die Supervisanden können ihr eigenes Handeln besser reflektieren und öffnen sich gegenüber Supervision • Die Supervisanden haben alternative Handlungsmöglichkeiten an einem Fallbeispiel erarbeitet und können auf diese im Berufsalltag zurückgreifen • Die Supervisanden können auf den Erfahrungsaustausch zurückgreifen und für sich passende Erkenntnisse in den Arbeitsalltag übertragen

Mentale Gesundheit und Selbstfürsorge	• Lena K. ist bewusst geworden, dass ihre geleistete Arbeit in dieser stressigen Situation gut gelaufen ist und dass sie ein hohes Maß an Gewissenhaftigkeit hat • Die Supervisanden wünschen sich in der Folge der Supervision Fortbildungen zum Stressmanagement und eine transparentere Kommunikation zum Umgang mit psychisch belastenden Pflegesituationen • Der Austausch in der Gruppe wird als wertvolle Ressource gesehen und die Supervisanden initiieren einen gemeinsamen Entspannungskurs über die Krankenkasse
Qualitäts- und Risikomanagement	• Die Patientensicherheit wird unterstützt, da sich die Supervisanden ihrer eigenen Fehlbarkeit bewusst werden und zudem verschiedene Handlungsmöglichkeiten diskutieren • Die Supervisanden entwickeln eine Offenheit gegenüber sensiblen Themen und auch Fehlern. Sie lernen durch Reflexion und Erfahrungsaustausch, dass es um die Verbesserung der Versorgungsleistung und nicht um die Suche nach einem Schuldigen geht
Kommunikation und Teamarbeit	• Die Supervisanden sprechen im Arbeitsalltag offener und selbstkritischer über ihre Erfahrungen und Einsätze • Sie entwickeln eine offene und wertschätzende Kommunikation innerhalb des Teams
Wissenstransfer und Innovation	• Das Wissen wird zwischen verschiedenen Supervisanden ausgetauscht und in den Berufsalltag überführt • Die Supervisanden lernen, dass sie sich auch im Arbeitsalltag übergreifend zu fachlichen Themen austauschen können und der Blick über den eigenen Tellerrand andere Handlungsoptionen aufzeigt

Um die Autonomie der Gruppe zu stärken, ist es auch möglich, innerhalb der Gruppe kleinere Teams zu bilden, welche sich zum einen um die Dokumentation der Ergebnisse und zum anderen um kleine Pausensnacks bemühen. Dies trägt dazu bei, dass das Verantwortungsgefühl der einzelnen Supervisanden für die gesamte Gruppe steigt und überdies ein informeller Austausch zwischen den einzelnen Fallsupervisionsterminen gestärkt wird, um Absprachen zu treffen oder auch die Dokumentation zu vervollständigen. Da zu erwarten ist, dass jedes Gruppenmitglied eine hochwertige Ergebnisdarstellung vom jeweiligen Supervisionstermin erhalten möchte, ist auch von einer hohen Qualität der Dokumentation auszugehen. Darüber hinaus wird hierdurch auch eine begleitende Weiterentwicklung möglich, da nach den einzelnen Terminen retrospektiv eine Auseinandersetzung mit den Fällen stattfindet.

6.4.4 Evaluation

Die Evaluation in der systemischen Gruppen-/Fallsupervision dient dazu, den Prozess und die Tätigkeit des Supervisors regelmäßig zu beurteilen und auf Veränderungsnotwendigkeiten hin zu überprüfen. Bei der Beurteilung können verschiedene Maßstäbe, wie bspw. Zufriedenheit mit dem Supervisionsprozess, Erfolg der Fallsupervision oder auch Umsetzbarkeit der Lösungsideen in die berufliche Praxis, sein. Eine Evaluation dient vorrangig dazu, die Qualität der systemischen Gruppen-/Fallsupervision fortlaufend sicherzustellen (Lüschen-Heimer & Michalak, 2022). Insbesondere um eine quantitative Beurteilung des Supervisionsprozesses vorzunehmen, kann es sinnhaft sein, mit einem Evaluationsbogen zu arbeiten, welcher von den Supervisanden nach den jeweiligen Terminen ausgefüllt wird. Hierbei kann angepasst an die Gruppe und an den Auftrag ein Evaluationsbogen konzipiert werden, welcher Aussagen zum Supervisionsprozess enthält, die mit einer Zustimmungsskala bewertet werden. Im Nachgang wird es somit möglich, die Antworten zu bündeln und in Kategorien auszuwerten. In Kombination mit kurzen Gesprächen in der Abschlussrunde der jeweiligen Supervisionstermine wird so ein Gesamtbild erzeugt, welches die Entwicklungslinie und den Mehrwert sowie die Qualität des Supervisionsprozesses weitreichend abbildet (Lüschen-Heimer & Michalak, 2022).

Weiterhin besteht die Möglichkeit, dass sowohl die Supervisanden als auch der Supervisor eine Selbstevaluation gewissenhaft durchführen, um den Supervisionsprozess zu bewerten (Tab. 6.3).

6.5 Erfahrungsbericht aus der Praxis

Einsatzmöglichkeiten von **Gruppen-/Fallsupervision** in der ambulanten Pflege.
Marla N. (34 Jahre alt, seit 2 Jahren tätig als Gesundheits- und Krankenpflegerin, Studium: „Pädagogik im Gesundheitswesen B.A.").

Frage: Welche Rolle spielt Gruppen- bzw. Fallsupervision in Ihrem Arbeitsfeld und können Sie deren Bedeutung für Ihren beruflichen Kontext einordnen?

GKP: Wir sind verschiedene Berufsgruppen in einer großen überregionalen Trägerorganisation und versorgen Patienten mit Suchterkrankungen oder ehemals abhängige Personen. Das ist eine Form der Versorgung, Begleitung und Nachsorge. Bei uns ist das

Tab. 6.3 Selbstevaluation des Supervisionsprozesses. (Eigene Erstellung in Anlehnung an Lüschen-Heimer & Michalak, 2022)

Selbstevaluation
1. Mein intensivstes Gefühl nach dieser Supervision ist …
2. Worauf weist mein Gefühl mich hin? Welche Informationen oder welcher Eigenanteil von mir sind darin verborgen?
3. Gedanken, die mich nach dieser Supervisionssitzung beschäftigen, sind …
4. Welcher Prozess entwickelt sich gerade?
5. Worauf möchte ich beim nächsten Supervisionstermin mehr achten?
6. Benötige ich im Supervisionsprozess mehr Bewegung, mehr Konfrontation oder mehr Ruhe?
7. An welchen Stellen war meine wertschätzende Haltung erkennbar?
8. Wenn ich mich in dieser Gruppe interagieren sehe, dann fällt mir besonders auf …
9. Auf welche Ideen und Lösungen bin ich heute gekommen, die sich hilfreich anfühlen?

durch große multiprofessionelle Teams gewährleistet. Ich arbeite im Bereich der ambulanten Pflege und da geht es um pflegerische Aufgaben. Wir unterstützen uns aber auch gegenseitig bei Fragen im Team und helfen unseren Patienten und Klienten, sich selbst und ihr Leben zu organisieren.

Frage: Wie oft werden bei Ihnen im Arbeitskontext Gruppensupervisionen angeboten und welche Berufsgruppen nehmen teil?

GKP: *Gruppensupervisionen finden bei uns nur zweimal im Jahr statt. Es nehmen dann verschiedene Berufsgruppen teil, also Pflege, Sozialarbeiter und Erzieher. Die Gruppe ist aber sehr groß, es sind so ungefähr 40 Teilnehmer. Geleitet wird die Supervision von zwei Supervisoren.*

Frage: Zu welchen Themen finden die Gruppensupervisionen statt? Was sind mögliche Inhalte?

GKP: *Die Themen sind vielfältig. Aber Inhalte, die immer relevant sind, sind Kommunikation mit anderen Berufsgruppen, Umgang und Beziehungsgestaltung mit unseren Klienten und Patienten und natürlich auch die Entwicklung der eigenen Einrichtung und die Frage, wie wir zukünftig miteinander arbeiten möchten.*

Frage: Wie hilfreich ist für Sie persönlich diese Art von Gruppensupervision?

GKP: *Direkt nach der Gruppensupervision denke ich: Es ist für mich gar nicht so produktiv, weil das Problem weiter fortbesteht und wir in der Supervision gar keine Lösung gefunden haben. Aber mit etwas Abstand merke ich dann, dass sich wirklich etwas ändert. Man ist sensibilisiert für die Abläufe innerhalb der Kommunikation und Zusammenarbeit mit anderen. Das macht schon etwas. Aber wie gesagt, der zeitliche Abstand ist wichtig. Das braucht einfach Zeit.*

Frage: Wenn Sie einmal überlegen, was Sie sich für eine „optimale Gruppensupervision" wünschen würden, was wäre das wohl?

GKP: *Es wäre einfach schön, wenn jeder teilnehmen könnte und jeder sich auch beteiligen würde mit seinen eigenen Anliegen. Die Gruppengröße ist aus meiner Sicht okay. Mein Wunsch wäre, dass es viel umfänglicher und tiefgründiger wäre. Wir bräuchten viel mehr Zeit und Ruhe, um die Themen auch inhaltlich richtig zu besprechen. Ich habe manchmal das Gefühl, dass es sehr oberflächlich einfach abgearbeitet wird. Manchmal ist es einfach so nur „touch and go". Von daher wäre meine Idee, dass eine Gruppensupervision schon 3 oder 4 Stunden, am besten einen ganzen Nachmittag, gehen würde. Jeder braucht eine Chance, sein Anliegen auch einzubringen bzw. sich überhaupt auch an der Supervision zu beteiligen. Das ist bei 40 Personen schon manchmal etwas schwer.*

Frage: Spielt aus Ihrer Sicht das Geschlecht und das Alter der supervidierenden Person eine wichtige Rolle im Hinblick auf das Gelingen von Teamsupervision?

GKP: Nein, das Geschlecht ist eigentlich völlig egal. Beim Alter sollte die Person natürlich schon zum Team passen. Es gibt sehr junge Teams, also mit jungen Pflegefachkräften, und da passt natürlich jemand, der über 60 ist, nur schwer als Supervisor. Jedenfalls denke ich das so, aber es kann auch ganz anders sein. Ich weiß es nicht.

Frage: Sie führen Ihre Gruppensupervisionen ja in Präsenz, also vor Ort in Ihrer Einrichtung, durch. Könnten Sie sich gegebenenfalls Teamsupervisionen auch digital, z. B. per Zoom-Meeting, vorstellen?

GKP: Nein, das würde aus meiner Sicht nicht funktionieren.

Frage: Wäre es für Sie gut, wenn die supervisierende Person aus dem Arbeitsfeld „Pflege" oder „Sucht" kommt bzw. eine Art „Feldkompetenz" mitbringt?

GKP: Die Person muss neutral sein und darf nicht in internen Unternehmensbereichen involviert sein und sollte am besten ahnungslos sein.

Interviewer: Marla, vielen Dank für Ihre Offenheit und die Einblicke in Ihren Arbeitsbereich. Ich wünsche Ihnen alles Gute.

6.6 Fazit

Die systemische Gruppen-/Fallsupervision in der Pflege ist eines der Instrumente systemischer Supervision, mit welchem sich Pflegende einerseits Supervision annähern können und andererseits ihre berufliche Praxis auf verschiedenen Ebenen weiterentwickeln und verbessern können. Es ist davon auszugehen, dass die systemische Gruppen-/Fallsupervision zunehmend an Bedeutung für die Pflege gewinnen wird, da innerhalb der Gruppe wertvolle Impulse und Ideen an den Fallschildernden gegeben werden können und in einem gemeinschaftlichen Reflexionsprozess Handlungs- und Lösungsoptionen für die Klärung des Anliegens entwickelt werden. Dieses Supervisionsformat stärkt dabei auf vielfältige Art und Weise die Leistungs- und Zukunftsfähigkeit der Pflege. Pflegende werden in die Lage versetzt, adäquat und unter Berücksichtigung der eigenen Vulnerabilität mit den stetig steigenden Anforderungen umzugehen, aber auch kreative Lösungen in belastenden Situationen zu entwickeln. Sie ist als ein neuartiger Ort zum Lernen zu sehen, da berufliche Fälle tiefgreifend reflektiert und am konkreten Beispiel mit echten Emotionen und Erfahrungen begreifbar gemacht werden. Darüber hinaus gibt die systemische Gruppen-/Fallsupervision Entlastung und Stabilisierung für die einzelnen Supervisanden, wirkt sich also gesundheitsförderlich aus. Weiterhin trägt dieses Supervisionsformat zur Steigerung der Versorgungsqualität und Sicherheit bei, da vorrangig eine Stärkung der beruflichen Handlungskompetenz erfolgt.

Literatur

Böckelmann, I., Thielmann, B., & Schumann, H. (2022): Psychische und körperliche Belastung im Rettungsdienst: Zusammenhang des arbeitsbezogenen Verhaltens und der Beanspruchungsfolgen. In: Bundesgesundheitsblatt, Gesundheitsforschung, Gesundheitsschutz 65(10), S. 1031–1042. https://doi.org/10.1007/s00103-022-03584-1.

EASC. (2019). EASC – Supervision and Coaching in Europe. Handbuch. Qualitätsstandards des EASC. https://www.easc-online.eu/fileadmin/content/dokumente/Manual/de/EASC-Manual_EC_Vision_V04_bis_09-2023.pdf. Zugegriffen: 20. Juni 2023.

Ebbecke-Nohlen, A. (2022). *Einführung in die systemische Supervision*. Sechste Auflage. Carl-Auer-Verlag (Carl-Auer compact).

Erpenbeck, J., Rosenstiel, L. von, Grote, S., & Sauter, W. (Hrsg.). (2017). Handbuch Kompetenzmessung. Erkennen, verstehen und bewerten von Kompetenzen in der betrieblichen, pädagogischen und psychologischen Praxis. Fachverlag für Wirtschafts- und Steuerrecht Schäffer. 3., überarbeitete und erweiterte Auflage. Schäffer-Poeschel.

Erpenbeck, J., & Sauter, W. (2015). Wissen, Werte und Kompetenzen in der Mitarbeiterentwicklung. Ohne Gefühl geht in der Bildung gar nichts. Wiesbaden: Springer Gabler (essentials). http://search.ebscohost.com/login.aspx?direct=true&scope=site&db=nlebk&AN=1023054.

Fachkommission nach § 53 Pflegeberufegesetz. (2020). Rahmenpläne der Fachkommission nach § 53 PflBG. o. O.

Hagemann, V. (2016). High Responsibility Teamarbeit in Hochrisikobereichen – Verantwortung mit Risiko? In: Achim Hackstein, Vera Hagemann, Florentin von Kaufmann und Helge Regener (Hg.): Handbuch Simulation. *Unter Mitarbeit von Frank Christiansen*. Edewecht: S+K Verlagsgesellschaft Stumpf + Kossendey mbH, S. 56–59.

Heringshausen, G., & Brauchle, G. (2010). Gesundheit im Rettungsdienst: Ergebnisse einer Querschnittuntersuchung im deutschen Rettungsdienst. *Rettungsdienst, 33*(4), 324–331.

Heringshausen, G., & Schreier, R. (2021). Fort- und Weiterbildung: Im Zentrum steht die Kompetenzentwicklung. *Rettungsdienst, 44*(6), 18–23.

Lippmann, E. D. (2013). *Intervision*. Springer Berlin Heidelberg.

Loebbert, M. (2016). *Wie Supervision gelingt*. Springer Fachmedien Wiesbaden.

Lüschen-Heimer, C., & Michalak, U. (2022). Werkstattbuch systemische Supervision. Zweite Auflage. Carl-Auer Verlag GmbH (Beratung, Coaching, Supervision).

Pecha, S., Hofmann, T., Möckel, L., & Jacobs, S. (2025). Subjektiv wahrgenommene Belastung von Mitarbeitenden des deutschen Rettungsdienstes. *Zbl Arbeitsmed*. https://doi.org/10.1007/s40664-025-00573-4.

Rappe-Giesecke, K. (2003). *Supervision für Gruppen und Teams*. Springer Berlin Heidelberg.

Schlippe, A. von, & Schweitzer, J. (2019). Systemische Interventionen. 4. Auflage. Utb GmbH (utb-studi-e-book, 3313). https://elibrary.utb.de/doi/book/10.36198/9783838552309.

Schubert, F.-C., Rohr, D., & Zwicker-Pelzer, R. (2019). *Beratung*. Springer Fachmedien Wiesbaden.

Winterstein, I. (2024). *Supervision von Einsatzkräften im Rettungsdienst: Stumpf + Kossendey.*

Systemische Leitungssupervision in der Pflege

Gordon Heringshausen

Zusammenfassung

Systemische Leitungssupervision stellt für Leitungs- und Führungskräfte in der Pflege eine gute Möglichkeit dar, das eigene berufliche Handeln zu reflektieren und zu verbessern. Sie bietet nicht nur Unterstützung im Umgang mit den hohen Anforderungen dieses Arbeitsfeldes, sondern trägt auch zur langfristigen Stärkung der gesamten Organisation bei. Durch die Kombination von Reflexion, Problemlösung und systemischer Perspektive ermöglicht sie es Leitungs- und Führungskräften, ihre Rolle souverän und nachhaltig auszufüllen. Angesichts zunehmender Belastungen im Arbeitsfeld Pflege, darunter Personalmangel, steigende Patientenzahlen und wachsende organisatorische Anforderungen, wird der Bedarf an Leitungssupervision weiter steigen. Zukünftig könnten spezialisierte Supervisionsformate an Bedeutung gewinnen, die neben der klassischen Reflexion in Teams auch Aspekte der psychosozialen Unterstützung, interprofessionellen Zusammenarbeit und digitalen Kommunikationsstrukturen für Leitungs- und Führungskräfte berücksichtigen. Zudem ist eine verstärkte Integration von Supervision in die regulären Fortbildungsprogramme denkbar, um eine nachhaltige Verankerung in der Organisationskultur in pflegerischen Einrichtungen zu erreichen. Leitungssupervision kann damit zu einem zentralen Element moderner Leitungs- und Führungskultur in der Pflege werden und zugleich eine Schlüsselrolle für die langfristige Qualitätssicherung in der pflegerischen Versorgung und der Mitarbeiterführung im Hinblick auf die Arbeitszufriedenheit in der Pflege der Zukunft einnehmen.

7.1 Relevanz systemischer Leitungssupervision in der Pflege

Die systemische Leitungssupervision gewinnt in der Pflege zunehmend an Bedeutung, da sie einen ganzheitlichen Ansatz zur Verbesserung der Leitungs- und Führungskompetenzen und der Organisationsstrukturen bietet (Junkers, 2009) und zugleich einen Raum bietet, Probleme in der Arbeitsbeziehung, dem Umgang mit Zusammenarbeit und Konflikt, der Gestaltung von Autonomie und Abhängigkeit, Respekt und Achtsamkeit betreffend, in den Blick zu nehmen und zu entwickeln (Weigand, 2019). In einem komplexen und sich ständig wandelnden Gesundheitssystem ist es für Führungskräfte in der Pflege essenziell, ihre Rolle effektiv auszufüllen und gleichzeitig die Bedürfnisse des Teams und der Patienten im Blick zu behalten (Doppelfeld, 2013). Daraus ergeben sich vielfältige pflegerische Leitungs- und Führungsanforderungen. Die Arbeit von Leitungs- und Führungskräften in der Pflege verlangt ein hohes Maß an fachlicher Kompetenz, sozialer Verantwortung und der Fähigkeit, auch unter Druck klare und nachhaltige Entscheidungen treffen zu können (Bräutigam et al., 2023). Die Leitungsaufgaben sind aktuell vielseitig und reichen von der strategischen und organisatorischen Planung (Pflegedienstleitung) über die operative Leitung (Team- bzw. Stationsleitung) bis hin zur Wahrnehmung von diversen Schnittstellenfunktionen im Tagesgeschäft (z. B. Praxisanleitung). Leitungs- und Führungskräfte in der Pflege tragen dabei u. a. sowohl die Verantwortung für die Effizienz der Arbeitsabläufe, für die psychosoziale Gesundheit ihrer Mitarbeiter als auch für deren Motivation, Leistungsfähigkeit und Arbeitszufriedenheit (Bräutigam et al., 2023). Dabei unterstützen Leitungskräfte im Gesundheitswesen ihre Mitarbeiter nicht nur fachlich, sondern auch persönlich, indem sie eine Mentorenrolle übernehmen und als Ansprechperson für deren berufliche und persönliche Anliegen zur Verfügung stehen (Schmid & Weber, 2003; Lauer et al., 2022). Ein nicht zu unterschätzender Aufgabenbereich ist aber auch das interne Krisen- und Konfliktmanagement. Leitungs- und Führungskräfte in der Pflege sind häufig mit Konflikten innerhalb der Teams oder zwischen den verschiedenen Organisationseinheiten (z. B. Zusammenarbeit mit anderen Teams und Stationen bzw. multiprofessionelle Kooperation Ärzte/Pflege/Funktionsdienste etc.) konfrontiert. Sie müssen dann in der Lage sein, diese Konflikte professionell zu handeln, zu bewältigen und so eine positive Arbeitsatmosphäre im Team zu erhalten und zu fördern. Nach emotional belastenden Erlebnissen in pflegerischen Arbeitssituationen spielen sie zudem eine Schlüsselrolle bei der psychosozialen Unterstützung der Pflegekräfte, indem sie bei Bedarf Hilfs- und Unterstützungsangebote für Pflegefachkräfte organisieren bzw. selbst initiieren (Kemper, 2021). Systemische Leitungssupervision kann als präventives und unterstützendes Instrument der Selbstreflexion dazu beitragen, die Qualität der eigenen Leitung, die Teamdynamik und die Resilienz der Mitarbeiter in der Pflege nachhaltig zu stärken. Leitungssupervision bietet Leitungs- und Führungskräften dazu einen strukturierten Rahmen, um die beschriebenen komplexen Leitungsaufgaben zu reflektieren und lösungs- und zielorientierte Strategien zu entwickeln (Winterstein, 2024). Anders als rein fachliche oder organisatorische Weiterbildungen fokussiert die Supervision dabei auf die Wechselwirkungen zwischen individuellen, teamdynamischen und organisationsbezogenen Faktoren. Durch diese ganzheitliche Perspektive können Leitungs- und Führungskräfte sowohl ihre persönliche Entwicklung als auch die ihrer Mitarbeiter gezielt fördern (Winterstein, 2024).

Aber auch aus unternehmerischer Sicht ist eine gezielte, bedarfsorientierte Entwicklung von Leitungs- und Führungskräften in der Pflege längst überfällig. Gesundheitseinrichtungen, die in die systematische Förderung ihrer Leitungs- und Führungskräfte investieren, profitieren von einer schnelleren Identifikation von Marktchancen und -risiken, klar definierten und erreichbaren strategischen Zielen sowie einer stärkeren Arbeitgeberattraktivität. Sie ziehen dadurch qualifiziertes Personal an, erhöhen die langfristige Mitarbeiterbindung und positionieren sich zugleich als attraktive Arbeitgeber für leitende Fachkräfte (Steil & Turowski, 2018).

7.2 Theoretischer Rahmen

Die theoretische Einordnung der Leitungssupervision sowie ihre Abgrenzung zu anderen Unterstützungsformaten stellt eine Herausforderung dar. Besonders die Differenzierung vom Coaching bleibt unscharf, da in der Fachliteratur Supervision häufig als eine spezifische Form des Coachings für helfende Berufe beschrieben wird (Loebbert, 2016). Tatsächlich gibt es zahlreiche Überschneidungen zwischen beiden Ansätzen und klare Abgrenzungskriterien sind schwer zu definieren (Vgl. Kap. 8). Daher wird der Begriff Leitungssupervision oft als Synonym für Coaching in leitenden Funktionen verwendet (Haubl, 2008; Ahlburg, 2019). Leitungssupervision kann abgrenzend zu Coaching als eine besonders wertvolle Form der Einzelberatung für Leitungs- und Führungskräfte betrachtet werden, in deren Beratungskontext sowohl Ziele, Aufgaben, normative Strukturen und Prozesse in Bezug zur Leitungs- und Führungsaufgabe thematisiert und supervidiert werden (Gerich et al., 2014). Sie stellt eine spezifische Variante der Supervision dar und findet häufig im dyadischen Setting, also in einer Zweierbeziehung statt. Inhaltlich konzentriert sie sich stark auf berufliche Fragestellungen (West-Leuer, 2019). Typische Themenbereiche sind unter anderem der Umgang mit Konflikten (z. B. mit Mitarbeitern, externen Partnern, internen Leitungs- bzw. Verwaltungssystemen), die Reflexion der eigenen Leitungs- und Führungsrolle, Herausforderungen bei der Umsetzung neuer Regelungen oder der Umgang mit Budgetkürzungen (Fischer et al., 2001). Leitungs- und Führungskräfte in der Pflege müssen sich täglich in diesen komplexen Handlungsfeldern bewegen. Gleichzeitig werden an sie zunehmend Anforderungen gestellt, die ein hohes Maß an Kooperationsfähigkeit und Reflexionskompetenz verlangen. Die Leitungssupervision unterstützt sie dabei, diese Herausforderungen zu bewältigen und Lösungen für die damit verbundenen Schwierigkeiten zu entwickeln (Fischer et al., 2001).

▶ **Praxistipp** Führungskräfte in der Pflege (z. B. Team- bzw. Stationsleitungen, Pflegedienstleitungen) sollten regelmäßig an Leitungssupervisionen teilnehmen (mindestens einmal im Quartal), um ihre eigene Führungsrolle gezielt zu reflektieren und komplexe Konflikt- oder Veränderungssituationen professionell aufzuarbeiten. Besonders hilfreich ist dabei ein externer Supervisor, der nicht nur die Strukturen im Pflegealltag kennt, sondern auch einen neutralen Reflexionsraum bietet, z. B. bei Spannungen im Team, internen Zielkonflikten oder der Umsetzung neuer Vorgaben. Das stärkt nicht nur die persönliche Führungskompetenz, sondern wirkt sich auch positiv auf das gesamte Teamklima im pflegerischen Arbeitsbereich aus.

Die Deutsche Gesellschaft für Systemische Therapie, Beratung und Familientherapie (DGSF, 2008) definiert Leitungssupervision als eine spezifische Form der Beratung für Führungskräfte innerhalb von Institutionen. Ziel ist die Reflexion der eigenen Leitungsaufgaben, des individuellen Führungsstils sowie der persönlichen Weiterentwicklung. Dabei werden insbesondere die Formulierung von Zielen und strukturierende Hilfestellungen erarbeitet.

Die Deutsche Gesellschaft für Supervision und Coaching (DGSv, 2012) beschreibt Leitungssupervision als eine beratende Begleitung, die sich auf die Gestaltung der Führungsrolle konzentriert. In der Praxis wird sie häufig in Sonderformen von Einzelsupervision oder Coaching für Führungskräfte durchgeführt. Alternativ kann sie auch in Gruppen stattfinden, wodurch ein gegenseitiger Erfahrungsaustausch ermöglicht wird. Im Mittelpunkt stehen dabei die Entwicklung einer klaren Leitungsidentität im Kontext der eigenen beruflichen Biografie sowie aktuelle Fragestellungen zur Führungsrolle.

Systemische Leitungssupervision zeichnet sich durch ihre besondere Herangehensweise aus: Sie betrachtet die Leitungs- und Führungskraft nicht isoliert, sondern eingebettet in ein komplexes Netz von Beziehungen und Systemen. Diese systemische Perspektive ist im Kontext der pflegerischen Tätigkeit unverzichtbar, da hier vielfältige Wechselwirkungen zwischen Teammitgliedern, Leitungs- und Führungskräften, der Organisation und externen Akteuren bestehen (vgl. Kap. 2). Die Notwendigkeit von Leitungssupervision in der Pflege ergibt sich aus mehreren Aspekten (Tab. 7.1):

Effektive Führung im Arbeitsfeld Pflege erfordert seitens der Leitung eine bewusste Gestaltung von Reflexions- und Handlungsprozessen, um abstrakte organisatorische Abläufe mit praxisnahen Erfahrungen und Erlebnissen zu verknüpfen. Insbesondere die Übernahme von Leitungs- und Führungsaufgaben aus einem bestehenden Team heraus stellt Leitungs- und Führungskräfte in der Pflege vor die Herausforderung, ihre Beziehungen zu bisherigen Kollegen, Mitarbeitern und Vorgesetzten neu zu definieren. In der Vergangenheit erfolgte in vielen Fällen die Besetzung von Leitungs- und Führungspositionen (z. B. Team- bzw. Stationsleitungen) oft nicht auf der Grundlage gezielter Qualifikation, sondern ohne systematische Vorbereitung und adäquate Ausbildung. Die Weiterbildung zu „Leitung im Gesundheitswesen" wird dann oft im Nachgang, sozusagen „on the job", ab-

7.2 Theoretischer Rahmen

Tab. 7.1 Notwendigkeit von Leitungssupervision in der Pflege, Auswahl. (Eigene Erstellung)

• Förderung der Reflexionsfähigkeit	Leitungs- und Führungskräfte in der Pflege erhalten die Möglichkeit, ihre eigene Rolle, Entscheidungen und Handlungsweisen kritisch zu hinterfragen
• Verbesserung der Kommunikation	Systemische Leitungssupervision unterstützt die Entwicklung klarer und empathischer Kommunikationsstrategien, die essenziell sind, um Vertrauen und Zusammenarbeit im Team zu stärken
• Prävention von Burnout	Durch die frühzeitige Bearbeitung von Belastungen und Konflikten können psychische Erschöpfung und Burnout sowohl bei Leitungs- und Führungskräften als auch im Team der Pflegekräfte reduziert werden
• Nachhaltige Organisationsentwicklung	Systemische Leitungssupervision trägt dazu bei, Strukturen und Prozesse in der Pflege kontinuierlich zu verbessern und an sich wandelnde Anforderungen anzupassen

solviert. Dies führt regelmäßig dazu, dass sowohl die betroffenen Leitungs- und Führungskräfte als auch die Mitarbeiter Schwierigkeiten haben, die neue Rolle der Leitungskraft zu akzeptieren. Unter dem psychologischen Druck der Regression besteht zudem die Gefahr, sich wieder stärker dem Team anzunähern, wodurch es zu Rollenkonflikten und einer Verwischung der Leitungs- und Führungsverantwortung kommen kann (Junkers, 2009). Um diesen Herausforderungen zu begegnen, kann Leitungssupervision eine wertvolle Unterstützung bieten, indem sie Leitungs- und Führungskräfte in der Pflege in ihrer Rollenfindung begleitet und ihre Identitätsentwicklung fördert.

Eine Leitungssupervision zu den möglichen Themenbereichen (Abb. 7.1) kann auch fließend in den Bereich der Organisationsberatung übergehen, wenn

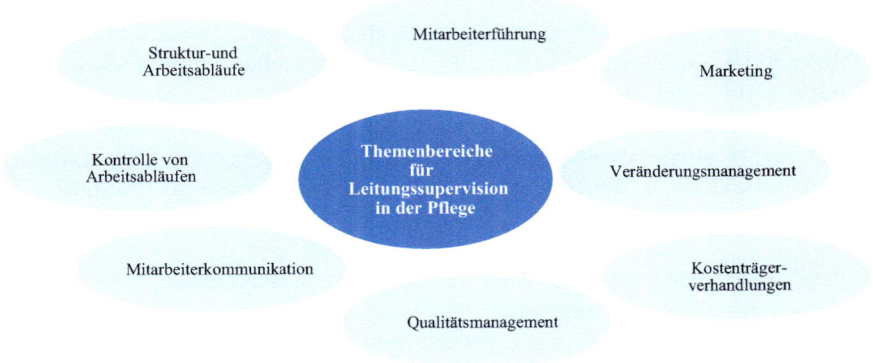

Abb. 7.1 Themenfelder für Leitungssupervision in der Pflege. (Eigene Erstellung in Anlehnung an Junkers, 2009)

Arbeitsstrukturen identifiziert und entwickelt werden, die präventiv gegen die Entstehung von Konflikten wirken. Wird der Supervisor dabei in seiner Rolle als Organisationsberater gefordert, nimmt die Beratung eine spezifische Form an, die sich dann auch – je nach Anliegen – als individuelles Coaching gestalten kann (vgl. Kap. 8).

▶ **Praxistipp** Etablieren Sie als Leitungskraft einen festen monatlichen Reflexionsslot (z. B. 60 min) zur persönlichen Leitungssupervision, idealerweise mit einem externen Supervisor oder einem vertrauten Mentor. Dies kann digital oder face-to-face erfolgen. Nutzen Sie diese Zeit gezielt zur Reflexion von Teamkonflikten, Entscheidungsdruck und Rollenklarheit. So schaffen Sie Raum für persönliche Entwicklung, stärken Ihre Führungsidentität und fördern eine gesunde Leitungskultur in der Pflege.

7.3 Methodenskizze

Eine Methodenskizze ist für die Planung einer Supervision essenziell, da sie Struktur, Zielorientierung und methodische Vielfalt gewährleistet. Die Skizze definiert klare Ziele, legt den Ablauf in der Supervision fest und ermöglicht eine gezielte Auswahl passender Methoden. Gleichzeitig sorgt sie für Flexibilität, um auf unvorhergesehene Entwicklungen zu reagieren, und sie trägt zugleich zur Qualitätssicherung bei, indem sie eine systematische Dokumentation und Evaluation erleichtert. Insgesamt stellt eine Methodenskizze sicher, dass die Supervision professionell, effektiv und an den Bedürfnissen der Teilnehmer ausgerichtet ist.

7.3.1 Ziele

Leitungssupervision bezieht sich wesentlich auf berufliche Anliegen (West-Leuer, 2019) und ist somit eine unterstützende und leistungsrollenzentrierte Beratung im Kontext berufs- und organisationsbedingter Anliegen (Lehmenkühler-Leuschner & Leuschner, 2000). Mögliche übergeordnete Ziele für eine Leitungssupervision ergeben sich in ihren individuellen beruflichen Arbeitsbereichen aus folgenden vier Spannungsfeldern, in denen sich Leitungs- und Führungskräfte regelmäßig bewegen müssen:

- den Erwartungen der Mitarbeiter, ihre Interessen zu berücksichtigen und dem Träger gegenüber zu vertreten,
- den Erwartungen der Kunden, für die die Organisation ihre Dienstleistungen anbietet, ihren Bedürfnissen und Interessen entgegenzukommen,

- den Erwartungen und Anforderungen des Trägers, im Interesse der Organisation und ihren Primär- und Sekundärzielen zu leiten,
- den eigenen Erwartungen an die Leitungsrolle, den berufsethischen, standespolitischen und fachlichen Anforderungen, die sich aus ihrer Berufssozialisation ergeben (Lehmenkühler-Leuschner & Leuschner, 2000).

Vor dem Hintergrund dieser Handlungsfelder lassen sich mehrere übergeordnete wichtige Ziele zur Unterstützung von Leitungs- und Führungskräften in der Pflege ableiten (Tab. 7.2):

7.3.2 Methoden und Techniken

Die systemische Leitungssupervision lässt sich nicht auf eine direkte Anwendung systemtheoretischer Konzepte oder ein reines Repertoire diverser Methoden oder technischer Fertigkeiten reduzieren. Vielmehr manifestiert sich Supervision als ein komplexes Gefüge, in dem die Persönlichkeit des Supervisors sowie der spezifische Kontext der systemischen Arbeit zentrale Rollen einnehmen (Möller, 2012). Diese Elemente werden durch ein Fundament grundlegender Prämissen und professioneller Haltungen miteinander verknüpft, welche als Inspirationsquelle für das konkrete supervisorische Handeln dienen. Somit entsteht ein dynamisches Zusammenspiel zwischen theoretischen Grundlagen, praktischer Umsetzung und individueller Expertise, das die Einzigartigkeit und Effektivität systemischer Supervision ausmacht (Schlippe & Schweitzer, 2007). Vor diesem Hintergrund bezieht sich Leistungssupervision wesentlich auf berufliche Anliegen und nutzt vorrangig selbstreflexive Methoden (West-Leuer, 2019). Leitungssupervision zielt darauf ab, Leitungs- und Führungskräfte (u. a. Teamleitung, Stationsleitung, Pflegedienst-

Tab. 7.2 Zieldimensionen von Leitungssupervision in der Pflege. (Eigene Erstellung in Anlehnung Junkers, 2009; Möller, 2012)

Stärkung der Führungskompetenz	Persönliche Entwicklung
• Reflexion der eigenen Leitungs- und Führungsrolle und des Leitungs- und Führungsverhaltens • Entwicklung eines effektiven Leitungsstils • Verbesserung der Mitarbeitermotivation und -führung • Entwicklung von Konfliktkompetenz	• Förderung der Selbstreflexion • Reflexion eigener Blockaden • Klärung der beruflichen Rolle und der individuellen Kompetenzen • Verbesserung der eigenen Work-Privacy-Balance
Bewältigung von Herausforderungen	**Organisationsentwicklung**
• Unterstützung bei schwiergen Entscheidungssituationen • Hilfe bei der Lösung von Teamkonflikten • Umgang mit Stress und Leistungsdruck zur Burnout-Prävention	• Unterstützung bei Veränderungsprozessen in der Organisation • Förderung einer konstruktiven Zusammenarbeit im Unternehmen • Optimierung von Arbeitsabläufen und -strukturen

leitung, Pflegedirektion etc.) in ihrer komplexen beruflichen Rolle zu stärken, ihre Handlungsfähigkeit als Leitung zu erweitern und letztlich die Effizienz und Qualität der Arbeit in der Organisation zu verbessern. Dazu bieten sich in der Leitungssupervision diverse methodische Ansätze aus der Systemischen Therapie und Beratung an (vgl. Schlippe & Schweitzer, 2007) (Abb. 7.2):

7.3.3 Struktur und Ablauf

Der Gesamtprozess der Leitungssupervision lässt sich in drei wesentliche Phasen unterteilen, die aufeinander aufbauen und zuweilen ineinander übergehen. In der *Initialphase* steht die Problemerkennung und Auftrags- und Zielklärung im Mittelpunkt. Der Supervisor und der Supervisand lernen sich kennen und der Supervisor verschafft sich einen umfassenden Überblick über die aktuelle berufliche Situation des Supervisanden. In einem ausführlichen Erstgespräch werden die individuellen Herausforderungen, die Ziele und die Erwartungen des Supervisanden detailliert besprochen. Zudem steckt der Supervisor den Rahmen ab, in dem sich die Leitungssupervision in ihren Möglichkeiten und ihren Bedingungen bewegen kann. Wichtig ist, eine vertrauensvolle Basis in der Beziehungsgestaltung zu schaffen und damit die Grundlagen für eine erfolgreiche Zusammenarbeit zu legen. Die *Hauptphase* bildet den Kern der Leitungssupervision. Hier findet eine intensive Auseinandersetzung mit den spezifischen Führungsthemen statt. Die Leitungs- und Führungskraft reflektiert gemeinsam mit dem Supervisor je nach Anliegen z. B. ihr Arbeitsumfeld, ihre Beziehungen zu Mitarbeitern und die eigenen

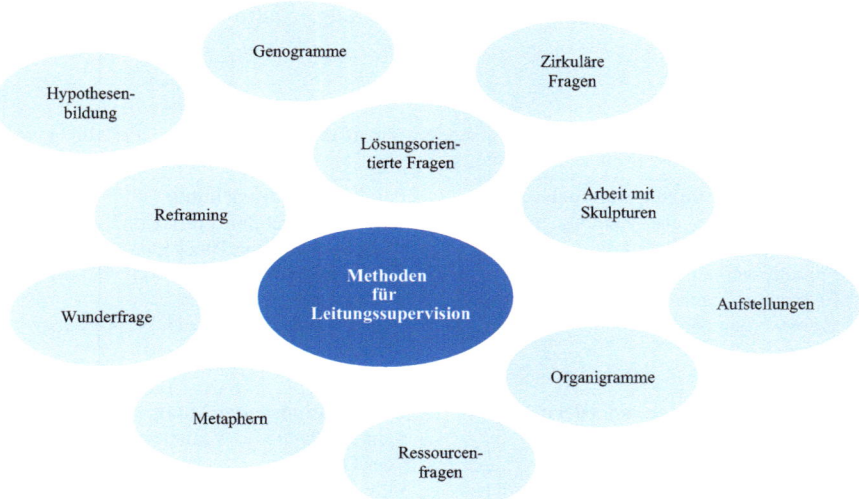

Abb. 7.2 Methoden für Leitungssupervision in der Pflege. (Eigene Erstellung in Anlehnung an Schlippe & Schweitzer, 2007/2010; Lippmann, 2013)

7.3 Methodenskizze

Handlungsstrategien. Durch den gezielten Einsatz systemischer Methoden und Gesprächstechniken (vgl. Abschn. 7.3.2) können so gemeinsam alternative Verhaltensweisen und Lösungsansätze erarbeitet werden. Der Supervisor ermöglicht dem Supervisanden dadurch, neue individuelle Lösungsmöglichkeiten bzw. alternative Perspektiven zu entwickeln. In der *Abschlussphase* erfolgt eine umfassende Auswertung des Supervisionsprozesses. Gemeinsam werden die erzielten Fortschritte und Veränderungen besprochen. Die Wirksamkeit der entwickelten Strategien wird kritisch reflektiert und mögliche weitere Entwicklungsschritte können definiert werden. Ziel ist es, auf diesem Weg nachhaltige Impulse für die weitere berufliche Entwicklung zu setzen.

Während des gesamten Prozesses steht die individuelle Situation der Leitungs- und Führungskraft im Mittelpunkt. Flexibilität, Offenheit und Wertschätzung sind dabei zentrale Prinzipien, die den Supervisionsprozess charakterisieren und seinen Erfolg maßgeblich bestimmen. Um eine konkrete und orientierende Struktur im Beratungs- und Supervisionsprozess zu schaffen, kann der Gesamtablauf einer Leitungssupervision weiter präzisiert werden. Mögliche Schritte für den Beratungsprozess im Ablauf wären (Abb. 7.3):

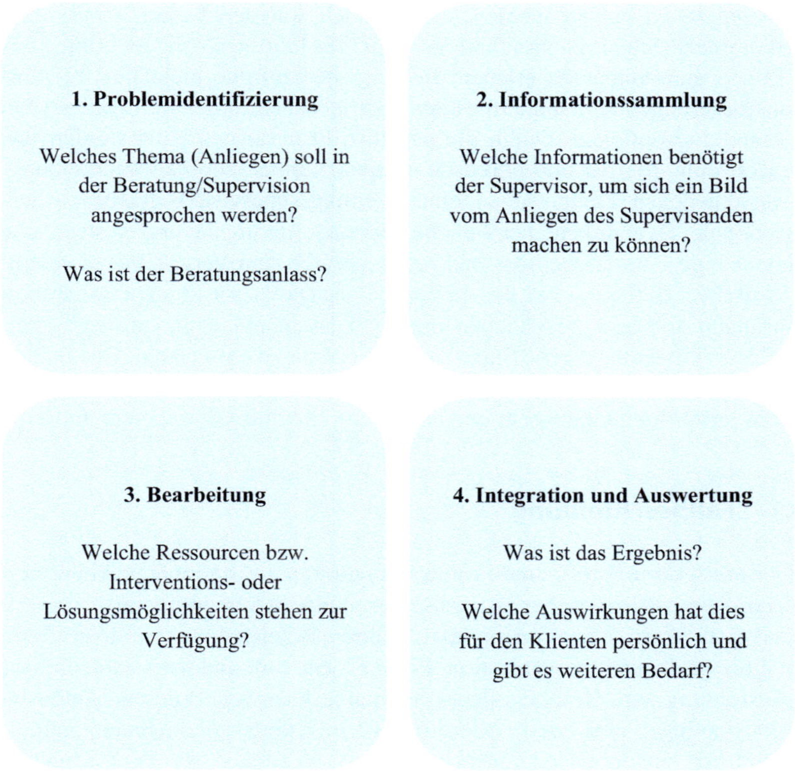

1. Problemidentifizierung	2. Informationssammlung
Welches Thema (Anliegen) soll in der Beratung/Supervision angesprochen werden?	Welche Informationen benötigt der Supervisor, um sich ein Bild vom Anliegen des Supervisanden machen zu können?
Was ist der Beratungsanlass?	

3. Bearbeitung	4. Integration und Auswertung
Welche Ressourcen bzw. Interventions- oder Lösungsmöglichkeiten stehen zur Verfügung?	Was ist das Ergebnis?
	Welche Auswirkungen hat dies für den Klienten persönlich und gibt es weiteren Bedarf?

Abb. 7.3 Ablauf einer Leitungssupervision in der Pflege. (Eigene Erstellung in Anlehnung an Lippmann, 2013)

▶ **Praxistipp:** Für die konkrete Bedarfsfeststellung in einem Leitungssupervisionsprozess und die daraus abzuleitende Auftrags- und Zielformulierung lässt sich z. B. durch folgende Eingangsfrage gleich im ersten Kontakt (Sondierungsgespräch VOR der eigentlichen Supervision) mit dem Supervisanden die Zielorientierung deutlich machen: *„Könnten Sie mir bitte vielleicht ein erstes Stichwort oder eine kurze Überschrift zu Ihrem Anliegen oder zu Ihrem Ziel nennen, das Sie durch die Zusammenarbeit mit mir gerne erreichen möchten?"* oder *„Mich interessiert als Erstes, was Sie persönlich mit unserem Gespräch erreichen möchten und was am Ende unserer Beratung für Sie ein gutes Ergebnis wäre."*

7.4 Fallbeispiel „Leitungssupervision in der Pflege"

Im Folgenden soll ein konkretes Fallbeispiel aus dem Berufsfeld Pflege dazu dienen, die eingangs in diesem Kapitel beschriebenen theoretischen Konzepte praxisnah anzuwenden. Mit dem nachfolgenden Fallbeispiel soll so einerseits die Brücke zwischen abstraktem, theoretischem Wissen und konkreter Anwendung im Pflegekontext gebaut werden und zugleich soll den Lesern ermöglicht werden, komplexe Supervisionssituationen aus der Leitungs- und Führungspraxis in der Pflege unmittelbar zu erleben. Es zeigt demzufolge nicht nur irgendwelche Herausforderungen auf, sondern es demonstriert auch mögliche Lösungsstrategien und Handlungsoptionen. Durch die narrative Struktur des Falls werden theoretische Konzepte greifbar und praktisch nachvollziehbar. Die Fallbeschreibung stellt die verschiedenen Dimensionen einer Leitungssupervisionssituation – wie organisationale Dynamiken, persönliche Herausforderungen und systemische Zusammenhänge – umfassend dar und regt nicht nur zum Verständnis, sondern auch zur kritischen Reflexion bei den Lesenden an. Die Leser können dadurch eigene Erfahrungen spiegeln, vergleichen und sich anregen lassen, um im besten Fall neue Perspektiven für eigene Supervisionskontexte zu entwickeln. Das Fallbeispiel „Leitungssupervision" fungiert gewissermaßen als Lernmodell, das über die reine Wissensvermittlung hinausgeht und praktische Handlungskompetenz fördert.

7.4.1 Fallbeschreibung

Fallbeispiel: Akute Stress- und Problemsituation in der stationären Altenpflege
 Perspektive: Pflegerischer Bereichsleiter in einem Seniorenheim
 Christian S. ist seit nunmehr fast 2 Jahren Bereichsleiter in einem Seniorenheim einer großen Hilfsorganisation. Er ist 52 Jahre alt und hat seinerzeit nach seiner Ausbildung zum Krankenpfleger noch eine Fachweiterbildung „Intensiv- und Anästhesiepflege" absolviert. Allerdings ist er bereits vor mehr als zehn Jahren aufgrund der zunehmenden innerklinischen Belastungen aus dem Krankenhauskontext in die geriatrische Pflege gewechselt und war für einige Jahre als Praxisanleiter für die Begleitung der Auszubildenen in seinem Wohnbereich zuständig.

7.4 Fallbeispiel „Leitungssupervision in der Pflege" 141

Vor zwei Jahren kam dann die Anfrage bezüglich der Übernahme der Bereichsleitung mit Personalverantwortung. Eine spezifische Aus-, Fort- bzw. Weiterbildung bezüglich der Tätigkeitsanforderungen einer Bereichsleitung (z. B. Mitarbeiterführung, Dienstplanung, Konfliktmanagement, betriebswirtschaftliche Kenntnisse) hatte er nicht. Er kannte aber das Team gut und nahm das Angebot an. Das ist nun fast zwei Jahre her ...

> **Übersicht**
>
> *Es ist Montagmorgen, 06:20 Uhr. Der Wohnbereichsleiter Christian S. sitzt in seinem Büro im Seniorenheim, die Augen schwer von einer viel zu anstrengenden Nachtschicht. Er starrt auf den Bildschirm, auf dem der Dienstplan prangt – ein Puzzle aus Lücken und Notlösungen. Der Krankenstand ist in den letzten Monaten auf ein unerträgliches Maß angestiegen. Bereits am Wochenende haben sich zwei weitere Kolleginnen krankgemeldet, gerade kam der dritte Anruf – krank. Nun steht die Frühschicht zum Teil unbesetzt da. Er weiß, die Pflegedienstleitung der Seniorenheim gGmbH erwartet von ihm, dass er das Problem löst, und das am besten sofort ... aber wie?*
>
> *Mit einem tiefen Seufzen greift er zum Telefon. Er kennt die Reaktionen schon. Kaum eine Kollegin bzw. ein Kollege hebt noch gern ab, wenn seine Nummer auf dem Display erscheint. Und tatsächlich: genervte Stimmen, gereizte Antworten. „Christian, ich kann nicht mehr!", sagt sein langjähriger Freund und Kollege mit müder Stimme. „Das ist jetzt das zweite Mal in diesem Monat, dass ich aus dem Frei geholt werde. Ich habe Familie!" Christian versteht ihn, aber was soll er tun? Die Notlage erfordert es, dass irgendjemand einspringt. Doch wer? Er hört den Ärger in den Stimmen, die Verzweiflung. Manche sind am Rande der Erschöpfung, andere einfach nur noch wütend. Das seinerzeit gute kollegiale Verhältnis zu seinem Team hat sich schon lange verändert. Er ist für viele oft nur noch „der Boss".*
>
> *Währenddessen trudeln die ersten Kollegen der Frühschicht ein. Die Stimmung ist gereizt, eine unterschwellige Aggression liegt in der Luft. Gespräche drehen sich nur noch um eines: die ständigen kurzfristigen Änderungen des Dienstplans. „Das kann doch nicht dein Ernst sein!", ruft eine Kollegin fassungslos. „Ich hatte eigentlich mein freies Wochenende, und du rufst Freitagabend an, weil wieder jemand fehlt? Wir laufen alle auf dem Zahnfleisch, und du erwartest noch mehr?" Ihre Worte treffen ihn, und doch bleibt ihm nichts anderes übrig. Eine hitzige Diskussion entfacht sich im Dienstzimmer. Die Kollegen fühlen sich ausgenutzt, ihre Stimmen werden lauter. Sie werfen ihm vor, noch nur die Interessen der Geschäftsführung und Pflegedienstleitung zu vertreten und sich nicht mehr für sie einzusetzen. Die Zeit, dass er als „einer von ihnen" angesehen wurde, ist längst vorbei.*
>
> *Christian fühlt sich zerrissen. Er fühlt sich in seiner Rolle schon länger unwohl. Er weiß, wie sehr seine Kollegen unter den Umständen leiden, und doch sind ihm die Hände gebunden. Die Pflegedienstleitung sitzt ihm im Na-*

> cken, fordert Lösungen. Letzte Woche gab es ein Gespräch, das ihm noch immer schwer im Magen liegt. „Christian, wir erwarten, dass dein Wohnbereich funktioniert. Du trägst die Verantwortung. Wenn du das nicht im Griff hast, müssen wir überlegen, wie es weitergeht." Die unterschwellige Drohung war unmissverständlich. Versagen ist für ihn keine Option.
> Jeden Tag wächst in ihm der Gedanke an eine eigene Kündigung. Früher hat er diesen Job geliebt, die Verantwortung getragen, weil er wusste, dass es Sinn macht. Doch mittlerweile fühlt es sich an, als würde er zwischen den Fronten zerrieben. Es muss laufen – aber um welchen Preis? Seine eigene Belastungsgrenze ist längst überschritten, die Nächte sind kurz, die Gedanken kreisen unaufhörlich. Er sieht sich selbst wie in einem endlosen Hamsterrad, unfähig, einen Ausweg zu finden. Sollte er kündigen – als Pflegefachkraft findet er überall Arbeit ...
> Ein Klopfen an der Tür reißt ihn aus seinen Gedanken. Eine Kollegin tritt ein, die Wut ist ihr ins Gesicht geschrieben. „Christian, das geht so nicht weiter! Ich mach das nicht länger mit! Hast du überhaupt noch eine Lösung oder lässt du uns hier einfach auflaufen?" In diesem Moment fühlt sich Christian S. völlig leer. Während er erneut auf den Bildschirm schaut, in der Hoffnung auf eine Lösung, spürt er, wie ihm die Situation über den Kopf wächst. Die Kollegin schlägt die Tür zu.
> Am nächsten Tag sucht er das Gespräch mit der Pflegedienstleitung und der Geschäftsführung der Seniorenheim gGmbH. Das Gespräch verläuft anders als erwartet. Die Geschäftsführerin will ihn nicht verlieren und schlägt ihm eine Leitungssupervision vor...

7.4.2 Durchführung

Im vorliegenden Fall wird sich für eine externe Supervisorin mit entsprechender Feldkompetenz (vgl. Abschn. 2.5) entschieden. Der Vorteil liegt in der Distanz zum direkten Arbeitsfeld des Supervisanden (Christian S.), der professionellen Neutralität und Objektivität und der methodisch-fachlichen Expertise, die in diesem Fall mit langjähriger Erfahrung im Gesundheitswesen auf der Seite der Supervisorin gekoppelt ist. Diese personellen Rahmenbedingungen ermöglichen es, einerseits das Anliegen von Christian S. allparteilich und zugleich mit der notwendigen methodischen Perspektivvielfalt zu beraten und andererseits durch die Feldkompetenz (eigene Pflege- und/oder Leitungserfahrung im Gesundheitswesen) zugleich ziel- und lösungsorientiert zu begleiten. Beide (Supervisorin und Supervisand) sprechen sozusagen „eine Sprache", dies ist wichtig für die Akzeptanzsicherung und damit letztendlich für den Erfolg der Supervision.

Basierend auf dem geschilderten Fallbeispiel lässt sich der Ablauf für eine Leitungssupervision wie folgt darstellen:

Um die Supervision optimal vorzubereiten, erfolgt in einem ersten Schritt die Kontaktaufnahme und Terminvereinbarung zwischen der Supervisorin und Christian S. per Telefon. Der telefonische Erstkontakt ist deshalb wichtig und notwendig, da bereits das Telefonat zur Terminvereinbarung enorme Chancen für beide Seiten beinhaltet. Es kann einerseits den Grundstein für eine positive Beziehung zwischen Supervisorin und Supervisanden bilden und andererseits Christian S. helfen, sich über seine Ziele klar zu werden und bei ihm zugleich eine zuversichtliche Aufbruchstimmung zu wecken (Prior, 2012). Die Ankündigung im Telefonat, dass direkt zu Beginn der später stattfindenden Supervisionssitzung nach den eigentlichen Zielen der Supervision gefragt wird, ermöglicht es Christian, sich bereits im Vorfeld mit seinen eigenen Zielvorstellungen und Wünschen auseinanderzusetzen (vgl. Abschn. 7.3.3). Folgende beispielhafte Formulierung könnte dabei hilfreich sein:

> *„Als Erstes werde ich mich in unserem späteren Gespräch besonders für Ihre Ziele interessieren und ich werde Sie wahrscheinlich fragen, ob Sie mir bitte vielleicht ein erstes Stichwort oder eine kurze Überschrift zu Ihrem Anliegen oder zu Ihrem Ziel nennen könnten, das Sie durch die Zusammenarbeit mit mir gerne erreichen möchten."*

Wichtig ist in diesem Zusammenhang, dass nur angekündigt wird, dass im ersten Gespräch nach den Zielen gefragt wird, und nicht erwartet wird, dass der Supervisand schon direkt im Telefonat inhaltlich und thematisch tiefgründig auf sein Anliegen eingeht (Prior, 2012).

Inwieweit es für die Supervisorin zieldienlich ist, auf eine erste Kontaktaufnahme per Telefon zu verzichten und stattdessen in einen schriftlichen Austausch (z. B. per E-Mail) mit dem potenziellen Supervisanden zu gehen, ist jeweils im Einzelfall und situativ zu entscheiden. Mit der Kombination eines persönlichen Einladungsschreibens und einem kurzen Fragenkatalog zur Situation, der die Bedarfe und die Ziele erfragt, kann sich die Supervisorin im Vorfeld ein erstes orientierendes Bild der Thematik machen und zugleich den Supervisanden einladen, sich vor dem ersten Gespräch bereits strukturiert mit seinem individuellen Anliegen und seinen Zielen auseinanderzusetzen.

Im konkreten Fall mit Christian S. werden zwei Termine im Umfang von jeweils ca. 90 min und im Abstand von 14 Tagen geplant. Als Ort der Beratung wird ein neutraler Raum außerhalb des Seniorenheims als Supervisionsort vereinbart.

→ Gesprächsleitfaden zum ersten Termin mit Christian S. (Eigene Erstellung)

1. Einstieg und Auftragsklärung (ca. 15–20 min)

Inhalt:
- Begrüßung und Vorstellung der Supervisorin sowie des organisatorischen Supervisionsrahmens
- Klärung der Erwartungen und Ziele: Was erhofft sich Christian von der Supervision?
- Vertraulichkeit und Rollenklärung (Supervision als Reflexionsraum, keine direkte Lösungsfindung, sondern Unterstützung in der Selbstklärung)
- Erste emotionale Standortbestimmung: Wie fühlt sich Christian aktuell in seiner Rolle? Welche Gedanken beschäftigen ihn?

Systemische Fragen:
- Wofür sind Sie heute hier?
- Welche Idee haben Sie, mit welchem Ergebnis Sie die Supervision heute verlassen werden?
- Woran könnte ich merken, dass dieses Gespräch Ihnen genützt hat?
- Was wäre für Sie ein gutes Ergebnis des heutigen Gesprächs?
- Was würde sich für Sie verändern, wenn Sie eine Lösung gefunden hätten?
- Wer würde als erstes bemerken, dass sich etwas verändert hat?
- Welche Ihrer bisherigen Bewältigungsstrategien haben bereits in anderen Krisen geholfen?

2. Situationsanalyse (ca. 20–30 min)

Inhalt:
- Detaillierte Schilderung der aktuellen Herausforderungen aus Christians Perspektive
- Welche Belastungsfaktoren nimmt er wahr? Welche sind am stärksten?
- Reflexion über seine innere Haltung: Welche Glaubenssätze beeinflussen ihn („Ich darf nicht versagen", „Ich bin zwischen den Fronten gefangen")?
- Erarbeitung der strukturellen und systemischen Rahmenbedingungen (z. B. hohe Krankenstände, Erwartungen der Geschäftsleitung, Mitarbeitermotivation)
- Reflexion seiner Rolle: Leitungskraft vs. Teammitglied – Welche Erwartungen bestehen an ihn? Welche Erwartungen hat er selbst?

Systemische Fragen:
- Wie erleben Sie sich in Ihrer Rolle als Leiter des Wohnbereiches? Was gelingt Ihnen gut?
- Wie würden Sie Ihre eigene Leistung als Bereichsleiter auf einer Skala von 1 bis 10 bewerten?
- Was würden mir Ihre Kollegen berichten, was auf dem Wohnbereich so richtig gut läuft und was noch nicht?
- In welchen Situationen fühlen Sie sich in Ihrer Rolle als Bereichsleiter so richtig wohl/ wann nicht?
- Was würde Ihr bestes Zukunfts-Ich Ihnen in dieser Situation raten?
- Was müsste passieren, damit sich die Situation um 10 % verbessert?

3. Reflexion der eigenen Ressourcen und Bewältigungsstrategien (ca. 20–30 min)

Inhalt:
- Vorerfahrungen und erfolgreiche Lösungen aus der Vergangenheit
- Analyse bisheriger Lösungsstrategien: Was hat Christian bereits versucht? Welche Maßnahmen haben funktioniert, welche nicht?
- Welche Ressourcen hat er zur Verfügung? (z. B. Unterstützung durch bestimmte Mitarbeiter, Erfahrungen aus früheren Krisen, externe Hilfsangebote)
- Betrachtung seiner persönlichen Resilienz: Wie geht er mit Stress um? Welche Strategien helfen ihm, sich zu entlasten?

Systemische Fragen:
- Wenn Sie in Ihrem Berufsleben zurückschauen: Welche schwierigen Situationen haben Sie bereits erfolgreich gemeistert und wie ist Ihnen das gelungen?
- Wer oder was könnte Ihnen in dieser Situation eine neue Perspektive geben?
- Wenn Sie einen Ihrer Kollegen als Berater hinzuziehen könnten, wen würden Sie wählen und warum?
- Welchen guten Hinweis bzw. Ratschlag würde Ihnen dieser Kollege geben?
- Was würde passieren, wenn Sie für eine Woche keine Verantwortung für den Dienstplan hätten?

7.4 Fallbeispiel „Leitungssupervision in der Pflege"

4. Abschluss des ersten Gesprächstermins (ca. 10 min)	
Inhalt:	**Systemische Fragen:**
• Feedback zur ersten Sitzung: Was war hilfreich? Welche Anliegen/offenen Fragen zum zweiten Termin gibt es? • Verabschiedung und kurzer ressourcenorientierter Abschlusskommentar (zuzüglich Intervention zur Selbstreflexion: „Werte-Landkarte")	• Wie haben Sie unser Gespräch heute erlebt? • Welche konkreten Wünsche haben Sie an unser zweites Gespräch? • Wenn wir uns in 14 Tagen wiedertreffen, welche kleinen Fortschritte bzw. Veränderungen würden Sie mir gerne berichten?

Reflexion des ersten Gesprächstermins: Im Ergebnis der ersten Sitzung ist festzuhalten, dass in der ersten Sitzung der Supervisionsauftrag und das Ziel der Leitungssupervision geklärt und die aktuelle berufliche Situation von Christian S. reflektiert wurden. Im Ergebnis von Selbstwahrnehmung konnten zudem eigene Ressourcen und Bewältigungsstrategien reflektiert und formuliert werden. Der Transfer in den Alltag wurde mit einer Intervention (Hausaufgabe zur Selbstreflexion: „Werte-Landkarte") gesichert.

→ Gesprächsleitfaden zum zweiten Termin mit Christian S. (Eigene Erstellung)

1. Einstieg und Begrüßung zum zweiten Gesprächstermin (ca. 10–15 min)	
Inhalt:	**Systemische Fragen:**
• Begrüßung und Anknüpfen an den ersten Termin • Fragen nach dem Erleben und Veränderungen • Klärung der Erwartungen und Ziele für den heutigen Termin	• Herzlich Willkommen zu unserer zweiten Supervisionssitzung. Wie ist es Ihnen seit unserem letzten Treffen vor 14 Tagen ergangen? • Was hat sich verändert? Was ist gleichgeblieben? • Welche Wünsche/Erwartungen haben Sie an unser heutiges Gespräch?
2. Entwicklung neuer Perspektiven und Handlungsoptionen (ca. 30–45 min)	
Inhalt:	**Systemische Fragen:**
• Rückblick auf die IST-Situation zum ersten Gesprächstermin und zur aktuellen Situation auf dem Wohnbereich • Gemeinsames Brainstorming möglicher Handlungsoptionen: Wie kann er mit der aktuellen Belastung umgehen? • Betrachtung alternativer Denk- und Handlungsmuster: Muss er alle Probleme allein lösen? Wie könnte Delegation helfen? • Entwicklung konkreter Maßnahmen für den kurzfristigen Umgang mit der Krise (z. B. Mitarbeitergespräche anders gestalten, Entlastungsmöglichkeiten prüfen) • Langfristige Perspektive: Wie kann die strukturelle Problematik auf Führungsebene adressiert werden? Welche Veränderungen sind realistisch?	• Wenn Sie mir die aktuelle Situation auf Ihrem Wohnbereich mit wenigen Sätzen beschreiben müssten, was würden Sie dann sagen? • Wie sieht der „Idealzustand" eines funktionierenden Wohnbereiches aus Ihrer Sicht aus? • Was wäre, wenn das Problem „Krankenstand" von heute auf morgen einfach verschwunden wäre? • Welche kleine Veränderung könnte große Wirkung haben? • Wenn Sie die Situation aus der Perspektive der Geschäftsführung/Pflegedienstleitung betrachten, welche Erwartungen könnten diese an Sie haben? • Was würde passieren, wenn Sie „Nein" zu zusätzlichen Belastungen oder Arbeitsaufgaben sagen würden? • Wer könnte Sie als Berater aus dem Team unterstützen?

3. Persönliche Reflexion und individuelle Zielsetzungen (ca. 20–30 min)	
Inhalt:	**Systemische Fragen:**
• Zusammenfassung der wichtigsten Erkenntnisse aus der Supervision • Erarbeitung eines persönlichen Handlungsplans für die nächsten Wochen • Reflexion zur beruflichen Zukunft: Möchte Christian weiterhin in dieser Position arbeiten? Gibt es Alternativen? • Abschlussgespräch: Wie fühlt er sich nach der Sitzung? Welche Unterstützungsangebote wären für die Zukunft hilfreich?	• Welche Entscheidung würden Sie treffen, wenn es keine falsche Entscheidung geben könnte? • Welche persönlichen Werte sollten sich in Ihrer nächsten Entscheidung widerspiegeln? • Was wäre der erste Schritt auf dem Weg zu einer nachhaltigeren Lösung? • Welche Ihrer Stärken haben Sie durch die Supervision (neu) entdeckt oder weiterentwickelt? • Wenn wir uns in einem Jahr wieder treffen würden, was würden Sie mir über die positiven Auswirkungen dieser Supervision berichten?
4. Abschluss der Supervision und Ausblick (ca. 10–20 min)	
Inhalt:	**Systemische Fragen:**
• Vereinbarung weiterer Supervisionssitzungen (falls gewünscht) • Feedback zur Sitzung: Was war hilfreich? Gibt es offene Fragen? • Verabschiedung und Abschlusskommentar mit einer kurzen Ressourcenstärkung (z. B. Visualisierung eines positiven Zukunftsbildes)	• Wenn Sie an Ihre aktuelle berufliche Situation und Ihre berufliche Zukunft als Bereichsleiter denken, wie sinnvoll wäre eine Fortsetzung der Supervision auf einer Skala von 1 bis 10? • Welche Interventionen oder Fragen haben Sie als besonders nützlich empfunden? • Welche neuen Perspektiven haben Sie durch unsere beiden Gespräche gewonnen?

Reflexion des zweiten Gesprächstermins: Im Ergebnis des zweiten Termins mit Christian S. wurden zu Beginn noch einmal im Rückblick auf die bisherigen Erkenntnisse (Werte aus der Selbstreflexion) geschaut und anschließend im gemeinsamen Austausch neue Perspektiven und Handlungsoptionen erörtert. Es wurde über mögliche Hürden und etwaige Lösungsstrategien im Hinblick auf individuelle Zielsetzungen gesprochen und erste konkrete Handlungsschritte konnten definiert werden. Durch eine abschließende Reflexionsübung und den wertschätzenden Abschlusskommentar, mit der Visualisierung eines positiven Zukunftsbildes, konnte die Leitungssupervision beendet werden.

7.4.3 Ergebnisse

In diesem Supervisionsprozess ist eine sorgfältige und strukturierte Dokumentation der Ergebnisse durch die Supervisorin von zentraler Bedeutung. Das Protokoll kann als aktives Arbeitsinstrument zur Qualitätssicherung im Beratungsprozess dienen. Der Fokus liegt dabei auf einer prägnanten, aber aussagekräftigen Darstellung der Prozesse zu den Gesprächspunkten 1 bis 6 aus den beiden Supervisionsterminen. Dabei geht es nicht nur um eine reine Wiedergabe von Fakten, sondern um eine reflektierende Analyse. Dazu werden zentrale Erkenntnisse und Entwicklungsmöglichkeiten aus den jeweiligen Gesprächsterminen dokumentiert. Das Protokoll wird vertraulich behandelt und es wird so formuliert, dass es sowohl

7.4 Fallbeispiel „Leitungssupervision in der Pflege"

für den Supervisanden als auch für die Supervisorin gleichermaßen verständlich und hilfreich ist.

In der Leitungssupervision zum skizzierten Fallbeispiel mit Christian S. werden die Ergebnisse strukturiert festgehalten, um konkrete Maßnahmen und Erkenntnisse zu dokumentieren. Nachfolgend ist ein Auszug aus dieser Ergebnisdokumentation dargestellt:

→ Dokumentation der Ergebnisse der Leitungssupervision von Christian S. (Eigene Erstellung)

Ausgangslage und Problemstellung, Auftrags- und Zielformulierung	• Hoher Krankenstand führt zu massiven Dienstplanlücken • Hohe Unzufriedenheit und Erschöpfung der Mitarbeiter • Spannungen zwischen Leitung und Team; Vertrauensverlust • Erwartungsdruck von der Pflegedienstleitung („Der Wohnbereich muss funktionieren") • Eigene Belastungsgrenze von Christian S. ist überschritten (Gedanken an Kündigung) • Wunsch nach Klarheit in der derzeitigen Leitungsrolle • Wunsch, sich besser vom Arbeitstag abgrenzen und erholen zu können • Leitungskompetenzen entwickeln
Reflexion der eigenen Rolle als Wohnbereichsleiter	• Wahrnehmung als „Verwalter der Misere" statt als Leitungskraft mit Handlungs- und Entscheidungsspielraum • Gefühle der Zerrissenheit zwischen den Mitarbeitern, der eigenen Leitungsrolle und den Anforderungen der Geschäftsführung • Erkennen der eigenen Überlastung und der Notwendigkeit von Veränderungen
Analyse der aktuellen Herausforderungen und der verfügbaren Ressourcen	• Strukturelle Ursachen für die Personalnot (fehlende langfristige Strategie, unzureichende Arbeitsbedingungen, fehlende Wertschätzung) • Kommunikation innerhalb des Teams (Transparenz, Einbindung der Mitarbeiter in Lösungsansätze) • Führungskompetenzen und Abgrenzung: Welche Maßnahmen kann und sollte Christian bzw. die Pflegedienstleitung oder Geschäftsführung ergreifen?
Lösungsansätze und Maßnahmen	Kurzfristig: • Entwicklung eines Notfallplans für Dienstplanlücken • Offene Kommunikation mit dem Team über die Herausforderungen und die bisherigen und möglichen Lösungsansätze • Einführung eines verbindlichen Freiwilligensystems zur Dienstübernahme (Poolverfahren) • Klärung der Erwartungen mit der Geschäftsführung und Pflegedienstleitung (realistische Lösungsansätze, Unterstützungsmöglichkeiten) Mittel- bis langfristig: • Überprüfung und Anpassung der Arbeitsbedingungen zur Reduktion des Krankenstands und Erhöhung der Arbeitszufriedenheit • Förderung eines gesunden Arbeitsklimas durch regelmäßige Teamgespräche und Wertschätzung der Mitarbeiter (BGM) • Einführung von Belastungsmanagementstrategien für Leitungskräfte • Mögliche Umstrukturierung der Verantwortlichkeiten, um Überlastung zu vermeiden

Persönliche Handlungs-perspektive	• Eigene Belastungsgrenzen erkennen und individuelle Strategien zur Selbstfürsorge entwickeln • Reflexion der eigenen Führungsrolle und mögliche Weiterentwicklung durch Coaching oder spezifische Fortbildungen (z. B. Leitungskurs) • Entscheidung über den eigenen Verbleib in der Position nach einem festgelegten Zeitraum der Veränderung

7.4.4 Evaluation

Eine Evaluation des Erfolgs der Leitungssupervision im dargestellten Fall kann auf mehreren Ebenen und mit verschiedenen methodischen Ansätzen erfolgen (vgl. Abschn. 7.3.4). Eine sorgfältige Handlungsplanung vor und während der Leitungssupervision und eine nachträgliche Evaluation der tatsächlich ausgeführten Handlungen soll dazu schrittweise die das Handeln begleitende Eigenreflexion (von Christian S. in seiner Leitungsrolle als pflegerischer Wohnbereichsleiter) verbessern (Haubl, 2008).

→ Evaluationsskizze der Leitungssupervision von Christian S. (Eigene Erstellung)

Kurzfristige Evaluation (direkt in bzw. kurz nach der Supervision)	Selbstbewertung durch Christian: Skala von 1–10 zur Einschätzung von: • Persönlicher Klarheit bezüglich der Situation • Wahrgenommenen neuen Handlungsoptionen • Emotionaler Entlastung • Frage: Welche der erarbeiteten Maßnahmen fühlt sich am realistischsten an? Feedback durch den Supervisor: • Reflexion über Christians verbale und nonverbale Reaktionen während der Sitzung • Wahrnehmung von Veränderungen in Haltung und Emotionen
Mittelfristige Evaluation (nach ca. 4–6 Wochen)	Rückblick durch Christian: • Welche Veränderungen hat er schon umgesetzt? • Wo gab es Widerstände oder Schwierigkeiten? • Wie hat sich seine innere Haltung bzw. sein Leitungsverhalten zwischenzeitlich entwickelt? Feedback aus dem Team: • Anonyme Befragung oder offene Gespräche zu folgenden Punkten: Veränderung der Kommunikation mit Christian, Wahrnehmung seines Leitungsverhaltens, Verbesserung der Dienstplangestaltung und Reduktion der Arbeitsbelastung Beobachtete Indikatoren: • Anzahl spontaner Dienstplanänderungen • Reduzierung von Konflikten oder Beschwerden im Team • Eigene Work-Life-Balance: Wie hat sich Christians Stresslevel/Stresstoleranz verändert?

Langfristige Evaluation (nach ca. 3–6 Monaten)	Langfristige Wirkung der Maßnahmen: • Wie hat sich Christians Umgang mit Krisen verbessert? • Sind strukturelle Veränderungen (z. B. bessere Dienstplanung) nachhaltig wirksam? • Wie stabil ist seine berufliche Zufriedenheit? Feedback vom Geschäftsführer und/oder der Pflegedienstleitung: • Wie bewertet die Geschäftsleitung seine Führungsentwicklung? • Gab es strategische Veränderungen aufgrund der Supervision? Fortsetzung der Supervision: • Bedarf an weiteren Gesprächs- und Beratungsterminen? • Neue Themen bzw. aktuelle berufliche Herausforderungen?

7.5 Erfahrungsbericht aus der Praxis

Einsatzmöglichkeiten von **Leitungssupervision** in der Pflege.

Annika B. (45 Jahre alt, 20 Jahre Berufserfahrung als Krankenschwester und Praxisanleiterin in der Palliativpflege und Onkologie, Studium Medizinpädagogik M.Ed., seit 7 Jahren Lehrkraft und seit 2019 Schulleitung einer Pflegeschule)

Frage *Welche Rolle spielt Leitungssupervision in Ihrem aktuellen Arbeitsbereich und welche Bedeutung hat Supervision für Sie?*

Schulleitung *Ich empfinde ein Supervisionsangebot als sehr wichtig. Leider findet aktuell keine Leitungssupervision an unserer Schule statt. Der Schulträger sieht dazu keine Notwendigkeit. An meiner alten Schule, an der ich vorher gearbeitet habe, hatten wir alle zwei Monate die Möglichkeit zur Leitungssupervision. Das Angebot war vom Arbeitgeber gewünscht und wir konnten es regelmäßig nutzen, um unsere Leitungstätigkeit regelmäßig zu reflektieren. Ich finde es aber auch perspektivisch notwendig vor dem Hintergrund des auf uns zukommenden Generationenwechsels in der Schule und der allgemeinen Herausforderungen in der Pflegeausbildung an sich. Zu vielen Themenbereichen, die da auf uns zukommen, fehlt mir einfach das Handwerkszeug. Ich empfand daher die Leitungssupervisionen immer als sehr hilfreich. Ich habe sehr viel daraus gelernt und würde es mir in meinem jetzigen Arbeitsumfeld natürlich auch wünschen.*

Frage *Wer hat die Leitungssupervision seinerzeit bei Ihnen durchgeführt?*

Schulleitung *Das war eine externe Supervisorin, die schon seit vielen Jahren die Einrichtung beraten beziehungsweise supervidiert hat. Allerdings hatte sie selbst keine Pflegeerfahrungen und war vorher auch nicht in der Pflege tätig.*

Frage	Wenn Sie zurückschauen, erinnern Sie ein Thema oder einen spezifischen Fall, wo Sie sagen würden: Ja, da hat mir die Leitungssupervision wirklich geholfen und mich gut unterstützt?
Schulleitung	Das war damals, als unsere alte Schulleitung von einem Tag auf den anderen einfach gegangen ist und zeitnah eine neue Schulleitung kam. Mit der neuen Leitung hatte ich von Beginn an ein schwieriges Verhältnis. Ich habe mich oft von ihr persönlich angegriffen gefühlt und ich konnte das irgendwie gar nicht einordnen. In der Supervision habe ich dann gelernt, persönliche von fachlich-beruflichen Themen zu trennen und hier stärker die professionelle Ebene zu betrachten. Das hat mir unheimlich geholfen und mir ermöglicht, mich von gewissen Themen stärker abzugrenzen und mich so als Leitung zu entwickeln. Ich komme zwar aus dem Pflegebereich und habe direkt am Bett mit Auszubildenden gestanden, allerdings ist es schon noch ein Unterschied, ob ich als Pflegefachkraft oder als Schulleitung agiere. Als Schulleitung musste ich in der Vergangenheit natürlich auch Entscheidungen treffen, die das gesamte Team unmittelbar betroffen haben. Da bin ich, in meiner Rolle als Leitung, oft mit mir selbst in einen Konflikt gekommen. Da war die Supervision schon sehr hilfreich.
Frage	Mit welchen Methoden haben Sie in der Supervision gearbeitet? Was war für Sie gut anwendbar bzw. nützlich?
Schulleitung	Nützlich waren sowohl Einzelsupervision als auch Teamsupervision. Die Einzelsupervision im Rahmen der neuen Tätigkeit als stellvertretende Schulleitung bei der AWO-Akademie, Teamsupervisionen kenne ich nur aus dem Kontext der Teambildung/herausfordernde Situationen im Bereich der Palliativpflege. Ich finde im Rahmen der Weiterentwicklung der Führungspersönlichkeit Einzelsupervisionen sehr sinnvoll, um auch mal „alles rauslassen" zu können und andere Perspektiven zu hören. Teamsupervisionen sind generell sinnvoll bei den schon gesagten Sachen. Vor allen wenn neue Teammitglieder dazu kommen und man in der sogenannten Storming-Phase ist. Ebenfalls ist eine Teamsupervision sinnvoll, wenn es generell um einen systemischen Ansatz geht oder besser ein „systemisches" Problem, um allen Personen des Teams strategisch und transparent Lösungen zu erarbeiten.
Frage	Welche Themen bzw. Anliegen würden Sie in Ihrem jetzigen Arbeitsfeld als Schulleitung für Leitungssupervision als sinnvoll erachten?
Schulleitung	Ach, da gibt es einige Themen, insbesondere was die Teamentwicklung betrifft oder den Umgang mit schwierigen Mitarbeitern. Rückblickend gab es im vergangenen Jahr etliche schwierige Situationen bei uns und dadurch zuweilen auch eine hohe Unzufriedenheit und Verunsicherung im Team. In diesen Momenten

	hätte ich mir schon eine Leitungssupervision oder eine andere Art von Unterstützung gewünscht. Das hat mich alles ziemlich mitgenommen. Daher sind aus meiner Sicht die Themen Mitarbeiter- und Teamführung die wichtigsten Themen für Leitungssupervisionen. Eigentlich sollten Supervisionen mir helfen, die Frage zu beantworten, wie ich ein Team gut führen kann, ohne „als Kapitän vorne durchzudrehen".
Frage	Wie oft müsste aus Ihrer Sicht Leitungssupervision bei Ihnen an der Schule stattfinden und wie ließe sich diese in Ihren Arbeitskontext einbetten?
Schulleitung	Ich denke, so mindestens einmal im Quartal wäre Supervision hilfreich. Allerdings bräuchte es dazu immer einen festen Termin für die Planung. Erstens ist es so besser planbar für mich, da sowieso schon unheimlich viele Termine anstehen. Zweitens ist das auch für die Planung des Teams wichtig. Die Kollegen wissen dann einfach, an diesem Nachmittag ist Annika nicht ansprechbar, da ist sie einfach nicht da. Das gewährleistet für alle die notwendige Transparenz.
Frage	Inwieweit würden Sie Leitungssupervision als hilfreiche und unterstützende Möglichkeit für Leitungs- und Führungskräfte in Ihrem Arbeitsbereich einordnen?
Schulleitung	Auf alle Fälle ist das hilfreich.
Frage	Könnten Sie sich vorstellen, die Supervision auch digital, z. B. in einem Zoom-Meeting, zu absolvieren?
Schulleitung	Ja natürlich, ich denke, das könnte gut passen
Frage	Ist es Ihrer Einschätzung nach hilfreich, wenn die Supervisorin eine Art Feldkompetenz nachweisen kann? Das bedeutet, dass sie sich im jeweiligen Beratungsgebiet, also z. B. im Berufsschulbetrieb, auskennt?
Schulleitung	Ich denke, dass das schon gut wäre.
Frage	Vielen Dank ... hätte ich noch eine Frage stellen sollen, die ich nicht gestellt habe?
Schulleitung	Nein, ich habe keine offenen Antworten und keine Ergänzungen. Das war wirklich sehr interessant, vielen Dank.

7.6 Fazit

Leitungssupervision wird sich in der Pflege zukünftig noch stärker als unverzichtbares Instrument zur professionellen Unterstützung von Leitungs- und Führungskräften etablieren. Leitungssupervision kann einen geschützten Raum für Reflexion, Kompetenzentwicklung und die Bewältigung komplexer Herausforderungen in einem hochdynamischen und oft emotional fordernden Arbeitsumfeld bieten und so die Entwicklung von Selbstreflexion sowie diverser Leitungs- und Führungskompetenzen ermöglichen. Die Notwendigkeit im Arbeitsfeld Pflege ist unbestritten. Mit einem Blick in die nahe Zukunft zeichnen sich bereits heute zentrale Entwicklungslinien für die Pflege ab, die den Bedarf an Leitungssupervision weiter steigern werden. Die fortschreitende Digitalisierung wird Leitungs- und Führungskräfte vor neue Herausforderungen stellen. Parallel dazu erfordert der demografische Wandel, mit einer alternden Belegschaft und dem zunehmenden Fachkräftemangel, innovative Führungsansätze, die zugleich Motivation, Bindung, Wertschätzung und die Vereinbarkeit von Beruf und Privatleben von Mitarbeitern in den Mittelpunkt der Leitungs- und Führungstätigkeit in der Pflege stellen. Die stetig wachsenden emotionalen und psychischen Belastungen in der Pflege machen gleichzeitig eine gezielte Unterstützung und Resilienzförderung unerlässlich. Hinzu kommen interkulturelle Herausforderungen durch eine zunehmend diverse Gesellschaft, die ebenso neue Leitungs- und Führungskompetenzen erfordern. Leitungssupervision in der Pflege muss in diesem Zusammenhang zukünftig aber auch noch stärker als strategisches Instrument der Personalentwicklung und Organisationsgestaltung von Entscheidern im Gesundheitswesen verstanden werden. Das erfordert ein Umdenken von Personalverantwortlichen und die Bereitschaft und Flexibilität, sich auf die Herausforderungen der Zukunft einzulassen.

Literatur

Ahlburg, B. E. (2019). *Live-Supervision im Kontext Systemischer Familientherapie – Auswirkungen auf den psychotherapeutischen Prozess.* Springer.
Biesinger, R., Römer, B. und Böhme, D. (2021). *Toolbox Coaching – 10 Methoden mit Materialien,* Arbeitsbuch und Online-Materialien. Beltz.
Biesinger, R., Römer, B. und Böhme, D. (2021). *Arbeitsbuch zur Toolbox Coaching.* Beltz.
Bräutigam, C., Evans, M., & Zimmermann, H. (2023). Qualifizierungen von Führungspersonen in der Pflege – Analyse und Rahmenkonzept. https://www.bibb.de/dienst/publikationen/de/19203.
DGSF. (2008). Besser mit System – Systemische Supervision. Deutsche Gesellschaft für Systemische Therapie und Familientherapie.
DGSv (2012). *Supervision – Supervision ein Beitrag zur Qualifizierung beruflicher Arbeit.* Deutsche Gesellschaft für Supervision e.V.
Doppelfeld, S. (2013). Psychische Belastung von Pflegekräften: Supervision gegen das Ausbrennen auf der Intensivstation? *KONTEXT, 44*(3), 301–318. https://doi.org/10.13109/kont.2013.44.3.301
Fischer, M., Schigl, B., & Fürnkranz, W. (2001). Wirkfaktoren und Qualitätskriterien von Supervision in verschiedenen Feldern. Endbericht zum Projekt „Evaluation des Veränderungspotenzials von Supervision in unterschiedlichen professionellen Feldern". Institut für Evaluation und Sozialforschung. https://doi.org/10.13140/RG.2.1.2696.1120.
Gerich, M., Bruder. S., Hertel, S., Hascher, T., & Schmitz, B. (2014). Beratung, Intervention, Supervision. In Seidel, T. & Krapp, A. (Hrsg.). *Pädagogische Psychologie,* (S. 517–542). Beltz.
Haubl, R. (2008). Historische und programmatische Überlegungen zum psychodynamisch- systemischen Leitungscoaching. Heft 01/08. Positionen Beiträge zur Beratung in der Arbeitswelt. kassel university press. ISBN 978-3-89958-458-5.
Junkers, G. (2009). Supervision, Konzept- und Organisationsentwicklung in der Arbeit mit alten Menschen. In H. Pühl (Hrsg.), *Handbuch Supervision und Organisationsentwicklung* (S. 371–396). VS Verlag.

Kemper, C. (Hrsg.) (2021). Psychosoziale Herausforderungen in der Pflege. Beiträge aus der Hochschule. APOLLON university press.

Lippmann, E. (2013). Methoden im Coaching. In Lippmann, E. (Hrsg.), Coaching. (S. 427–454). Springer. https://doi.org/10.1007/978-3-642-35921- 7_7.

Lehmenkühler-Leuschner, A. & Leuschner, G. (2000). Leitungssupervision oder Coaching – eine Begriffs- und Konzeptorientierung. FoRuM Supervision, 8. Jahrgang, Heft 15. 27-48.

Loebbert, M. (2016). *Wie Supervision gelingt. Supervision als Coaching für helfende Berufe.* Springer.

Möller, H. (2012). Was ist gute Supervision? Grundlagen – Merkmale – Methoden. kassel university press. https://doi.org/10.25656/01:31793.

Neumann-Wirsig, H. (Hrsg.) (2023). Supervisions-Tools. Die Methodenvielfalt der Supervision in 55 Beiträgen renommierter Supervisorinnen und Supervisoren. managerSeminare. Edition Training aktuell. S. 334

Prior, M. (2012). Beratung und Therapie optimal vorbereiten. Carl-Auer.

von Schlippe, A., & Schweitzer, J. (2007). *Lehrbuch der systemischen Therapie und Beratung.* Vandenhoeck & Ruprecht.

Schmid, F. & Weber, G. (2003). Situatives Führen im Rettungsdienst. *Notfall & Rettungsmedizin 6*, 256–264. https://doi.org/10.1007/s10049-003-0571-4.

Steil, M. & Turowski, M. (2018). Führungskräfteentwicklung im Rettungsdienst – Übel oder Chance? In: Neumayr, A., Baubin, M. & Schinnerl, A. (Hrsg.). *Herausforderung Notfallmedizin. Innovation – Vision – Zukunft* (S. 85–94). Springer.

Webers, T. (2015). *Systemisches Coaching.* Springer. https://doi.org/10.1007/978-3-658-08479-0_10.

Weigand, W. (2019). Der kritische Beitrag der Supervision zur Förderung betrieblicher Gesundheit. In: Reinfelder, E.-C., Jahn, R. & Gingelmaier, S. (Hrsg.), *Supervision und psychische Gesundheit* (S. 81–92). Springer. https://doi.org/10.1007/978-3-658-22193-5_8.

West-Leuer, B. (2019). Gesundheitscoaching im Gesundheitswesen – Placebo in Zeiten fortschreitender Ökonomisierung und Kommerzialisierung? In: Reinfelder, E.-C., Jahn, R. & Gingelmaier, S. (Hrsg.). *Supervision und psychische Gesundheit* (S. 139–150). Springer. https://doi.org/10.1007/978-3-658-22193-5_8.

Winterstein, I. (2024). Supervision von Einsatzkräften im Rettungsdienst. Bedeutung, Chancen und Umsetzungsmöglichkeiten. Stumpf + Kossendey. Edewecht.

Systemisches Coaching in der Pflege

Gordon Heringshausen

Zusammenfassung

Coaching in der Pflege ist nicht nur ein Thema für Leitungs- und Führungskräfte, sondern längst eine Notwendigkeit, um die körperliche und mentale Gesundheit der Pflegekräfte zu erhalten, die Teamkommunikation zu optimieren und die persönliche Entwicklung zu fördern. Systemisches Coaching, basierend auf Selbstorganisation und Kontextbezug, ist für die Pflege in diesem Kontext doppelt relevant: Einerseits unterstützt es Pflegefachkräfte in komplexen pflegerischen Arbeitssituation, die hohe Kommunikations-, Kooperations- und Reflexionsfähigkeit erfordern, andererseits ermöglicht es die Reflexion und Weiterentwicklung persönlicher Anliegen. Systemische Angebote helfen Mitarbeitern in der Pflege, arbeitsbedingte Anliegen zielorientiert zu bearbeiten, Herausforderungen zu bewältigen und individuelle Lösungen für berufliche und private Schwierigkeiten zu entwickeln. Durch eine professionelle Coachingbegleitung können Pflegekräfte so langfristig leistungsfähig und motiviert bleiben. Neben der Beratungs- und Entwicklungsfunktion von Leitungs- und Führungskräften kann Coaching im Arbeitsfeld Pflege somit auch als ein wichtiges Instrument zur Verbesserung der Patientenversorgung, zur Unterstützung der Pflegekräfte im Kontext der individuellen Entwicklung, zur Personalentwicklung aus Sicht der Gesundheitseinrichtung und letztendlich zur Weiterentwicklung der gesamten Organisation betrachtet werden.

8.1 Relevanz von Coaching in der Pflege

Die Pflege in Deutschland ist seit nunmehr 30 Jahren dabei, den Weg der Professionalisierung und Akademisierung zu beschreiten (Mertens et al., 2019). Spätestens mit der Einführung des Pflegeberufegesetzes im Jahr 2020 hat sich nun die Pflege in Deutschland zu einem modernen, anspruchsvollen und attraktiven Berufsfeld entwickelt (Pflegebevollmächtigte der Bundesregierung, 2024). Damit geht aber auch eine stetige Zunahme von spezifischen Anforderungen an Pflegekräfte (z. B. Pflegepersonal und Praxisanleiter etc.) und insbesondere an Leitungs- und Führungskräfte (z. B. Team- und Stationsleitungen, Pflegedienstleitungen etc.) einher. So wird von den Akteuren in der Pflege neben grundständigem und spezialisiertem Fachwissen seit jeher bereits ein breites Spektrum an verschiedensten Kompetenzen gefordert (Mamerow, 2018). Dies gilt insbesondere für pflegerische Leitungen. Allerdings zeigt sich immer öfter eine Diskrepanz zwischen den gestiegenen Anforderungen einerseits und den Möglichkeiten und Angeboten für Weiterentwicklung von Leitungs- und Führungskräften in der Pflege andererseits. Leitungen müssen ihren Teammitgliedern aber ein positives und inspirierendes Zukunftsbild vorleben (Prölß, 2018). Gute Führung ist erlernbar bzw. muss gerade für neue Leitungskräfte erst erlernt werden. Ein wesentlicher Baustein dafür ist die Qualifizierung von Leitungs- und Führungskräften mit dem Ziel der Schärfung der Reflexionsfähigkeit und der Förderung von Kommunikationsfähigkeiten als notwendige Leitungskompetenzen in der Pflege (Prölß, 2018). Pflegerische Tätigkeit bedingt in ihrem Alltag aber auch regelmäßig Teamarbeit und diese Teamarbeit erfordert vom einzelnen Mitarbeiter eine hohe Kommunikations- und Konfliktfähigkeit, eine zieldienliche Problemlösekompetenz und eine ausgeprägte Resilienz, um mit den diversen berufsbedingten Anforderungen (vgl. Kap. 2) umgehen zu können. Zugleich stellen sich engagierte (akademisierte) Mitarbeiter immer öfter Fragen nach Möglichkeiten der eigenen beruflichen Weiterentwicklung und Karrieremöglichkeiten in der Pflege (Mertens et al., 2019). In der Gesamtbetrachtung lassen sich daraus für die Pflege drei große Notwendigkeitsbeschreibungen für Coaching ableiten (Tab. 8.1):

Die gezielte und bedarfsorientierte Weiterentwicklung von Personal (z. B. durch Coaching) stellt in der Pflege zukünftig eine noch dringendere unternehmerische Notwendigkeit dar. Gesundheitseinrichtungen wie z. B. Krankenhäuser bzw. Pflegedienste, die systematisch in die Förderung ihres Personals investieren, generieren dabei spürbare Wettbewerbsvorteile, u. a. erfahren sie im hart umkämpften Personalmarkt eine Steigerung der Arbeitgeberattraktivität (Braeseke, 2024). Durch gezielte Entwicklungsprogramme erhöhen Gesundheitsunternehmen so ihre Anziehungskraft für qualifizierte Fachkräfte (z. B. Pflegefachkräfte und Leitungs- und Führungspersonal), sie steigern die langfristige Mitarbeiterbindung und sie positionieren sich somit als attraktive Arbeitgeber im Gesundheitswesen. Diese multidimensionalen Vorteile unterstreichen die Relevanz einer systematischen Personalentwicklung (z. B. Leitungs- und Führungskräfteentwicklung) in Bezug auf die Zukunftsfähigkeit und Wettbewerbsposition von Gesundheitsunternehmen in einem sich stetig dynamisch entwickelnden Gesundheitswesen (Winterstein, 2024).

Tab. 8.1 Notwendigkeiten von Coaching in der Pflege. (Eigene Erstellung)

1. Berufsbedingte Belastungen, Beanspruchungen, Resilienz
Pflegekräfte sind tagtäglich mit stressreichen Arbeitssituationen, emotionalen Ereignissen und herausfordernden Entscheidungen konfrontiert. Diese Belastungen können langfristig zu Erschöpfung, Burnout oder posttraumatischen Belastungsstörungen führen
→ Coaching kann hier gezielt helfen, indem es resilienzfördernde Maßnahmen vermittelt, emotionale Reflexion ermöglicht und Bewältigungsstrategien entwickelt. Individuelle Gespräche und Supervisionen helfen den Pflegekräften, ihre Erlebnisse professionell zu verarbeiten und sich psychisch zu stabilisieren
2. Kommunikation und Teamdynamik
Effektive Kommunikation ist im Gesundheitswesen essenziell, um reibungslose Abläufe und schnelle, präzise Entscheidungen zu gewährleisten. Missverständnisse oder mangelnde Abstimmung innerhalb der Teams können schwerwiegende Folgen haben
→ Coaching unterstützt die Pflegekräfte dabei, ihre Kommunikationsfähigkeiten zu verbessern, Konflikte konstruktiv zu lösen und eine positive Teamkultur zu etablieren. Ein wertschätzender Umgang und eine klare Kommunikation tragen maßgeblich zur pflegerischen Versorgungsqualität und Patientensicherheit bei
3. Persönliche und berufliche Weiterentwicklung
Für Mitarbeiter in der Pflege bieten sich im Hinblick auf die eigene Entwicklung diverse Möglichkeiten in der Fort- und Weiterbildung, aber auch in der Akademisierung und Professionalisierung des eigenen Berufsfeldes. Zugleich ist der Bedarf nach Aufstieg, Weiterentwicklung und Karriere auch in der Pflege deutlich spürbar
→ Coaching dient als Instrument zur Förderung der individuellen und beruflichen Entwicklung. Coaching hilft Pflegekräften, ihre Stärken und Schwächen zu reflektieren, realistische Ziele zu setzen und ihre Karriereplanung strategisch anzugehen. Durch gezieltes Feedback und praxisnahe Methoden werden Leitungs- und Führungskompetenzen gestärkt und Potenziale der individuellen Entwicklung optimal genutzt

▶ **Praxistipp:** Führen Sie als Leitungskraft mindestens einmal jährlich ein strukturiertes Entwicklungscoachinggespräch mit jedem Mitarbeiter. Dabei könnte der Fokus auf persönliche Ziele, Stärken oder erlebte Herausforderungen liegen. Nutzen Sie offene Fragen wie:

- *„Wo willst du dich fachlich oder persönlich weiterentwickeln?"*
- *„Was brauchst du, um langfristig gesund und motiviert im Job zu bleiben?"*

So können Sie persönlich eine Coachingkultur auch ohne externen Coach alltagsnah in Ihrem Pflegeteam verankern.

8.2 Theoretischer Rahmen

Die präzise theoretische Verortung des Konzeptes „Coaching" sowie dessen Abgrenzung zu verwandten Unterstützungsformaten stellt in der aktuellen Forschungslandschaft eine komplexe Herausforderung dar (Fietze, 2015). Insbesondere die Differenzierung zwischen Coaching, Beratung und Einzel- und/oder Leitungssupervision erweist sich als schwierig und nicht trennscharf, da in der einschlägigen Fachliteratur Supervision häufig als eine spezifische Ausprägung von Coaching für Professionen im helfenden Kontext konzeptualisiert wird (Webers, 2015, Loebbert, 2016). Bei näherer Betrachtung offenbaren sich sichtbare Überschneidungen zwischen beiden Ansätzen, wodurch die Etablierung eindeutiger Abgrenzungskriterien erschwert wird (vgl. Kap. 7). Diese konzeptuelle Nähe führt dazu, dass der Terminus Coaching in der Praxis oft synonym zur Einzelsupervision bzw. zur Leitungssupervision verwendet wird (Haubl, 2008, Ahlburg, 2019). Diese terminologische und konzeptuelle Unschärfe reflektiert die dynamische Entwicklung im Feld der Personalentwicklung und unterstreicht die Notwendigkeit weiterer Forschung zur Präzisierung und Differenzierung dieser Unterstützungsformate. Eine solche Klärung wäre nicht nur von akademischem Interesse, sondern könnte auch zur Optimierung praktischer Anwendungen und zur Qualitätssicherung in der Personalentwicklung in der Pflege beitragen.

Der Deutsche Berufsverband Coaching (DBVC, 2012) sieht Coaching als professionelle Beratung, Begleitung und Unterstützung von Personen mit Führungs- und Steuerungsfunktion und von Experten in Organisationen.

Die Deutsche Gesellschaft für Systemische Therapie, Beratung und Familientherapie (DGSF, 2008) definiert Coaching als eine besondere Form der beruflichen Arbeitsberatung. Es geht dabei um die Entwicklung und Verbesserung kommunikativer, konzeptioneller und strategischer Kompetenzen zur Lösung von Arbeitsaufgaben. Demnach wurde Coaching zunächst vorwiegend zur professionellen Beratung von Leitungskräften im Managementbereich eingesetzt. Allerdings ist Coaching inzwischen im Einzel- und auch im Mehrpersonensetting (z. B. Gruppen- und Teamcoaching) sowohl im Profit- als auch im Non-Profit-Bereich weit verbreitet.

Die Deutsche Gesellschaft für Supervision und Coaching (DGSv, 2012) beschreibt Coaching als eine Form der Beratung für Menschen mit anspruchsvollen Aufgaben und besonderen Funktionen in Unternehmen und Organisationen. Coaching dient in diesem Kontext der Stärkung bei herausfordernden Entscheidungen in Konflikt- und Krisensituationen oder bei der Mitgestaltung von Veränderungsprozessen in Unternehmen oder Organisationen. Coaching kann Ratsuchende auf Zukünftiges vorbereiten oder kann gemachte Erfahrungen reflektieren. Beides dient allerdings der Qualifizierung, der persönlichen Sicherheit oder dem Aufzeigen von Wegen aus fordernden Situationen heraus.

Im systemischen Denken kann Coaching eingeordnet werden als eine Form der Beratung und Unterstützung im Hinblick auf Prinzipien wie Selbstorganisation, Selbstreferenz, Kontextgebundenheit und Perspektivität (Webers, 2015). Dieser systemische Gedanke trägt im Hinblick auf mögliche Anwendungsbereiche doppelt: Erstens müssen sich Pflegekräfte täglich in situativ komplexen und oft unüberschaubaren Handlungsfeldern bewegen und zudem sehen sie sich zunehmend vor Anforderungen gestellt, die ein hohes Maß an Kommunikations- und Kooperationsfähigkeit und ebenso selbstkritische Reflexionskompetenz verlangen (vgl. Kap. 2). Andererseits ermöglicht systemisches Coaching aber auch die Re-

8.2 Theoretischer Rahmen

flexion und die Weiterentwicklung der Mitarbeiter in privaten Anliegen. Systemische Coachingangebote können sie dabei unterstützen, diese Themen zieldienlich zu bearbeiten, Herausforderungen zu bewältigen und etwaige Lösungen für sich selbst und die damit verbundenen situativen Schwierigkeiten zu entwickeln (Fischer et al., 2001). Die besondere Herangehensweise im systemischen Coaching lässt sich daher wie folgt charakterisieren: Systemisches Coaching betrachtet den Coachee nicht isoliert, sondern eingebettet in sein komplexes Netz von Beziehungen und Systemen, egal ob beruflich und/oder privat veranlasst (Webers, 2015). Die Gestaltungsmöglichkeiten von systemischem Coaching in der Pflege ergeben sich vor diesem Hintergrund aus mehreren Aspekten (Tab. 8.2):

Die Tätigkeit in der Pflege erfordert von allen Beteiligten eine ausgeprägte Fähigkeit zur Reflexion und bewussten Gestaltung von beruflichen bzw. privat bedingten Handlungsprozessen. Diese Kompetenz ist essenziell, um die Verknüpfung abstrakter organisatorischer Strukturen mit praxisnahen Erfahrungen im Arbeitsalltag zu gewährleisten und gleichzeitig persönliches Wachstum für Einzelne zu ermöglichen. Systemisches Coaching bietet in diesem Zusammenhang eine ziel- und lösungsorientierte Form der Beratung für das Arbeitsfeld Pflege und kann bei der Gestaltung von diversen Kommunikationssituationen, in denen die einzelne Person mit ihren Wünschen und Bedarfen und Erlebenswelten im Vordergrund steht, eine Möglichkeit der professionellen Begleitung und Unterstützung in Veränderungsprozesses bieten (Dallüge, 2015).

Tab. 8.2 Gestaltungsmöglichkeiten von systemischem Coaching in der Pflege, Auswahl. (Eigene Erstellung)

Stressbewältigung und Resilienz	Coaching hilft Pflegekräften, effektive Strategien zur Bewältigung von Stress in ihrem anspruchsvollen Arbeitsumfeld zu entwickeln und ihre individuelle Resilienz zu stärken
Verbesserung der Kommunikation	Durch Coaching lernen Mitarbeiter, klarer und zielorientierter zu kommunizieren, was im pflegerischen Versorgungsprozess von entscheidender Bedeutung sein kann
Förderung der Teamarbeit	Coaching unterstützt die Entwicklung einer starken Gruppendynamik und verbessert die Zusammenarbeit im Team, was zu einer effizienteren Arbeit z. B. in pflegerischen Arbeitssituationen führt
Persönliche Entwicklung	Coaching fördert das persönliche Wachstum und kann zu einer verbesserten Arbeitsleistung sowie einem reduzierten Burnout-Risiko und einer besseren Gesundheit beitragen
Kompetenzentwicklung	Für Leitungs- und Führungskräfte in der Pflege bietet Coaching die Möglichkeit, ihre Leitungs- und Führungskompetenzen zu verbessern und ein motivierendes Arbeitsumfeld für Mitarbeiter zu schaffen
Qualitätsverbesserung	Durch Coaching können Pflegekräfte ihre Fähigkeiten kontinuierlich verbessern, was zu einer höheren Qualität der Patientenversorgung beiträgt

▶ **Praxistipp:** Etablieren Sie „Mini-Coachings" in den Arbeitsalltag auf der Station. Richten Sie dazu im Team feste 15-min-Slots („Coaching to go") ein, z. B. einmal pro Woche, in denen Mitarbeiter eine berufliche Fragestellung mit einem kollegial geschulten Coach besprechen können. Folgende Themen könnten dabei besprochen werden: Kommunikation, Umgang mit Stress, persönliche Entwicklungsziele etc. Diese niedrigschwellige Maßnahme fördert die Selbstreflexion und ermöglicht die Entwicklung Ihrer Mitarbeiter und das ganz ohne ein offizielles formales Setting.

8.3 Methodenskizze

In der professionellen Praxis der Supervision am Beispiel eines Coachingprozesses nimmt die Methodenskizze eine zentrale Rolle ein. Sie fungiert als essenzielles Instrument für den Coach zur strukturierten Planung und Durchführung von Coachingsitzungen. Primär dient die Methodenskizze der Entwicklung und Etablierung einer klaren Struktur und Zielorientierung. Durch die präzise Definition von Zielen und die Festlegung eines konkreten Ablaufs wird somit ein kohärenter Rahmen für das Coaching geschaffen. Dies ermöglicht eine zielgerichtete und effiziente Gestaltung des Beratungsprozesses. Die Skizze erlaubt zudem eine reflektierte und begründete Auswahl adäquater Coachingmethoden, die optimal auf die spezifischen Bedürfnisse und Ziele des Coachings (des Coachees) abgestimmt sind. Gleichzeitig gewährleistet sie die notwendige Flexibilität, um auf emergente Themen oder unvorhergesehene Entwicklungen im Coachingverlauf angemessen reagieren zu können. Darüber hinaus trägt die Methodenskizze wesentlich zur Qualitätssicherung bei. Sie erleichtert eine systematische Dokumentation des Prozesses und schafft damit die Grundlage für eine fundierte Evaluation (vgl. Kap. 3). Dies ermöglicht nicht nur eine kontinuierliche Verbesserung der Coachingpraxis im Kontext Pflege, sondern dient auch der professionellen Rechenschaftslegung dem Auftraggeber bzw. dem Geldgeber gegenüber. In der Gesamtbetrachtung stellt die Methodenskizze daher ein notwendiges Instrument dar, um ein professionelles, effektives und coacheeorientiertes Coaching in der Pflege zu gewährleisten. Sie vereint Struktur und Flexibilität, methodische Fundierung und Anpassungsfähigkeit und trägt somit wesentlich zur Qualität und Wirksamkeit supervisorischer Coachings bei.

8.3.1 Ziele

Das zentrale Ziel von Coaching in der Pflege besteht darin, gemeinsam mit dem Coachee (z. B. Team- oder Stationsleitung etc.) konkrete und bearbeitbare Anliegen zu identifizieren und schrittweise zu reflektieren sowie zu bearbeiten. Der Coachingprozess soll das „Klientensystem" – also die gecoachte Person (Coachee) im Kontext ihrer beruflichen und organisationalen Umgebung – dabei unterstützen, ein gestärktes Kompetenzgefühl zu entwickeln und die eigene Handlungsfähigkeit zu erweitern. Dadurch wird die individuelle Wahlfreiheit gefördert, sodass der Coachee sich in der Lage fühlt, mit seinen aktuell wahrgenommenen Ressourcen und Fähigkeiten gezielte Schritte zur anvisierten Zielerreichung zu bewältigen (Lippmann 2013). Coaching zeigt sich insbesondere in Bezug zu folgenden Anliegen als besonders wirksam (Theeboom et al. 2013, zit. n. Becker, 2020):

- Steigerung der Leistungsfähigkeit und Erweiterung beruflicher Qualifikationen *(Performance/Skills)*
- Veränderung der Einstellung zur eigenen Tätigkeit sowie Förderung von Weiterbildungs- und Karriereplanung *(Work/Career attitudes)*
- Verbesserung des Wohlbefindens im beruflichen Umfeld *(Well-being)*
- Entwicklung und Anwendung von Strategien zur Problembewältigung *(Coping)*

Coaching in der Pflege kann vor diesem Hintergrund als eine professionelle Form individueller Beratung im beruflichen Kontext verstanden werden, die darauf abzielt, Entwicklungsprozesse gezielt zu begleiten und zu optimieren. Dabei werden nach Lippmann (2013) gemeinsam spezifische Ziele definiert, deren Erreichung durch gezielte Unterstützung im Coachingprozess gefördert wird. Wesentliche Funktionen sind unter anderem:

- Die Gestaltung einer zielführenden Rollenübernahme innerhalb des jeweiligen beruflichen Systems.
- Die bewusste Reflexion geplanter Handlungen hinsichtlich ihrer angestrebten Auswirkungen und deren Zweckmäßigkeit im gegebenen Kontext.
- Der Aufbau einer erweiterten Handlungs- und Entscheidungskompetenz, um mit komplexen, relevanten beruflichen Herausforderungen souverän umzugehen.

Durch diesen strukturieren und zielgerichteten Ansatz kann Coaching nicht nur zur unmittelbaren Problemlösung beitragen, sondern kann langfristig die Selbstwirksamkeit des Coachees im Umgang mit dynamischen und anspruchsvollen beruflichen Situationen stärken (Lippmann 2013). Greif (2012) legt dazu ein Wirksamkeitsmodell für Coaching vor, das auf dem psychotherapeutischen Wirksamkeitsmodell aufbaut und aus folgenden sieben Faktoren besteht:

- Wertschätzung und emotionale Unterstützung
- Affektaktivierung und -kalibrierung
- Ergebnisorientierte Problemreflexion
- Ergebnisorientierte Selbstreflexion
- Zielklärung
- Ressourcenaktivierung
- Umsetzungsunterstützung (Lindart, 2016, Greif 2012 zit. n. Balz, 2019).

Angesichts dieser Ziel- und Funktionsbeschreibungen lassen sich mehrere übergeordnete Wirkfaktoren für Coachingangebote in der Pflege ableiten (Abb. 8.1):

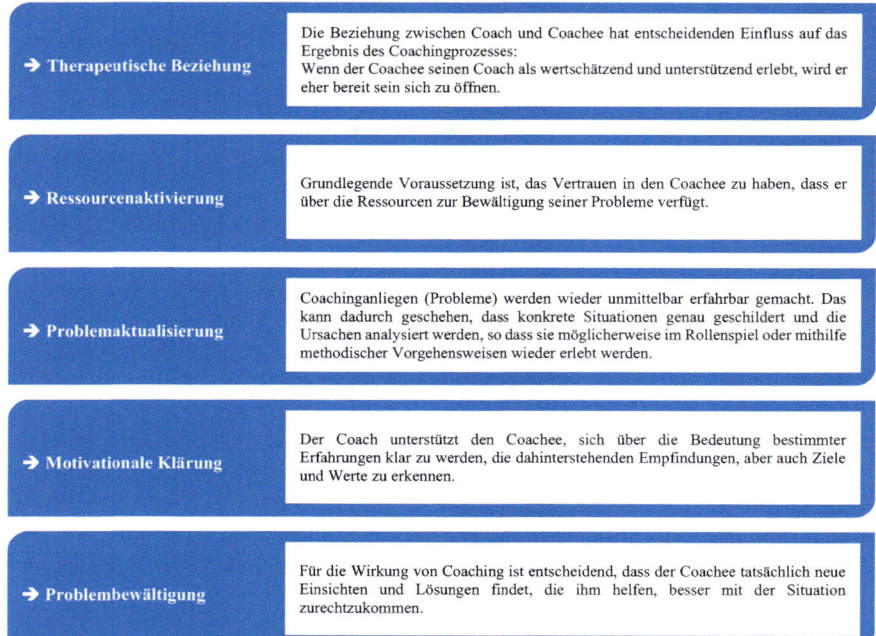

Abb. 8.1 Wirkfaktoren von Coaching. (Eigene Erstellung in Anlehnung an Grawe 2005, zit. n. König & Volmer, 2012, S. 273 ff.)

8.3.2 Methoden und Techniken

Coaching ist eine professionelle Form der Beratung, die gezielt an den individuellen Potenzialen des Coachees ansetzt. Durch den Einsatz verschiedener Methoden werden Ressourcen aktiviert, um den Coachee dabei zu unterstützen, eigenständig Lösungen für seine Herausforderungen und Fragestellungen zu entwickeln (Webers, 2015). Dabei übernimmt der Coach die Verantwortung für den strukturellen und methodischen Rahmen des Prozesses, während der Coachee für die inhaltliche Auseinandersetzung mit seinen Themen zuständig ist. Im Mittelpunkt des Coachings steht die Förderung der Selbstreflexion. Dieser bewusste, reflektierte Selbstbezug ermöglicht es dem Coachee, seine Intentionen, Wahrnehmungen und Handlungsweisen zu hinterfragen und gezielt weiterzuentwickeln. Durch diesen Prozess entsteht eine erhöhte Klarheit über persönliche und berufliche Ziele sowie eine nachhaltige Stärkung der eigenen Handlungskompetenz (Best, 2020).

Ziel im systemischen Coaching ist immer eine Einsicht in das zu Verändernde, die Ermöglichung einer Art Selbsterkenntnis, die die Coachees für die notwendige Veränderung selbst motiviert (Fischer, 2018). Um diese Ziele in einem systemischen Coaching zu erreichen, benötigt der Coach die entsprechende Feldkompetenz (vgl. Abschn. 2.5.1) und spezifische und auf das ausgewählte Handlungsfeld ausgerichtete Methoden. Der Ansatz der systemisch-lösungsorientierten Gesprächsführung im Coaching zeichnet sich in diesem Zusammenhang durch eine vielfältige methodische Basis aus. Er integriert ein breites Spektrum an Techniken und Ansätzen, die ihren Ursprung in der systemischen Therapie und Beratung haben. Zu diesem Instrumentarium gehören u. a.: Moderationstechniken, systemische Fragetechniken, kreative Interventionen (z. B. die Arbeit mit Metaphern oder bildlichen Darstellungen). Die Anwendung dieser Methoden folgt im Coaching strukturierten Prozessen, die einen definierten zeitlichen Rahmen und eine sequenzielle Phasenabfolge vorgeben (Methodenskizze). Diese prozessorientierte Dimension wird komplementiert durch die Integration fachspezifischen und handlungsfeldbezogenen Wissens. Dieses interdisziplinäre Fundament ergibt sich aus diversen Disziplinen, darunter: Psychologie, Pädagogik, soziale Arbeit, Organisationstheorie und Führungslehre (Lindemann, 2020). Das systemische Coaching lässt sich demnach nicht nur auf eine Anwendung von bestimmten Methoden oder ausgewählten theoretischen Konzepten reduzieren. Es ist vielmehr ein komplexes und dynamisches Gefüge, in dem der Persönlichkeit des Coaches und dem spezifischen Arbeitskontext eine zentrale Bedeutung zukommt. Die Besonderheit dieses Ansatzes liegt in der Verknüpfung verschiedener Elemente: theoretische Grundlagen, praktische und methodische Umsetzungsstrategien und die individuelle Expertise des Coaches (Möller, 2012). Systemisches Coaching versteht sich daher nicht als eine Beratung mittels starrem Methodenset, sondern als ein lebendiger und reflexiver Prozess im gegenseitigen Austausch mit dem Zweck der Veränderung (Fischer, 2018). Dazu bieten sich für Coaching in der Pflege auch die vielfältigen methodischen Ansätze aus der systemischen Therapie und Beratung an (vgl. Abschn. 7.3.2).

8.3.3 Struktur und Ablauf

Eine nachvollziehbare Struktur im Coachinggespräch ist essenziell, um das eigentliche Thema und das Ziel des Coachings im Blick zu behalten. Sie verhindert, dass sich das Gespräch in Nebensächlichkeiten verliert oder in eine Sackgasse gerät. Eine bewährte (sehr übersichtliche) Methode zur Strukturierung des Ablaufs ist dazu das GROW-Modell von Withmore (1994) (vgl. König und Vollmer, 2012, Webers, 2015). Das GROW-Phasenmodell teilt den Coachingprozess in vier aufeinander aufbauende Phasen (Abb. 8.2).

Eine weitere Möglichkeit einer einfachen strukturierten Coachingabfolge ist das Strukturmodell COACH (Rauen, 2008). Dieses Modell kann als roter Faden auf der Metaebene (für den gesamten Coachingprozess) bzw. für einzelne Coachingsitzungen auf der Mikroebene dienen. Je nach Notwendigkeit und Bedarf können unterschiedliche systemisch-methodische Ansätze in das COACH-Modell integriert werden. Es gliedert sich in fünf Hauptphasen:

Phase 1: **C**ome together (Kennenlern- und Kontaktphase)
Phase 2: **O**rientation (Inhaltliche Orientierung)

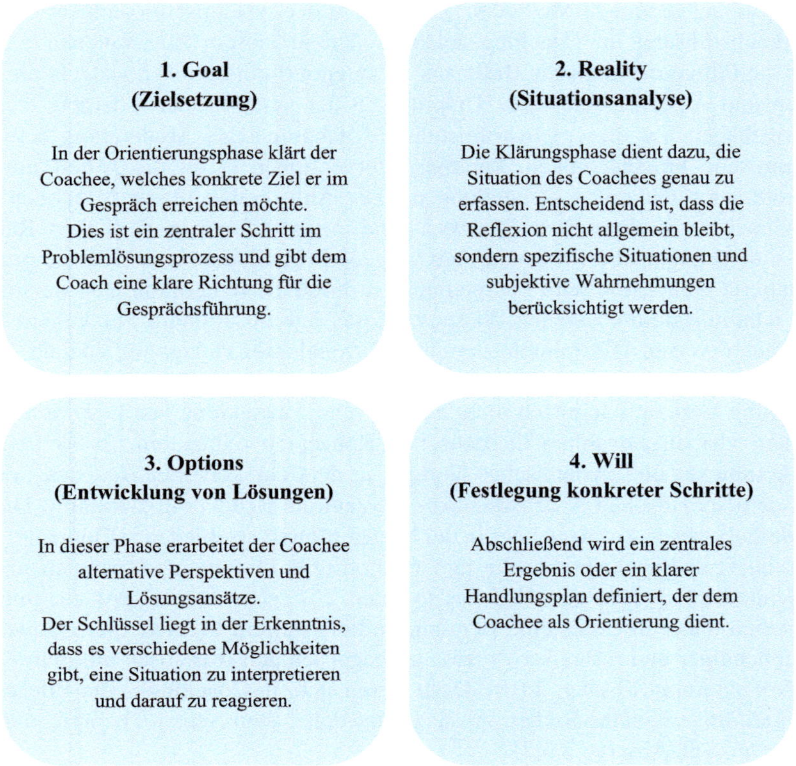

1. Goal (Zielsetzung)	2. Reality (Situationsanalyse)
In der Orientierungsphase klärt der Coachee, welches konkrete Ziel er im Gespräch erreichen möchte. Dies ist ein zentraler Schritt im Problemlösungsprozess und gibt dem Coach eine klare Richtung für die Gesprächsführung.	Die Klärungsphase dient dazu, die Situation des Coachees genau zu erfassen. Entscheidend ist, dass die Reflexion nicht allgemein bleibt, sondern spezifische Situationen und subjektive Wahrnehmungen berücksichtigt werden.
3. Options (Entwicklung von Lösungen)	**4. Will (Festlegung konkreter Schritte)**
In dieser Phase erarbeitet der Coachee alternative Perspektiven und Lösungsansätze. Der Schlüssel liegt in der Erkenntnis, dass es verschiedene Möglichkeiten gibt, eine Situation zu interpretieren und darauf zu reagieren.	Abschließend wird ein zentrales Ergebnis oder ein klarer Handlungsplan definiert, der dem Coachee als Orientierung dient.

Abb. 8.2 Ablauf eines Coachings in der Pflege. (Eigene Erstellung in Anlehnung an König und Volmer, 2012, Webers, 2015)

Phase 3: **A**nalysis (Untersuchung des Anliegens und des Umfelds)
Phase 4: **C**hange (Veränderungsphase)
Phase 5: **H**arbour (Zielerreichung und Abschluss)

Wichtig ist in beiden Strukturmodellen, dass im gesamten Prozess der Fokus darauf liegt, den Coachee dabei zu unterstützen, eigene Lösungen zu finden und umzusetzen, wobei stets die Wechselwirkungen und Zusammenhänge im System des Coachees berücksichtigt werden, d. h. die individuelle Situation des Gegenübers steht immer im Mittelpunkt aller Aktivitäten und Bemühungen seitens des Coaches. Flexibilität, Offenheit, Augenhöhe und Wertschätzung sind dabei zentrale Prinzipien, die den Coachingprozess charakterisieren und seinen Erfolg maßgeblich bestimmen. Um eine konkrete und orientierende Struktur im Coachingprozess zu schaffen, kann der Gesamtablauf eines Coachings weiter präzisiert werden.

8.4 Fallbeispiel „Coaching in der Pflege"

Das folgende Fallbeispiel aus dem Arbeitsfeld Pflege dient dazu, die bis dato erläuterten theoretischen Konzepte praxisnah darzustellen und die Anwendung zu verdeutlichen. Ziel ist es, die Verbindung zwischen abstraktem Wissen und dessen praktischer Umsetzung am Beispiel eines Coachingprozesses in der Pflege herzustellen. Gleichzeitig ermöglicht das Fallbeispiel den Lesern, komplexe Coachingsituationen an einem Beispiel aus der Leitungs- und Führungsebene im pflegerischen Kontext unmittelbar nachzuvollziehen. Dabei werden nicht nur Wünsche, Probleme und Herausforderungen aufgezeigt, sondern auch mögliche Lösungsstrategien und Handlungsoptionen skizziert und veranschaulicht. Durch die narrative Struktur des Falls werden die theoretischen Konzepte nachvollziehbar dargestellt und in einen praktischen Kontext eingebettet. Die Fallbeschreibung „Coaching" stellt – ähnlich wie im Kap. 7 „Leitungssupervision" – auch wieder die verschiedenen Dimensionen einer Coachingsituation – wie organisationale Dynamiken, persönliche Herausforderungen und systemische Zusammenhänge – umfassend dar und trägt somit sowohl zum Verständnis, aber auch gleichzeitig zur kritischen Reflexion bei den Lesern bei.

8.4.1 Fallbeschreibung

Fallbeispiel: Berufliche Unzufriedenheit, Wunsch nach Entwicklung
  Perspektive: Hauptpraxisanleiterin auf einer internistischen Station in einem Krankenhaus
  Maria W. ist 38 Jahre alt und arbeitet nunmehr seit fast zehn Jahren als Gesundheits- und Krankenpflegerin in einer Vollzeitanstellung im Großraum Hamburg. Nach ihrer Ausbildung zur Gesundheits- und Krankenpflegerin in einem kleinen Krankenhaus der Grundversorgung in Hessen hat sie seinerzeit dort noch sieben Jahre weitergearbeitet und sich dann aber Richtung Hamburg beworben. Seit ihrer Weiterbildung zur Praxisanleitung ist sie als Praxisanleiterin für die Begleitung und Anleitung der fünf Auszubildenen auf ihrer Station zuständig. Zugleich arbeitet sie seit nunmehr drei Jahren im Arbeitskreis „Betriebliches Gesundheitsmanagement" im Krankenhaus mit. Eigentlich müsste sie doch mit beiden Beinen mitten im Beruf stehen, doch immer öfter plagen sie Selbstzweifel …

> **Übersicht**
> *Als Praxisanleiterin auf einer großen internistischen Station eines Krankenhauses hat sie sich stets mit Leidenschaft für die Ausbildung junger Pflegekräfte eingesetzt. Die Reform der Pflegeberufe im Jahr 2020 war aus ihrer Sicht damals eine wirkliche Chance für die Pflege im Hinblick auf Professionalisierung und Akademisierung. Die Energie von damals ist längst verflogen. Sie tritt persönlich auf der Stelle. Allein die Weitergabe ihres Wis-*

sens erfüllt sie nicht mehr. Zwar begleitet sie immer noch mit Engagement die Auszubildenden und Praktikanten auf ihrem Weg und sie hält auch regelmäßigen Kontakt zur Pflegeschule, doch in letzter Zeit spürt sie zunehmend die Unzufriedenheit. Sie empfindet ihre berufliche Situation als festgefahren und fühlt sich unterfordert. Der Arbeitsalltag ist zur Routine geworden, und sie merkt, dass sie intellektuell und fachlich nicht mehr wirklich gefordert wird.

Trotz ihrer langjährigen Erfahrung gibt es innerhalb des Krankenhauses kaum Aufstiegsmöglichkeiten für sie. Die wenigen pflegerischen Leitungspositionen sind langfristig besetzt, und neue Karriereperspektiven erscheinen aus ihrer Sicht unerreichbar. Gleichzeitig beobachtet sie, wie jüngere Kollegen sich weiterentwickeln, neue Fachweiterbildungen absolvieren oder sich auf Spezialgebiete wie Wundmanagement oder Palliativpflege konzentrieren. Sie hingegen hat das Gefühl, nicht voranzukommen. Diese Erkenntnis belastet sie zunehmend und führt zu Selbstzweifeln: Hat sie ihr volles Potenzial wirklich ausgeschöpft? Hat sie all die Jahre in ihre berufliche Entwicklung investiert, nur um jetzt in dieser Stagnation zu verharren?

Besonders die zwei Tage im Monat, an denen sie als Dozentin an der Pflegeschule unterrichtet, geben ihr neue Energie und Inspiration. Doch sobald sie zurück auf der Station ist, holt sie der Pflegealltag wieder ein. Immer öfter spielt sie mit dem Gedanken, eine spezielle Weiterbildung oder gar ein Studium zu beginnen, um sich neue berufliche Möglichkeiten zu erschließen. Besonders interessiert sie sich für den Bereich der Pflegepädagogik oder für ein Pflegemanagement-Studium. Doch gleichzeitig plagen sie Zweifel: Kann sie eine Weiterbildung oder ein Studium mit dem Schichtdienst und ihrem Privatleben vereinbaren? Ist sie nicht schon zu alt für einen solchen Schritt? Würde diese Entscheidung tatsächlich eine nachhaltige Veränderung bringen? Und was, wenn sie scheitert oder sich für den falschen Weg entscheidet?

Ihre innere Zerrissenheit führt dazu, dass sie monatelang keine Entscheidung trifft. Der Wunsch nach Entwicklung ist da, doch die Angst vor Unsicherheit und Veränderung hält sie zurück. Innerlich sucht sie nach Orientierung, Klarheit und einem konkreten Plan, der ihr hilft, mutig die nächsten Schritte zu gehen. Nach außen macht sie ihre Arbeit wie gewohnt gut, aber das Gefühl der Stagnation bleibt.

Beim nächsten Mitarbeitergespräch öffnet sie sich und spricht mit ihrer Stationsleitung über ihre Situation. Diese macht sie auf ein Coachingangebot aufmerksam, das im Rahmen des Betrieblichen Gesundheitsmanagements (BGM) des Krankenhauses angeboten wird. Es zielt darauf ab, Mitarbeiter in ihrer persönlichen und beruflichen Entwicklung zu unterstützen und neue Perspektiven zu eröffnen. Diese Möglichkeit gibt ihr Hoffnung – vielleicht ist dies der erste Schritt zu einer Veränderung, die sie sich so sehr wünscht.

8.4.2 Durchführung

Ähnlich wie bereits in der Leitungssupervision wird auch im vorliegenden Fall ein externer Coach mit entsprechender Feldkompetenz (vgl. Abschn. 2.5) beauftragt. Der Vorteil der externen Beauftragung liegt in der Distanz zum direkten Arbeitsfeld von Maria W. (Coachee), der professionellen Neutralität und Objektivität und der methodisch-fachlichen Expertise, die in diesem Fall mit langjähriger Erfahrung in der Pflege auf der Seite des Coaches gekoppelt ist. Diese personellen Rahmenbedingungen ermöglichen es einerseits, das Anliegen von Maria W. allparteilich und zugleich mit der notwendigen methodischen Perspektivvielfalt zu beraten, und andererseits, durch die Feldkompetenz (eigene Erfahrung im Arbeitsfeld Pflege) zugleich ziel- und lösungsorientiert zu begleiten. Beide (Coach und Coachee) sprechen sozusagen „eine Sprache", dies ist wichtig für die Akzeptanzsicherung und damit letztendlich für den Erfolg des Coachings.

Basierend auf dem geschilderten Fallbeispiel lässt sich die Vorbereitung und der Ablauf für ein Coaching mit Maria W. wie folgt darstellen:

Die Anzahl der benötigten Coachingsitzungen für Maria W. ist abhängig von ihrem Anliegen und vom definierten Ziel. Dieses Ziel (Coachingauftrag) wird erst im ersten Coachingtermin gemeinsam mit ihr erarbeitet. Allerdings erfolgt bereits in der Terminabstimmung zum ersten Gespräch eine allgemeine Vorabfrage zum eigentlichen Thema und zum Grobziel für den anstehenden Coachingprozess (vgl. Abschn. 7.3.3). Im konkreten Fall handelt es sich um ein eher kurzfristiges Anliegen (möglich ist ein Entscheidungs- und/oder Perspektivcoaching bzw. Entwicklungscoaching). Dieses Anliegen kann in ca. ein bis drei Terminen bearbeitet werden. Neben dem Coachingauftrag spielt in diesem Zusammenhang aber auch Marias Engagement (ihre Eigeninitiative) eine entscheidende Rolle für die Dauer und den Erfolg der gemeinsamen Arbeitsbeziehung. Da von Maria W. ein schnelles Ergebnis gewünscht ist (Gesprächsaussage im Erstgespräch am Telefon), wird ein systemisch-lösungsorientiertes Coaching (vgl. Middendorf, 2019) als Coachingmethode in Orientierung an die vier Coachingphasen aus dem GROW-Modell von Withmore (1994) gewählt (vgl. Abschn. 8.3.3). Der Vorteil der Lösungsorientierung im Coaching ist, dass so relativ schnell Ergebnisse möglich sind und durch die systemische Ausrichtung sowohl Maria W. in ihrem individuellen Bedarf als auch ihr eigenes Beziehungsumfeld zieldienlich mit einbezogen werden kann. Als Sitzungsfrequenz kommt ein drei- bis vierwöchiger Turnus in Betracht. Der Coachingprozess kann je nach Bedarf individuell angepasst werden. Als methodische Besonderheit wird im konkreten Fall mit Maria W. ein Online-Coaching (digitales Zoom-Meeting) vereinbart. Diese Methodik ist den aktuell-situativen, zeitlichen und örtlichen Einschränkungen geschuldet.

→ Der Coachingprozess im Fall Maria W. hat folgende Struktur:
Struktur des Coachingprozesses „Entwicklungscoaching". (Eigene Erstellung)

Ablauf	Zielsetzung	Inhaltliche Schwerpunkte
1. **Coachingtermin** (digital, 90 min.)	Analyse der aktuellen Situation, Klärung der Wünsche und beruflichen Ziele	• Exploration der aktuellen beruflichen Situation • Identifikation von Stärken und Ressourcen • Formulierung von Karrierezielen
2. **Coachingtermin** (digital, 90 min.)	Optionen und Hindernisse	• Erarbeitung verschiedener Karrierewege im bzw. außerhalb der Pflege • Identifikation möglicher Hindernisse und Lösungsansätze • Reflexion des beruflichen Umfelds und dessen Einfluss
3. **Coachingtermin** (digital, 90 min.)	Handlungsplan und nächste Schritte	• Entwicklung eines konkreten Aktionsplans • Festlegung von Meilensteinen und Erfolgskriterien • Erarbeitung von Strategien zur Selbstmotivation

→ Gesprächsleitfaden zum ersten Online-Termin mit Maria W. (Eigene Erstellung)

1. Begrüßung zum ersten Termin und Auftragsklärung (ca. 10–15 min)	
Zielbeschreibung: • Vertrauen aufbauen • Rahmen (u. a. online-Besonderheiten) klären • Ziel, Auftrag und Erwartungen definieren	**Systemische Fragen:** • Was hat Sie dazu bewogen, dieses Coaching zu machen? • Was erhoffen Sie sich von unserer Zusammenarbeit? • Wofür sind Sie heute hier? • Stellen Sie sich vor, das Coaching ist erfolgreich – woran Sie das merken?
2. Reflexion der aktuellen beruflichen Situation (ca. 15–20 min)	
Zielbeschreibung: • Bestandsaufnahme der IST-Situation: Was läuft gut? Was fehlt? • → Methode: Skalenfrage „Auf einer Skala von 1 bis 10 – wie zufrieden sind Sie mit Ihrer aktuellen beruflichen Situation?"	**Systemische Fragen:** • Wie würden Sie Ihre aktuelle berufliche Situation auf einer Skala von 1–10 bewerten? • Welche Aspekte Ihrer Arbeit geben Ihnen momentan Energie? • Welche Herausforderungen oder Unzufriedenheiten erleben Sie aktuell? • Wenn ich Ihre Kolleginnen fragen würde, was Sie besonders gut machen – was würden sie sagen? • Welche Tätigkeiten in Ihrem Beruf würden Sie gerne häufiger machen? ... welche seltener?

3. Werte und Motivation im Beruf (ca. 15 min)

Zielbeschreibung:	Systemische Fragen:
• Herausfinden, was Maria wichtig ist und sie antreibt • → Methode: digitale Werte- und Motivationskarten, freie Assoziation zur Visualisierung	• Was hat Sie ursprünglich in die Gesundheits- und Krankenpflege geführt? • Welche Werte sind Ihnen in Ihrer Arbeit besonders wichtig? • Wenn Sie an einen perfekten Arbeitstag denken – wie würden Sie diesen beschreiben? • Erzählen Sie mir von einem Moment in Ihrem Berufsleben, auf den Sie besonders stolz sind • Was war in diesem Moment für Sie so bedeutend?

4. Ressourcenaktivierung (ca. 15 min)

Zielbeschreibung:	Systemische Fragen:
• Stärken und Fähigkeiten sichtbar machen • → Methode: Erfolgsmomente sammeln (Kompetenzrad, Reflexion vergangener Erfolge)	• Was sind Ihre größten Stärken im beruflichen Kontext? • Welche Herausforderungen haben Sie in der Vergangenheit gut gemeistert und wie? • Erzählen Sie mir von einer beruflichen Situation, die Sie erfolgreich bewältigt haben. Welche Fähigkeiten haben Ihnen dabei geholfen? • Wenn Ihr bester Freund Ihre Stärken beschreiben würde – was würde er sagen?

5. Erste Zielformulierung (ca. 15–20 min)

Zielbeschreibung:	Systemische Fragen:
• eine erste Vision für die berufliche Weiterentwicklung skizzieren • → Methode: Zielskizze (Antworten können auf einem geteilten Screen/Dokument als erste berufliche Zielvision festgehalten werden)	• Was möchten Sie in einem Jahr erreicht haben?" • Was wäre ein erster kleiner Schritt in diese Richtung? • Was ist Ihnen besonders wichtig für Ihre Zukunft? • Welche Entwicklungsmöglichkeiten interessieren Sie? (z. B. Weiterbildung, Spezialisierung, Leitungsrolle) • Wie könnte ein konkretes, erreichbares Ziel für die nächsten Monate aussehen?

6. Abschluss (ca. 5–10 min)

Zielbeschreibung:	Systemische Fragen:
• wichtige Erkenntnisse sichern • Reflexion • erste Handlungsschritte festlegen • Verabschiedung und Ausblick auf die nächste Sitzung • → Methode: Hausaufgabe (drei mögliche Karrierewege recherchieren und zum nächsten Mal mitbringen)	• Was nehmen Sie heute für sich mit? • Gab es einen Aha-Moment in der Sitzung? • Was war heute schon hilfreich für Sie? • Was ist die erste kleine Handlung, die Sie bis zum nächsten Gespräch umsetzen können?

Reflexion des ersten Gesprächstermins Im Ergebnis der ersten Sitzung ist festzuhalten, dass in der ersten Sitzung der Coachingauftrag geklärt und die aktuelle berufliche Situation von Maria W. reflektiert wurde. Zusätzlich wurden Werte und ihre Motivationslage besprochen. Im Ergebnis konnten zudem Stärken und Ressourcen identifiziert und eine erste Zielbenennung formuliert werden. Der Transfer in den Alltag wurde mit einer Hausaufgabe gesichert.

→ Gesprächsleitfaden zum zweiten Online-Termin mit Maria W. (Eigene Erstellung)

1. Begrüßung und Rückblick zur zweiten Sitzung (ca. 10 min)	
Zielbeschreibung: • Rückblick zum ersten Termin • etwaige Veränderungen sichtbar machen • Ziel und Struktur für die zweite Sitzung bestimmen • Hausaufgabe nachbesprechen (s. u. Phase 3)	**Systemische Fragen:** • Was ist Ihnen aus der letzten Sitzung besonders in Erinnerung geblieben? • Welche neuen Erkenntnisse oder Gedanken zu Ihrem beruflichen Weg gab es seitdem? • Haben Sie bereits kleine Schritte unternommen oder sich mit bestimmten Optionen näher beschäftigt? • Wie haben Sie die Bearbeitung der Hausaufgabe empfunden?
2. Vertiefung der Zieldefinition (ca. 15 min)	
Zielbeschreibung: • SMART-Ziele formulieren • → Methode: Erstellung einer Zielmatrix (Coachee formuliert ein bis zwei SMART-Ziele für den eigenen Karriereweg, diese werden visualisiert)	**Systemische Fragen:** • Wie sieht Ihr berufliches Ziel in einer möglichst konkreten Form aus? • Welche messbaren Indikatoren würden Ihnen anzeigen, dass Sie das Ziel erreicht haben? • Weshalb ist dieses Ziel für Sie attraktiv und motivierend? • Welche Herausforderungen könnten auftreten und wie können Sie diese bewältigen? • Bis wann möchten Sie Ihr Ziel erreicht haben?
3. Erörterung von Karrieremöglichkeiten in der Pflege (ca. 20 min)	
Zielbeschreibung: • Entwicklungsmöglichkeiten erörtern und auf Akzeptanzsicherung prüfen • Rückblick auf die Hausaufgabe aus dem ersten Termin • → Methode: Mindmap online gestalten (Coachee sammelt Karrierewege und ordnet sie nach Interesse und Machbarkeit)	**Systemische Fragen:** • Welche Karrierewege in der Pflege interessieren Sie besonders? • Welche Karrieremöglichkeiten haben Sie in Ihrer Hausaufgabe recherchiert? • Welche dieser Optionen passen gut zu Ihren Stärken und Werten? • Gibt es eine Weiterbildung oder Position, die Sie schon länger in Betracht ziehen? • Was müsste passieren, damit eine dieser Optionen für Sie realistisch wird?

4. Identifikation möglicher Hürden und Lösungsstrategien (ca. 15–20 min)	
Zielbeschreibung: • typische Herausforderungen und potenzielle Hindernisse identifizieren • Lösungsoptionen erörtern • → Methode: Hindernis-Lösungs-Plan (Coachee schreibt mögliche Herausforderungen auf und entwickelt zu jeder eine Lösung)	**Systemische Fragen:** • Welche möglichen Herausforderungen/ Hindernisse könnten auftreten? • Wie haben Sie in der Vergangenheit Herausforderungen gemeistert? • Welche Ressourcen haben Sie bereits, um mit diesen Hürden umzugehen? • Wer oder was könnte Sie auf Ihrem Weg unterstützen?
5. Entwicklung erster Handlungsschritte (ca. 15 min)	
Zielbeschreibung: • Handlungsplan entwickeln • → Methode: Handlungsplan erstellen (Coachee notiert 3 konkrete erste Schritte, die er in den nächsten Wochen umsetzt.)	**Systemische Fragen:** • Was ist der erste kleine Schritt, den Sie bereits diese Woche tun können? • Gibt es jemanden, mit dem Sie über Ihre Pläne sprechen möchten? • Welche Informationen müssen Sie noch einholen? • Welche Ressourcen können Sie nutzen, um Ihr Ziel zu erreichen? • Wie können Sie sich selbst motivieren, dranzubleiben?
6. Abschluss und Transfer (ca. 5–10 min)	
Zielbeschreibung: • wichtige Erkenntnisse des Gesprächs sichern • Reflexion • weitere Handlungsschritte festlegen • Verabschiedung und Ausblick auf den nächsten Termin • → Methode: z. B. Hausaufgabe: (Eine Person aus dem Berufsnetzwerk ansprechen und über eine Karriereoption mit ihr sprechen.)	**Systemische Fragen:** • Welcher Karriereschritt fühlt sich für Sie jetzt besonders stimmig an? • Was ist Ihr größtes Learning aus dieser Sitzung? • Wie/woran werden Sie merken, dass Sie auf dem richtigen Weg sind?

Reflexion des zweiten Gesprächstermins Rückblickend auf die zweite Coachingsitzung ist festzuhalten, dass im Austausch mit Maria W. smarte Ziele formuliert und Karriereoptionen erörtert wurden. Es wurde über mögliche Hürden und etwaige Lösungsstrategien gesprochen und erste konkrete Handlungsschritte konnten definiert werden.

→ Gesprächsleitfaden zum dritten Online-Termin mit Maria W. (Eigene Erstellung)

1. Begrüßung und Rückblick auf die bisherigen Erkenntnisse (ca. 10 min)	
Zielbeschreibung: • Rückblick zu Veränderungen seit der ersten und zweiten Sitzung • nochmalig Bedarf klären • Ziel für den dritten Termin gemeinsam formulieren	Systemische Fragen: • Welche wichtigen Erkenntnisse haben Sie aus den letzten beiden Sitzungen mitgenommen? • Welche Veränderungen haben Sie wahrgenommen? • Gibt es bereits Schritte, die Sie umgesetzt haben? Falls ja, was hat gut funktioniert? • Welche offenen Fragen oder Unsicherheiten haben Sie aktuell noch? • Was wäre ein gutes Ergebnis am Ende unserer heutigen Sitzung?
2. Verfeinerung der Strategie und konkreter Aktionsplan (ca. 20 min)	
Zielbeschreibung: • Hausaufgabe auswerten • Strategie konkretisieren • die nächsten Schritte planen • → Methode: Zielaktionsplan erstellen (Coachee notiert seine Hauptziele und die dazugehörigen ersten 3–5 konkreten Schritte)	Systemische Fragen: • Mit wem konnten Sie in Ihrer Hausaufgabe über Ihre Karriereideen sprechen und was war das Ergebnis dieses Gespräches? • Welche Ihrer bisherigen Ideen fühlen sich für Sie am umsetzbarsten an? • Welche Maßnahmen müssen Sie konkret ergreifen, um Ihr Ziel zu erreichen? • Welche kleinen Schritte können Sie bereits in den nächsten Tagen/Wochen machen? • Welche Reihenfolge erscheint sinnvoll?
3. Umgang mit Unsicherheiten und Widerständen (ca. 15 min)	
Zielbeschreibung: • mögliche Hürden/Stolpersteine identifizieren • Handlungsoptionen/Lösungen entwickeln • → Methode: Hindernis-Lösungs-Strategie (Coachee benennt mögliche Herausforderungen und entwickelt für jede eine passende Lösung)	Systemische Fragen: • Was könnte Sie daran hindern, Ihren Plan umzusetzen? • Gab es in der Vergangenheit Situationen, in denen Sie mit Unsicherheiten umgehen mussten? Was hat Ihnen geholfen? • Wie könnten Sie mit möglichen Rückschlägen umgehen? • Wer oder was kann Ihnen dabei helfen, trotz Hindernissen dranzubleiben? • Wie könnten Sie diese Ressourcen nutzen?
4. Ressourcen und Unterstützungsnetzwerk aktivieren (ca. 15 min)	
Zielbeschreibung: • Unterstützung und Ressourcen sichtbar machen • → Methode: Unterstützungsnetzwerk-Analyse (Coachee erstellt eine Liste mit Personen, Institutionen oder Ressourcen, die ihm auf seinem Weg helfen können)	Systemische Fragen: • Welche Personen oder Netzwerke können Sie bei Ihrem Ziel unterstützen? • Welche Ressourcen haben Sie bereits, die Ihnen helfen könnten? • Wer könnte Ihnen wertvolle Tipps oder Kontakte vermitteln? • Wie können Sie sich selbst motivieren, wenn es mal schwierig wird?

5. Abschluss und Transfer in den Alltag (ca. 10 min)	
Zielbeschreibung: • Reflexion des Coachingprozesses • Transfersicherung in den Alltag • Abschlusskommentar und Verabschiedung • → Methode: eigene Reflexionsübung nach acht Wochen (Was habe ich bereits erreicht? Wo stehe ich jetzt?)	**Systemische Fragen:** • Welcher nächste Schritt fühlt sich für Sie jetzt am wichtigsten an? • Wie werden Sie merken, dass Sie auf dem richtigen Weg sind? • Gibt es eine Möglichkeit, sich selbst für Erfolge zu belohnen? • Wie können Sie sich regelmäßig an Ihren Plan erinnern?

Reflexion des dritten Gesprächstermins Im Ergebnis des dritten Termins mit Maria W. wurde zu Beginn noch einmal im Rückblick auf die bisherigen Erkenntnisse geschaut und anschließend im gemeinsamen Austausch ein konkreter Aktionsplan für sie erstellt. Zudem wurden Strategien für den Umgang mit Unsicherheiten entwickelt und durch die Sichtbarmachung ihres Unterstützungsnetzwerk konnte die nachhaltige Umsetzung sichergestellt werden. Eine empfohlene Reflexionsübung, die mit etwas Abstand zur letzten Coachingsitzung durchgeführt werden sollte, ermöglicht einerseits die selbstkritische Selbstwahrnehmung und Überprüfung der Veränderungen bzw. der möglichen Fortschritte und zugleich wird dadurch gegebenenfalls auch dadurch noch einmal der Bedarf für weitergehende Unterstützung und Beratung sichtbar.

8.4.3 Ergebnisse

Die präzise und strukturierte Aufzeichnung der Ergebnisse durch den Coach ist ein Kernaspekt dieses Coachingprozesses. Das erstellte Protokoll fungiert als effektives Werkzeug zur Sicherung der Beratungsqualität. Es konzentriert sich zwar auf eine knappe, jedoch aussagekräftige Schilderung der Abläufe zu den verschiedenen Gesprächsthemen während der drei Coachingsitzungen. Allerdings ist es mehr als eine bloße Auflistung von Fakten. Wesentliche Formulierungen, aber auch Einsichten und Entwicklungspotenziale aus den einzelnen Terminen sind darin festgehalten. Die Vertraulichkeit des Dokuments wird gewahrt und seine Formulierung zielt darauf ab, sowohl für den Coachee als auch für den Coach gleichermaßen verständlich und nützlich zu sein. Diese Herangehensweise gewährleistet, dass das Protokoll nicht nur als Dokumentation dient, sondern auch als wertvolles Instrument zur Förderung des Coachingerfolgs im Fall Maria W.

Im Coaching zum skizzierten Fallbeispiel mit Maria W. werden die Ergebnisse strukturiert festgehalten, um konkrete Maßnahmen und Erkenntnisse zu dokumentieren. Nachfolgend ist ein Auszug aus dieser Ergebnisdokumentation dargestellt:

→ Dokumentation der Ergebnisse des Coachingprozesses von Maria W. (Eigene Erstellung)

Klarheit über ihre beruflichen Entwicklungsmöglichkeiten	• Maria W. hat eine strukturierte Übersicht über ihre Karriereoptionen, passende pflegerelevante Weiterbildungen oder mögliche Studiengänge • Sie erkennt, welche Möglichkeiten realistisch und mit ihrem Privatleben vereinbar sind
Konkrete Entscheidung für einen nächsten Schritt	• Sie entscheidet sich für eine spezifisches Studium (Pflegepädagogik) • Alternativ entwickelt sie einen Plan zur schrittweisen Veränderung ihrer beruflichen Tätigkeit
Stärkung des Selbstvertrauens und Abbau von Zweifeln	• Sie hat ihre Ängste und Blockaden reflektiert und gelernt, wie sie damit umgehen kann • Sie erkennt ihre bisherigen Erfolge und schöpft daraus Motivation für ihre berufliche Zukunft
Entwicklung eines individuellen Umsetzungsplans	• Sie erstellt einen Zeit- und Finanzierungsplan für das Studium • Sie plant, wie sie ihren Berufsalltag mit dem Studium vereinbaren kann • Sie baut sich ein Unterstützungsnetzwerk (z. B. Familie, Kollegen, Mentoren) auf
Gespräche mit Vorgesetzten über neue Perspektiven	• Sie nutzt das Coaching-Ergebnis, um mit ihrer Stationsleitung über ihre Entwicklungsmöglichkeiten zu sprechen • Sie prüft bereits parallel zum Studium interne Karriereschritte, z. B. eine Rolle als Dozentin, Verantwortlichkeit im Bereich der Fort- und Weiterbildung
Verbesserung der beruflichen Zufriedenheit	• Sie gewinnt neue Perspektiven für ihre aktuelle Tätigkeit, beispielsweise durch eine intensivere Einbindung in die Ausbildung oder eine erweiterte Rolle in ihrem Unternehmen • Sie fühlt sich sicher in ihrem Vorgehen
Erhöhung der Eigenmotivation und Eigenverantwortung	• Sie hat gelernt, dass sie aktiv ihre Zukunft gestalten kann, anstatt auf äußere Veränderungen zu warten • Sie setzt sich realistische, aber ambitionierte Ziele für ihre weitere berufliche Entwicklung

8.4.4 Evaluation

Die Evaluation des Coachingerfolgs erfordert generell eine differenzierte Betrachtung aus verschiedenen Perspektiven, einschließlich der Sichtweisen des Coachees (eventuell des Auftraggebers) und des Coaches selbst. Aus Sicht des Coachees steht die Frage im Vordergrund, ob die Investition in Form von Zeit, persönlichem Engagement und finanziellen Mitteln gerechtfertigt war, wobei entscheidend ist, ob die zentralen Anliegen adäquat bearbeitet wurden und ob daraus resultierende Verbesserungen erzielt werden konnten. In Fällen eines Dreiecksvertrags (bei vorhandenem Auftraggeber) fokussiert sich der Auftraggeber darauf, ob die anvisierten Ergebnisse erreicht wurden und ob der damit verbundene Ressourceneinsatz, insbesondere hinsichtlich der Zeit des Coachees und der finanziellen Aufwendungen, als angemessen betrachtet werden kann. Aber auch für den Coach stellt die Evaluation einen integralen Bestandteil seiner professionellen Praxis dar, der sowohl während des Coachingprozesses als auch bei dessen Abschluss der kontinuierlichen Optimierung des methodischen Vorgehens dient und wichtige Erkenntnisse für zukünftige Coachinginterventionen ermöglicht. Zudem fungiert die Evaluation in jeder Phase als Dokumentation des Coachingerfolgs (Lippmann 2013). Es wird daher empfohlen, jeden Coachingprozess mit einer systematischen Evaluation abzuschließen, welche die Möglichkeit bietet, potenzielle Hindernisse zu identifizieren und zu beseitigen sowie final einen konstruktiven und transparenten Abschluss des Coachingprozesses zu gewährleisten (Webers, 2015). In diesem Zusammenhang kann auch von Wirk- bzw. Erfolgsfaktoren gesprochen werden, die als Kriterien zum Erfolg eines Coachings beitragen. So gilt ein Coaching dann als erfolgreich, wenn die vereinbarten Ziele oder andere im Rahmen der Evaluation als positiv bewertete Ergebnisse erreicht werden, wobei diese Faktoren sowohl in der direkten Interaktion zwischen Coach und Coachee als auch im organisationalen Kontext des Coachees verortet sein können. Regelmäßige Feedbackprozesse zwischen Coach und Coachee dienen dazu, die Zufriedenheit des Coachees mit dem Coachingverlauf zu erfassen, was dem Coach ermöglicht, das methodische Vorgehen bei Bedarf zu modifizieren und optimal auf die individuellen Bedürfnisse des Coachees abzustimmen (Lindart, 2016).

Durch den nachfolgenden Strukturvorschlag kann in der Evaluation überprüft werden, ob das Coaching erfolgreich war bzw. wo es noch Entwicklungsmöglichkeiten gibt und ob Maria W. nachhaltig von der Beratung profitiert hat.

→ Evaluationsskizze des Coachingprozesses von Maria W. (Eigene Erstellung)

Zielerreichung bewerten (Ergebnis-Evaluation)	**Fragen zur Selbstreflexion (Coach):** • Hat Maria W. Klarheit über ihre beruflichen Entwicklungsmöglichkeiten gewonnen? • Hat sie eine Entscheidung für ihre berufliche Weiterentwicklung getroffen? • Fühlt sie sich mit ihrer Entscheidung wohl und motiviert? • Hat sie konkrete Schritte zur Umsetzung eingeleitet (z. B. Anmeldung für das Studium, Gespräch mit der Stationsleitung geführt)? • Hat sich ihre berufliche Zufriedenheit verbessert? **Messbare Indikatoren:** • Umsetzung geplanter Maßnahmen (z. B. ins Studium gestartet, neue berufliche Aufgaben übernommen) • Veränderungen in ihrer Selbsteinschätzung (z. B. durch Selbstreflexion oder ein strukturiertes Feedback)

Prozessqualität bewerten (Prozess-Evaluation)	**Feedback durch Maria W.:** • Wie hilfreich empfand sie die einzelnen Coaching-Phasen? • Welche Methoden und systemischen Fragen haben ihr besonders geholfen? • Gab es Momente, in denen sie sich besonders motiviert oder blockiert gefühlt hat? … wenn ja, welche? • Hat sie sich durch den Coach gut begleitet und verstanden gefühlt? **Methoden zur Prozess-Evaluation:** • Coaching-Tagebuch: Maria W. könnte nach jeder Sitzung kurze Reflexionen festhalten (z. B. Aha-Momente, Fortschritte, offene Fragen) • Zwischenevaluation: Nach der Hälfte des Coachings (2. Termin) könnte eine kurze Reflexionsrunde stattfinden: Was läuft gut? Was fehlt noch? • Abschlussgespräch mit Feedback-Fragen: Zum Beispiel mithilfe eines kurzen Fragebogens oder einer offenen Reflexionsrunde
Nachhaltigkeit der Veränderung bewerten (Follow-up-Evaluation)	**Nach 3 bis 6 Monaten:** • Wurden die geplanten Schritte umgesetzt? • Hat sich ihre berufliche Situation verbessert? • Fühlt sie sich langfristig zufriedener und selbstwirksamer? • Welche neuen Herausforderungen sind entstanden und wie geht sie damit um? **Follow-up-Gespräch oder Fragebogen an Maria W.:** • Welche der Coaching-Erkenntnisse setzen Sie heute noch aktiv um? • Wie hat sich Ihre Sichtweise auf Ihre Karriere und Entwicklung verändert? • Welche weiteren Unterstützungsbedarfe haben sich ergeben?

8.5 Erfahrungsbericht aus der Praxis

Einsatzmöglichkeiten von **Coaching** in der Pflege

Lisa G. (36 Jahre alt, in der Pflege seit 2006 tätig: Gesundheits- und Krankenpflegerin, Praxisanleiterin, Weiterbildung „Leitung im Gesundheitswesen", stellv. Stationsleitung bzw. Stationsleitung auf einer Intensivstation in einem Krankenhaus seit fünf Jahren)

Frage: *Danke für die Bereitschaft, sich mit mir über Ihre Coachingerfahrungen in der Pflege auszutauschen. Würden Sie Ihren Arbeits- und Aufgabenbereich noch einmal kurz skizzieren?*

Stationsleitung: *Sehr gerne. Mein Name ist Lisa und ich arbeite seit 18 Jahren in der Gesundheits- und Krankenpflege und seit dem Beginn der Coronazeit als Stationsleitung auf einer Intensivstation. Mein Team besteht aktuell aus 22 Pflegekräften, und ich trage die Verantwortung für die Organisation, Teamführung und den*

8.5 Erfahrungsbericht aus der Praxis

tagtäglichen Pflegeablauf. Die Arbeit ist herausfordernd, aber auch sehr erfüllend, da wir gemeinsam daran arbeiten, den Patienten die bestmögliche Versorgung zu bieten. Die Arbeit macht mir eigentlich Spaß.

Frage: Sie haben berichtet, dass Sie in Ihrer Position als Leitungskraft bereits Coaching in Anspruch genommen. Was oder wer hat Sie damals dazu bewegt?

Stationsleitung: *In der Pflege, insbesondere auf einer Intensivstation, ist die Arbeit schon extrem fordernd. Neben den hohen fachlichen Anforderungen in der Patientenversorgung spielen bei uns aus meiner Sicht vor allem zwischenmenschliche Beziehungen im Team eine wichtige Rolle. Es gibt immer wieder echt schwierige Situationen, sei es durch Stress, emotionale Belastungen oder die vielen unterschiedlichen Persönlichkeiten im Team. Schon während der Coronazeit hatten wir einen ständigen Wechsel im Personal. Einige Kollegen haben die Station damals verlassen. Seitdem ist es eigentlich ein Kommen und Gehen bei uns. Wir suchen immer gutes Personal. Die Leasingkräfte machen die Situation nicht einfacher. Insgesamt ist es oft angespannt im Team. Ich habe gemerkt, dass meine eigene Art, mit Kollegen zu kommunizieren, einen großen Einfluss darauf hat, wie das Team miteinander umgeht. Das Coaching sollte mir seinerzeit dabei helfen, meine Kommunikationsfähigkeiten bewusster einzusetzen und Konflikte mit mir oder auch zwischen Kollegen frühzeitig zu erkennen.*

Frage: Wie lief das Coaching genau ab und welche konkreten Aspekte Ihrer Kommunikation haben Sie durch das Coaching verbessert?

Stationsleitung: *Während der Coronazeit hat unsere Pflegedirektion für die Leitungskräfte Beratung und Coaching zur Verfügung gestellt. Man konnte sich melden und durfte sich dann extern beraten lassen. Die Kosten hat damals das Krankenhaus übernommen. Es gab einen kleinen Pool von Coaches. Ich denke, dass das alles Coaches waren, die schon öfter mit unserem Haus zusammengearbeitet hatten. Wahrscheinlich haben sich da Krankenhausleitung und die Ärzte bis dato beraten lassen. Jedenfalls kannte sich mein Coach gut im Krankenhausbereich aus und das fand ich sehr hilfreich. Ich hatte insgesamt fünf Coachingsitzungen bei ihm und die Termine waren über ein halbes Jahr verteilt. Insgesamt fand ich das hilfreich und ich denke schon, dass es mir was gebracht hat.*

Frage: Sie sagen, „dass das Ihnen etwas gebracht hat". Welche konkreten Aspekte Ihrer Kommunikation haben Sie durch das Coaching verbessern können?

Stationsleitung: Ja, das hat wirklich geholfen und wir haben viele Themen besprochen. Ein wichtiger Punkt war für mich das aktive Zuhören. Früher habe ich oft versucht, im Gespräch schnelle direkte Lösungen anzubieten, ohne wirklich zu verstehen, worum es meinen Kollegen geht. Durch das Coaching habe ich gelernt, gezielte Fragen zu stellen und den Kollegen den Raum zu geben, ihre eigenen Gedanken und Gefühle auszudrücken. Ich habe auch Techniken erlernt, um konstruktives Feedback zu geben, das nicht nur Kritik äußert, sondern auch Perspektiven zur Verbesserung aufzeigt. Ein weiterer wichtiger Punkt war auch der Umgang in Mitarbeitergesprächen. Die muss ich als Leitung zweimal im Jahr führen und eigentlich hat niemand Lust darauf. Aber ich fühle mich heute sicherer, Ziele, Wünsche oder auch Konfliktthemen klar anzusprechen und das in solch einem Gespräch auf eine faire und wertschätzende Weise zu moderieren.

Frage: Können Sie ein konkretes Beispiel nennen, in dem Ihnen das Coaching geholfen hat, einen Konflikt oder Situation in Ihrem Team zu lösen?

Stationsleitung: Ja, ein besonders prägendes Erlebnis war eine andauernde Spannungsquelle zwischen zwei Pflegekräften bei mir auf Station. Beide waren relativ neu auf Station und haben sich über längere Zeit immer wieder um Zuständigkeiten gestritten, was sich negativ auf die Stimmung im gesamten Team ausgewirkt hat. Früher hätte ich vielleicht einfach eine Entscheidung zugunsten einer Person getroffen und gehofft, dass sich die Lage dann beruhigt. Doch durch das Coaching habe ich gelernt, auf beide zuzugehen und ihre Perspektive einzunehmen. Ich habe beide erst einzeln angehört und versucht, ihre jeweiligen Perspektiven zu verstehen, und dann ein gemeinsames Gespräch moderiert. Wir haben zwar nicht die eine Lösung gefunden, aber allein das Gespräch miteinander war für alle hilfreich und hat irgendwas bewegt. Eigentlich habe ich gar nichts Besonderes gemacht. Aber seitdem hat sich das Arbeitsklima in der gesamten Station spürbar entspannt und das haben mir auch die anderen Kollegen zurückgemeldet.

Frage: Wie hat sich Ihr Coaching denn langfristig auf Ihr Team ausgewirkt?

Stationsleitung: Ich habe festgestellt, dass die Atmosphäre offener und kooperativer geworden ist. Ich bin mit meinem Coaching intern auf Station ganz offen umgegangen und habe einzelne kleine Übungen oder Anregungen auch immer gleich in den Dienstbesprechungen mit meinen Kollegen ausprobiert. Das fanden die gut und ich denke schon, dass wir im Team seitdem etwas respektvoller miteinander umgehen. Ich glaube auch, dass

	Missverständnisse bei uns schneller geklärt werden als früher. Dieses Unterschwellige hat damals schon sehr stark das Teamklima belastet. Jetzt gibt es eine größere Bereitschaft, Probleme direkt anzusprechen und gemeinsam Lösungen zu finden. Zudem hat das Coaching mir persönlich mehr Selbstvertrauen als Stationsleitung gegeben. Ich fühle mich besser vorbereitet für schwierige Gespräche und kann diese Situationen souveräner meistern. Das hat auch dazu geführt, dass ich insgesamt durchaus gelassener bin und mich stärker auf die Wünsche meiner Kollegen konzentrieren kann.
Frage:	*Würden Sie mit Ihren gemachten Erfahrungen Coaching anderen Leitungskräften in der Pflege empfehlen?*
Stationsleitung:	*Ohne Zweifel! Ich hätte mir gewünscht, dass ich schon früher mit einem Coaching begonnen hätte. Gerade bei uns in der Intensivpflege, in der Stress und hohe Verantwortung zum Arbeitsalltag gehören, kann es enorm helfen, sich selbst weiterzuentwickeln. Ich würde sagen: Coaching ist für mich eine Möglichkeit, nicht nur als Leitungskraft zu wachsen, sondern auch das gesamte Team nachhaltig zu stärken. Es fördert eine bessere Kommunikation, steigert die Zufriedenheit der Mitarbeiter und wirkt sich letztlich auch positiv auf die Patientenversorgung aus. Ich kann wirklich jeder Leitungskraft empfehlen, sich mit dem Thema auseinanderzusetzen und offen für neue Ansätze der Unterstützung zu sein. Das gilt natürlich auch für die Pflegedirektion, denn die müssen das ja letztendlich bezahlen. Aber es wirkt.*
Interviewer:	*Vielen Dank für das aufschlussreiche und persönliche Gespräch!*

8.6 Fazit

Coaching wird in der Pflege zukünftig eine noch bedeutendere Rolle als wichtiges Instrument der Personalentwicklung und zur professionellen Unterstützung von Mitarbeitern spielen. In einem Arbeitsumfeld, das durch hohe physische, psychische und soziale Belastungen, eine zunehmende Dynamik im Hinblick auf Wissenszuwachs und Weiterentwicklung und durch spürbar emotionale Anforderungen gekennzeichnet ist, kann Coaching einen geschützten Raum für Reflexion, persönliche und berufliche Weiterentwicklung sowie die Bewältigung komplexer Herausforderungen bieten. Diese Unterstützung fördert nicht nur die Selbstreflexion, sondern stärkt auch essenzielle Leitungs- und Führungskompetenzen, deren Notwendigkeit in der Pflege zukünftig noch stärker an Bedeutung gewinnen wird. Angesichts zentraler Entwicklungen wie der fortschreitenden Digitalisierung, des demografischen Wandels und des zunehmenden Fachkräftemangels wird der Bedarf an professionellem Coaching auch im Arbeitsfeld Pflege weiter steigen. Diese Faktoren erfordern innovative Leitungs- und Führungsansätze, die Motivation, Mitarbeiterbindung und Wertschätzung fördern sowie die Vereinbarkeit von Beruf und Privatleben der Mitarbeiter in den Fokus rücken. Zudem machen die kontinuierlich steigenden emotionalen, psychischen und psychosozialen Belastungen in der Pflege eine gezielte Unterstützung und Resilienzförderung auch im Rahmen der Personalpolitik unerlässlich. In diesem Kontext muss Coaching im Kontext der Pflegeberufe von Entscheidern noch stärker als strategisches Instrument der Personalentwicklung und Organisationsgestaltung begriffen werden. Dies erfordert ein Umdenken bei Personalverantwortlichen sowie die Bereitschaft und Flexibilität, sich aktiv den Herausforderungen der Zukunft zu stellen. Nur so kann die Pflege in Deutschland den stetig zunehmenden und komplexer werdenden Anforderungen in der Zukunft gerecht werden.

Literatur

Ahlburg, B. E. (2019). *Live-Supervision im Kontext Systemischer Familientherapie – Auswirkungen auf den psychotherapeutischen Prozess*. Springer.
Balz, H. J. (2019). Systemisches Coaching – ein weißer Schimmel? Zur Bedeutung systemischer Methoden in der Coaching-Praxis und -Weiterbildung. *ZSTB. 37*(1), 3–12.
Becker, C. (2020). Coaching: Instrument zur Personalentwicklung. *PFLEGE Zeitschrift, 8*(2020/73), 20–21.
Best, L. (2020). Die Schnittstelle zwischen Beratung und Coaching aus der Perspektive der Professionellen und Klient_innen. *Coaching Theor. Prax., 2020*(6), 65–73. https://doi.org/10.1365/s40896-020-00037-x
Biesinger, R., Römer, B. & Böhme, D. (2021a). Toolbox Coaching – 10 Methoden mit Materialien, Arbeitsbuch und Online-Materialien. Beltz.
Biesinger, R., Römer, B. & Böhme, D. (2021b). *Arbeitsbuch zur Toolbox Coaching*. Beltz.
Braeseke, G. (2024). Indikatoren guter Arbeitsplätze in der Pflege. In: Schwingeretal, A. (Hrsg.). *Pflege-Report2024*. (S. 111–125). Springer. https://doi.org/10.1007/978-3-662-70189-8_9.
Dallüge, T. (2015). Coaching im Kontext sozialer Systeme. In: Schreyögg, A. & Schmidt-Lellek, C. (Hrsg.). *Die Professionalisierung von Coaching*, Coaching und Supervision. (S. 87–103). Springer. https://doi.org/10.1007/978-3-658-08172-0_5.
DBVC (Hrsg.) (2012). *Leitlinien und Empfehlungen für die Entwicklung von Coaching als Profession. Kompendium mit den Professionsstandards des DBVC*. Deutscher Bundesverband Coaching.
DGSF (2008). *Besser mit System – Systemische Supervision*. Deutsche Gesellschaft für Systemische Therapie und Familientherapie.
DGSF (2016). *Systemisch gedacht und systemisch gemacht: Supervision, Coaching und Organisationsentwicklung*. Fachgruppe Systemische Supervision, Coaching und Organisationsentwicklung. https://dgsf.org/service/download-bereich/systemisch-gedacht-und-systemisch-gemacht-supervision-coaching-und-organisationsentwicklung.
DGSv (2012). *Supervision – Supervision ein Beitrag zur Qualifizierung beruflicher Arbeit*. Deutsche Gesellschaft für Supervision e.V.
Fietze, B. (2015). Coaching auf dem Weg zur Profession? Eine professionssoziologische Einordnung. In: Schreyögg, A. & Schmidt-Lellek, C. (Hrsg.). *Die Professionalisierung von Coaching*, Coaching und Supervision. (S. 3–21). Springer. https://doi.org/10.1007/978-3-658-08172-0_5.

Fischer, M., Schigl, B. & Fürnkranz, W. (2001). Wirkfaktoren und Qualitätskriterien von Supervision in verschiedenen Feldern. Endbericht zum Projekt „Evaluation des Veränderungspotenzials von Supervision in unterschiedlichen professionellen Feldern". Institut für Evaluation und Sozialforschung. https://doi.org/10.13140/RG.2.1.2696.1120

Fischer, H. (2018). Systemisches Coaching: Philosophische, methodische und praktische Grundlagen. *Familiendynamik, 43*(01), 6–17. https://doi.org/10.21706/fd-43-1-6

Haubl, R. (2008). Historische und programmatische Überlegungen zum psychodynamisch-systemischen Leitungscoaching. Heft 01/08. Positionen Beiträge zur Beratung in der Arbeitswelt. kassel university press. ISBN 978-3-89958-458-5.

König, E. & Volmer, G. (2012). *Handbuch Systemisches Coaching.* Beltz.

Lindart, M. (2016). *Was Coaching wirksam macht. Wirkfaktoren von Coachingprozessen im Fokus.* Springer.

Lindemann, H. (2020). *Systemisch-lösungsorientierte Gesprächsführung in Beratung, Coaching, Supervision und Therapie.* Vandenhoeck & Ruprecht.

Loebbert, M. (2016). *Wie Supervision gelingt. Supervision als Coaching für helfende Berufe.* Springer.

Mamerow, R. (2018). *Praxisanleitung in der Pflege.* Springer.

Mertens, A. et al. (2019). Die Akademisierung der Pflege aus Sicht der Pflegekräfte: Eine Querschnittstudie in Krankenhäusern im Nordwesten Deutschlands. *Pflege, 32*(1). 17–29. https://doi.org/10.1024/1012-5302/a000650.

Middendorf, J. (2019). *Lösungsorientiertes Coaching: Kurzzeit-Coaching für die Praxis.* Springer.

Möller, H. (2012). *Was ist gute Supervision? Grundlagen – Merkmale – Methoden.* kassel university press. https://doi.org/10.25656/01:31793.

Pflegebevollmächtigte der Bundesregierung (2024). Attraktiver und moderner Pflegeberuf – eine Erfolgsstory der Bundesregierung. https://www.pflegebevollmaechtigte.de/attraktive-pflegeberufe-details/attraktiver-und-moderner-pflegeberuf-eine-erfolgsstory-der-bundesregierung.html

Prölß, J. (2018). Personalmanagement als Treiber der Fachkräftesicherung. Führung in bewegten Zeiten. *Pflegezeitschrift, 71*(12), 10–12.

Rauen, C. (Hrsg.) (2008). *Coaching-Tools – Erfolgreiche Coaches präsentieren 60 Interventionstechniken aus ihrer Coaching-Praxis.* managerSeminare. Edition Training aktuell.

Webers, T. (2015). *Systemisches Coaching – Psychologische Grundlagen.* Springer.

Winterstein, I. (2024). *Supervision von Einsatzkräften im Rettungsdienst. Bedeutung, Chancen und Umsetzungsmöglichkeiten.* Stumpf + Kossendey.

Sieben Argumente für systemische Supervision in der Pflege

Gordon Heringshausen

Zusammenfassung

„Schaut weit voraus auf den Punkt in der Zukunft, von dem aus ihr zurückschaut" (Milton Erickson). Systemische Supervision ermöglicht in der Pflege wertvolle Unterstützung, indem sie einen geschützten Rahmen für Reflexion bietet, Kompetenzen fördert und die Arbeits- und Versorgungsqualität sichert. Sie hilft Pflegekräften, belastende Erfahrungen zu verarbeiten, wodurch ihre psychische, physische und soziale Gesundheit gestärkt wird. Zudem trägt sie zur Weiterentwicklung der Mitarbeiter bei, indem sie deren Handlungsweisen hinterfragt und Alternativen aufzeigt. Dies verbessert auf der einen Seite die Qualität in der pflegerischen Versorgung und stärkt zugleich das berufliche Selbstbewusstsein und die Identität der Akteure in der Pflege. Darüber hinaus steigert Supervision die Arbeitszufriedenheit, indem sie Motivation und Wohlbefinden fördert. Durch wertschätzende Unterstützung werden Mitarbeiter langfristig in der Pflege gebunden, was die Fluktuation reduziert und so dem Fachkräfteengpass entgegenwirkt. Ein weiteres gewichtiges Argument ist die Teamentwicklung. Supervision verbessert die Kommunikation und Zusammenarbeit innerhalb von Teams, wodurch kommunikative Missverständnisse vermieden und interpersonale Konflikte vermieden bzw. konstruktiv gelöst werden können. Systemische Supervision trägt zudem zur gezielten Personalentwicklung bei, indem individuelle Kompetenzen und Stärken gefördert und Entwicklungspotenziale von Mitarbeitern erkannt werden. Letztlich dient Supervision aber auch der Qualitätssicherung in der Pflege, indem sie Fehler und Fehlerquellen sichtbar macht, pflegerelevante Arbeitsabläufe optimiert und somit die Handlungs- und Rechtssicherheit der Pflegekräfte erhöht.

9.1 Argumente für systemische Supervision in der Pflege

Der Fachkräftemangel in der Pflege stellt eine der drängendsten Herausforderungen im Gesundheitswesen dar. Bereits heute gibt es in Deutschland einen erheblichen Mangel an Pflegekräften, und die demografische Entwicklung wird diesen Engpass in den kommenden Jahrzehnten weiter verschärfen (vgl. Kap. 2). Mit der steigenden Zahl pflegebedürftiger Menschen wächst der Bedarf an qualifiziertem Pflegepersonal kontinuierlich. Das Statistische Bundesamtes (2024) geht davon aus, dass bis zum Jahr 2049 zwischen 280.000 und 690.000 Pflegekräfte fehlen könnten (destatis, 2024). Diese Entwicklung hat weitreichende Folgen für die Arbeitsbedingungen in der Pflege. Schon jetzt sind viele Pflegekräfte enormen psychischen, physischen und sozialen Belastungen ausgesetzt. Pflegekräfte weisen im Vergleich zu anderen Berufsgruppen eine deutlich höhere Stressbelastung und ein signifikant höheres Burnout-Risiko auf (AOK, 2022). Im Ergebnis verzeichnet die Pflege überdurchschnittlich viele Krankheitstage. Für Arbeitgeber in der Pflege bedeutet es, diesen Herausforderungen entgegenzutreten und ihre Belegschaft gesund zu erhalten und somit die Arbeitgeberattraktivität zu erhöhen (Lennefer et al., 2024). Vor diesem Hintergrund gewinnt Supervision im Berufsfeld Pflege zunehmend an Bedeutung und ermöglicht für die Pflege die Auseinandersetzungen um Arbeitsbedingungen, beruflichen Stress, Ökonomie und Zeit, um einerseits die pflegerische Versorgungsqualität und andererseits die Arbeitsfähigkeit der Mitarbeiter langfristig zu sichern (Gröning, 2014). Systemische Supervision bietet eine strukturierte Reflexionsmöglichkeit und unterstützt die professionelle Weiterentwicklung des Personals und der gesamten Organisation. Zudem wird Supervision auch als ein wichtiges Kriterium für zufriedenstellende Arbeitsbedingungen in helfenden Berufen benannt (Sendera & Sendera, 2013; Tewes, 2015). Vor dem Hintergrund, dass die Pflege als ein spezifisches Handlungsfeld den helfenden Berufen zugeordnet werden kann, dient demzufolge Supervision der Betrachtung und Reflexion pflegerischen Handelns sowie organisatorischer Strukturen mit dem übergeordneten Ziel, die Qualität psychischer, sozialer und institutioneller Faktoren in der beruflichen Praxis der Pflege zu verbessern (Nickoleit et al., 2022). Die systemische Supervision basiert auf den theoretischen Grundlagen der Systemtheorie und folgt den Prinzipien systemischen Denkens. Im Fokus stehen dabei die Kommunikations- und Interaktionsmuster innerhalb eines Systems sowie dessen Austausch mit der Umwelt (DGSF, 2016). Im Handlungsfeld Pflege unterstützt systemische Supervision Pflegekräfte dabei, ihre berufliche Tätigkeit im pflegerischen Versorgungsprozess kritisch zu reflektieren und stetig weiterzuentwickeln. Darüber hinaus trägt sie zur Klärung und Entwicklung von (interdisziplinären) Teamstrukturen bei und ermöglicht eine tiefere Analyse von Arbeitszusammenhängen, um die Zusammenarbeit gezielt zu optimieren. Ein weiterer zentraler Aspekt ist die konstruktive Bearbeitung von Teamkonflikten durch eine externe Perspektive, die neue Lösungswege eröffnet. Neben der Förderung der Teamdynamik wird Supervision auch zur Begleitung und Weiterentwicklung von Fach-, Leitungs- und Führungskräften eingesetzt. Sie unterstützt zudem bei

9.2 Gesundheit: Psychische, physische und soziale Belastungen ...

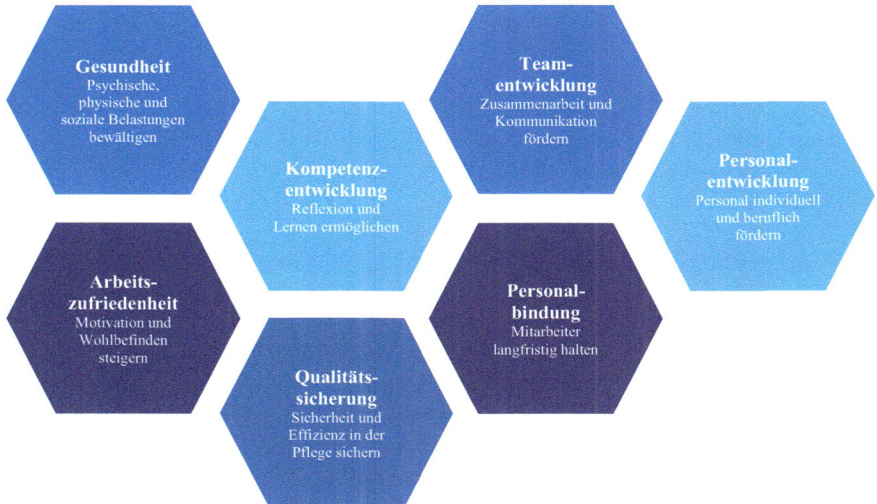

Abb. 9.1 Argumente für systemische Supervision in der Pflege. (Eigene Erstellung)

der Planung individueller beruflicher Entwicklungsschritte und unterstützt Organisationen in Phasen institutioneller Umstrukturierung (DGSF, 2016).

Aus diesen Funktionen heraus lassen sich Begründungen für die Argumentation der Notwendigkeit von systemischer Supervision in der Pflege ableiten (vgl. Kap. 2). In der folgenden Abbildung (Abb. 9.1) werden sieben zentrale Argumente für den Einsatz Supervision in der Pflege dargestellt.

Alle sieben Gründe bieten einen ganzheitlichen Ansatz zur Unterstützung von Mitarbeitern in der Pflege – von der Bewältigung psychischer Belastungen über die Förderung individueller Kompetenzen bis hin zur Sicherung der Versorgungsqualität. Supervision ist damit nicht nur ein Instrument zur Entlastung von Pflegekräften, sondern auch ein zentraler Baustein für die nachhaltige Entwicklung von Teams und Organisationen im Pflegealltag (Nickoleit et al., 2022). Angesichts der hohen Anforderungen dieses Berufsfelds (vgl. Abschn. 2.2) sollte systemische Supervision als integraler Bestandteil moderner Personal- und Organisationsentwicklung in der Pflege etabliert werden.

9.2 Gesundheit: Psychische, physische und soziale Belastungen bewältigen

Pflegekräfte sind regelmäßig mit einer Vielzahl von belastenden Einflüssen und Ereignissen konfrontiert, sei es durch besondere emotionale Anforderungen, hohe Arbeitsdichte oder Schichtarbeit (vgl. Kap. 2). Die pflegespezifischen psychischen, physischen und sozialen Belastungen können dabei sowohl im regulären

Pflegealltag als auch im direkten Kontakt mit Patienten und Angehörigen auftreten und entweder:

- vorhersehbar oder nicht vorhersehbar sein,
- vereinzelt oder in Kombination auftreten,
- vorübergehend oder permanent wirken,
- vermeidbar oder nicht vermeidbar sein

und zu zeitlich unmittelbaren, individuellen Reaktionen (Beanspruchungen) bei Pflegekräften führen. Daraus resultierend können negative kurzfristige Beanspruchungsfolgen auftreten, z. B. Monotonie, Sättigung, Ermüdung, Stress, oder auch langfristig wirkende, z. B. mangelnde Arbeitszufriedenheit, hoher Krankenstand, Frühverrentung, Fluktuation, Burnout (GUV, 2005). Um diesen berufsbedingten Belastungen bzw. Beanspruchungen entgegenzuwirken, bietet sich Supervision als Beratungskonzept für Berufe, in denen Menschen mit Menschen oder in Bezug auf Menschen arbeiten, geradezu an. Durch die verschiedenen Beratungs- und Reflexionsmethoden (vgl. Kap. 3) soll eine Verbesserung des beruflichen Handelns ermöglicht werden. Dafür ist es wichtig, dass in der Supervision Beziehungsmuster immer im Zusammenhang mit den jeweiligen beruflichen Kontexten betrachtet und interpretiert werden müssen (Sell, 2021). Durch diesen Kontextbezug gelingt es, innerhalb einer systemischen Supervision besonders belastende Erfahrungen/Situationen/Erlebnisse zu reflektieren, Risiko- und Schutzfaktoren zu identifizieren (Abb. 9.2) und daraus individuelle sowie gemeinschaftliche Bewältigungsstrategien zu entwickeln (Steil & Turowski, 2018). Insbesondere im Hinblick auf die Prävention von Burnout ist wichtig, dass die Betroffenen ihre Belastungssituation eingestehen und sich ehrlich über ihr Erleben austauschen können (Sendera & Sendera, 2013). Diese Förderung der Selbstfürsorge bildet einen wesentlichen Schwerpunkt jeder Supervision. In den Sitzungen werden Pflegekräfte regelmäßig dazu angeleitet, auf ihre eigenen Bedürfnisse zu achten und klare persönliche Grenzen zu setzen. Dies ist entscheidend, um im Arbeitsfeld Pflege langfristig gesund und leistungsfähig zu bleiben. Gleichzeitig schafft Supervision einen sicheren Raum für einen offenen und vertrauensvollen Austausch innerhalb des Teams. Dadurch wird das gegenseitige Verständnis gestärkt und die Zusammenarbeit gefördert. So kann ein stabiles (und für die Pflege so wichtiges) Teamgefüge entstehen oder wiederhergestellt werden, was sich wiederum positiv auf die psychosoziale Gesundheit jedes einzelnen Teammitglieds auswirkt (Weigand, 2019).

In der eigentlichen Supervision steht dann die professionelle Arbeit der Pflegekräfte im Mittelpunkt und sie erfordert eine bewusste Unterbrechung des beruflichen Handelns, um dieses Handeln zu hinterfragen. Dies wird immer dann notwendig, wenn berufsbedingte Belastungen entstehen, sich offene Fragen ergeben, Probleme oder Konflikte auftreten und Lösungen nicht unmittelbar ersichtlich sind. Supervision wird dann relevant, wenn geplante Handlungen nicht einfach fortgesetzt werden können, sondern Reflexion notwendig ist, um Unzufriedenheit

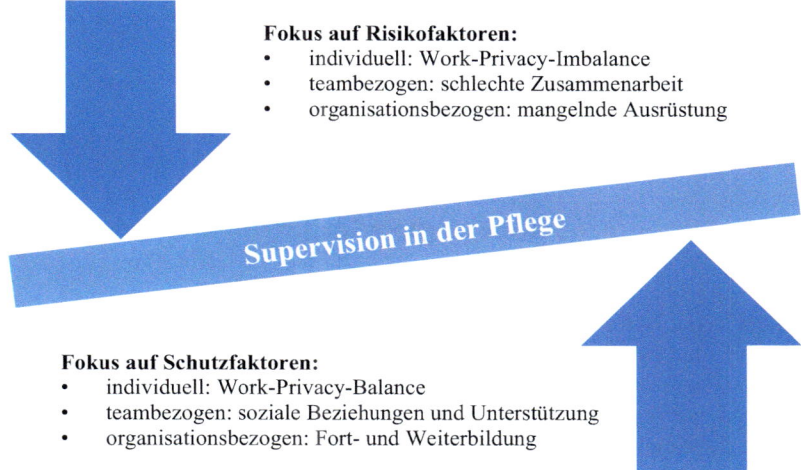

Abb. 9.2 Schutz- und Risikofaktoren in der Supervision in der Pflege. (Eigene Erstellung in Anlehnung an Klinger 2023)

und Belastungsfolgen zu vermeiden (Ahlburg 2019). Dies geschieht in der Pflege in einem professionellen Handlungskontext und die dazugehörende Reflexion dessen, was der Supervisand tut, erhält so auch offiziellen Charakter. Dadurch, dass die Supervision dem Supervisanden ermöglicht, die Handlung zu unterbrechen, um sie abzusichern oder zu überprüfen, ob er sich noch auf dem richtigen Weg befindet, bietet sich dem Supervisanden *eine Art erste Entlastung* (Weigand, 2019). In diesem Reflexionsprozess ist der Supervisand aber nicht nur als handelndes Subjekt tätig, sondern wird zugleich selbst zum Objekt der Beobachtung – sowohl aus eigener Perspektive als auch durch den externen Blick des Supervisors. Er setzt sich daher mit seinem eigenen Handeln und den dahinterliegenden Motiven auseinander und integriert die Erkenntnisse seiner Selbstreflexion in sein professionelles Handeln. Diese bewusste Auseinandersetzung stellt eine *zweite Form der Entlastung* für ihn dar. Durch die Supervision erweitert der Supervisand aber auch seine Selbst- und Fremdwahrnehmung, wodurch er seine Professionalität weiterentwickelt. Dadurch gewinnt er an beruflicher Autorität und kann Verantwortung übernehmen, ohne sich in übermäßiger Selbstkritik oder lähmender Unsicherheit zu verlieren. Dies stellt die *dritte Funktion* der Supervision dar und trägt wesentlich zur Gesunderhaltung der Mitarbeiter in der Pflege bei (Ahlburg 2019, Weigand, 2019). Nach Sendera und Sendera (2013) ist Supervision für die Gesundheit der helfenden Berufe nicht nur „… dringend notwendig" (S. 143), sondern auch „… enorm wichtig" (S. 125).

▶ **Praxistipp** Nach besonders belastenden Arbeitssituationen sollte innerhalb von 24 h eine freiwillige Kurzsupervision oder strukturierte Nachbesprechung angeboten werden. Dies sollte idealerweise moderiert erfolgen und der Fokus sollte auf unmittelbare emotionale Entlastung gelegt werden.

9.3 Kompetenzentwicklung: Reflexion und Lernen ermöglichen

In nahezu allen Definitionen von Supervision wird die „Reflexion des beruflichen Handelns" als zentrales Element hervorgehoben (vgl. Belardi 1994, Kühl 2008, DGSF, 2016, Berger und Nolten 2019). Eine wesentliche Aufgabe der Supervision in der Pflege besteht darin, die kontinuierliche fachliche und persönliche Kompetenzentwicklung der Mitarbeiter in der Pflege zu fördern und deren praktisches Handeln gezielt zu steuern (vgl. Abschn. 2.3.3). Durch gezielte Lern- und Reflexionsprozesse lassen sich eigene Handlungsweisen hinterfragen, alternative Perspektiven einnehmen und das eigene professionelle Handeln optimieren (Ahlburg 2019). Dies verbessert die Qualität der pflegerischen Versorgung und stärkt das Selbstbewusstsein der Pflegekräfte. Vor dem Hintergrund, dass Supervision den Supervisanden ermöglicht, sich in ihren Handlungen als kompetent und ihre Arbeit als effektiver und erfolgreicher zu erleben (Neumann-Wirsig, 2016), übernimmt Supervision auch eine formative Funktion, die darauf abzielt, pflegerische Standards kontinuierlich weiterzuentwickeln und fortwährend an aktuelles Wissen und die spezifischen Anforderungen anzupassen. Diese formative Funktion setzt voraus, dass die supervisierten Pflegekräfte bereits über fundierte Fach- und Methodenkompetenz in ihrem Tätigkeitsfeld verfügen. Dadurch wird es ihnen ermöglicht, ihr eigenes Handeln auf neue Weise zu reflektieren und bewusst zu steuern (Loebbert, 2016). Dies kann in der Supervision in allen vier Kompetenzbereichen geschehen (Abb. 9.3).

Für die Entwicklung der *fachlich-methodischen Kompetenz* im Arbeitsfeld Pflege kann Supervision die Fähigkeit zur Situationsanalyse im unmittelbaren pflegerischen Prozess und die Entscheidungsfindung verbessern, indem sie eine Reflexion vergangener Situationen ermöglicht und die Handlungssicherheit in unüberschaubaren komplexen Situationen erhöht. Indem sie Lernprozesse z. B. durch Fallbesprechungen anregt, kann der Einzelne auch vom gegenseitigen Austausch im Supervisionsprozess profitieren und die eigenen pflegerischen Fachkenntnisse vertiefen. Darüber hinaus stärkt Supervision auch die Ebene der *sozial-kommunikativen Kompetenzen* der Pflegekräfte. Sie fördert das Einfühlungsvermögen im Umgang mit Patienten und Angehörigen, insbesondere in emotional belastenden Situationen (vgl. Abschn. 2.3.1) und unterstützt die Entwicklung effektiver Strategien zur Deeskalation und Konfliktlösung – sowohl im direkten Patientenkontakt, innerhalb des Pflegeteams als auch im interdisziplinären Umfeld (Glien et al., 2022). Eine weitere Möglichkeit der Kompetenzentwicklung betrifft

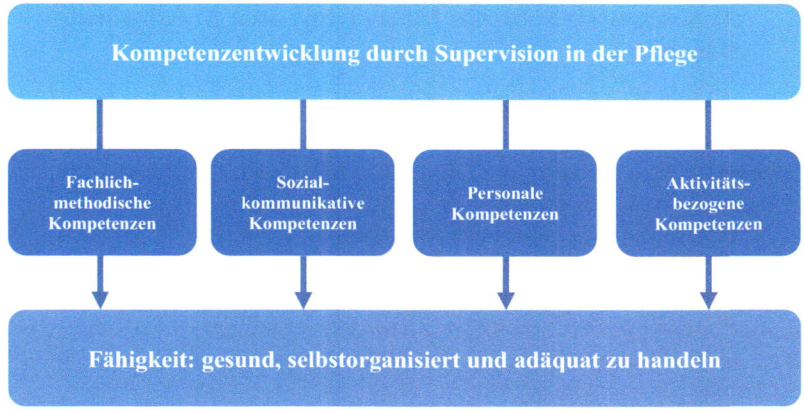

Abb. 9.3 Kompetenzentwicklung in der Pflege. (Eigene Erstellung in Anlehnung an Erpenbeck & Sauter, 2013)

u. a. die psychosozialen und emotionalen Fähigkeiten *(personale Kompetenz)*. Supervision ermöglicht den Pflegekräften eine kritische Selbstreflexion, indem sie die Auseinandersetzung mit eigenen Verhaltensweisen und Denkmustern fördert und dadurch die Entwicklung von individuellen Strategien zur Stressbewältigung und Resilienz fördert (Nickoleit et al., 2022). Supervision ermöglicht zudem die Entwicklung der für die Pflege so wichtigen ethisch-moralischen und professionellen Kompetenzen. Sie sensibilisiert die Pflegekräfte durch verschiedene Methoden für ethisch-moralische Fragestellungen und Entscheidungsprozesse in pflegespezifischen Situationen (Glien et al., 2022) und sie unterstützt ein reflektiertes berufliches Rollenverständnis. Dadurch können Mitarbeiter in der Pflege eine professionelle Haltung entwickeln, die ihnen langfristig hilft, eigenverantwortlich mit den Herausforderungen des Berufsbildes Pflege umzugehen. Im Hinblick auf die erforderlichen *aktivitätsbezogenen Kompetenzen* bietet Supervision den Pflegekräften die Möglichkeit, ihre Fähigkeiten zur Anwendung von Deeskalationsstrategien in Krisensituationen weiterzuentwickeln und zugleich Eigeninitiative und Verantwortung für das eigene lebenslange Lernen zu übernehmen. Insgesamt ist Supervision ein wirksames Instrument zur Förderung der berufsspezifisch notwendigen Kompetenzbereiche in der Pflege und damit zur Verbesserung der Selbstorganisation von Pflegekräften.

▶ **Praxistipp** Führen Sie monatlich eine Supervision mit konkreten Fallbesprechungen durch, bei der typische Pflegesituationen der letzten Wochen reflektiert und gemeinsam alternative Handlungsstrategien bzw. Lösungsansätze entwickelt werden. Dadurch lassen sich Lern- und Veränderungsprozesse anregen und regelmäßig reflektieren.

9.4 Arbeitszufriedenheit: Motivation und Wohlbefinden steigern

Themen wie Zufriedenheit am Arbeitsplatz, Motivation und Wohlbefinden sowie das Thema Burnout-Prävention gewinnen im Arbeitsfeld Pflege zunehmend an Aufmerksamkeit und Bedeutung (Braeseke, 2024, Lennefer et al., 2024). Durchweg hohe und pflegeberufsspezifische Arbeitsbelastungen können die Arbeitszufriedenheit und Motivation bei Pflegekräften verringern (BGW, 2017, Murni et al., 2022, IFBG, 2024). Supervision hilft, individuelle und teambezogene Ressourcen zu stärken und Lösungsstrategien für belastende Situationen zu entwickeln. Ein verbessertes Arbeitsklima und das Gefühl, von Teamkollegen und der eigenen Leitung unterstützt zu werden, steigern die Zufriedenheit und Motivation der Mitarbeiter (Loebbert, 2016).

Supervision kann dabei einen positiven Einfluss auf die Motivation und Arbeitszufriedenheit von Mitarbeitern in der Pflege haben und zugleich die Burnout-Gefährdung senken (Mathias-Wiedemann, 2020). Supervision fördert nicht nur die Kommunikation, sondern sie verbessert die Arbeitsbeziehungen insgesamt und trägt zur Gesundheitsförderung bei (DGSv, 2008). Sie hilft den Mitarbeitern, ihre beruflichen Aufgaben besser zu erfüllen, und erhöht ihre Motivation. Darüber hinaus stärkt Supervision die persönlichen Ressourcen zur Bewältigung beruflicher Anforderungen und schafft neue Sichtweisen, was zu einer verbesserten Belastungsregulation führt (DGSv, 2008). Allerdings hängt die Wirksamkeit von Supervision von verschiedenen Faktoren ab (vgl. Abschn. 8.3.1). Wertschätzung, Anerkennung, Vertrauen, Ressourcenaktivierung, kollegiale Unterstützung und Transparenz und Offenheit gelten als wichtige Voraussetzungen für die supervisorische Arbeit und damit auch für die Entwicklung einer konstruktiven Konfliktkultur in der Pflege, die letztendlich zu einem besseren Verständnis innerhalb des Teams und zu einer besseren Zusammenarbeit im tagtäglichen Arbeitsgeschehen führt (Nickoleit et al., 2022). Dadurch kann langfristig die Motivation und die Arbeitszufriedenheit gesichert werden und sich positiv auf das Wohlbefinden der Mitarbeiter in der Pflege auswirken. Vor diesem Hintergrund kann aus Sicht der Mitarbeiter in der Pflege Arbeitszufriedenheit als eigenständiges Ziel zur Steigerung ihrer individuellen Lebensqualität aufgefasst werden. Zugleich kann Arbeitszufriedenheit aber auch als Mittel für die Erreichung von Organisationszielen aus Arbeitgebersicht verstanden werden. Dann steht eher nicht die individuelle Lebensqualität des Einzelnen im Fokus, sondern es wird seitens der Organisation Arbeitszufriedenheit mit dem Ziel angestrebt, Fehlzeiten des Personals oder die Fluktuation zu begrenzen (vgl. Abschn. 9.5) und die Arbeitsleistung der Mitarbeiter zu steigern (Kauffeld & Schermuly, 2019).

Fatzer und Peter (1993) gehen mit Blick auf Teamsupervisionen vom supervisorischen Dreieck in der Interaktion zwischen Individuum, Rolle und Organisation aus (Abb. 9.4). Sie argumentieren, dass Supervision einen Beitrag für Menschen und Teams leisten kann, die als Individuen ihre Arbeit in Form von Berufsrollen in arbeitsteiligen Organisationen (Institutionen) erbringen. Supervision spielt sich demnach immer innerhalb dieses Dreiecks ab. Die verschiedenen

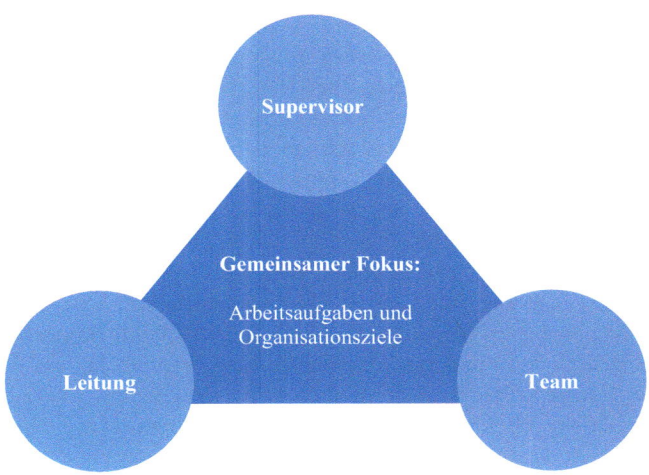

Abb. 9.4 Triangulierung von Teamsupervision. (Eigene Erstellung in Anlehnung an Pühl, 2009)

Formen ergeben sich dann daraus, welche Seiten des Supervisions-Dreiecks besonders akzentuiert werden (Fatzer & Peter, 1993). Insgesamt kann Supervision einen wertvollen Beitrag leisten, dass Einzelne, Arbeitsteams und Arbeitgeber in der Pflege ihre Aufgaben besser und mit größerer Zufriedenheit erfüllen können.

▶ **Praxistipp** Verankern Sie Supervision als festen Bestandteil in Ihrem Dienstplan. Dies könnte z. B. so erfolgen, dass standardisiert vierteljährlich mit dem ganzen Stationsteam in Supervisionsrunden über berufsbedingte Belastungen, etwaige Missverständnisse im Team oder auch Erfolge im pflegerischen Versorgungsgeschehen offen gesprochen und dadurch das Miteinander aktiv gestärkt wird.

9.5 Personalbindung: Mitarbeiter langfristig halten

Die Pflege hat bereits seit etlichen Jahren mit hoher Fluktuation und Personalmangel zu kämpfen. Die Fachkräfteengpassanalyse der Bundesagentur für Arbeit weist die Fachkräftesituation in der Pflege in Deutschland in jedem Bundesland als angespannt aus und klassifiziert das Berufsbild Pflege insgesamt als Engpassberuf (Bundesagentur für Arbeit, 2024). Um die Arbeitsbedingungen in der Pflege zu verbessern und die langfristige Bindung von Mitarbeitern zu fördern, kann Supervision im Arbeitsfeld Pflege eine zentrale Rolle spielen, indem sie die Kommunikation in den verschiedenen Arbeitsbeziehungen zum Thema macht, die Teamdynamiken analysiert und so Pflegekräfte unterstützt, arbeitsbedingte Konflikte frühzeitig zu erkennen und zu lösen (Heringshausen, 2021). Supervision bietet den Akteuren einen strukturierten Ansatz, um die berufsfeldspezifischen Herausforderungen der Pflege zu bewältigen und eine gesunde Unternehmenskultur für das Wohlbefinden des einzelnen Mitarbeiters und die Leistungsfähigkeit des gesamten Teams zu etablieren. Innerhalb dieser Unternehmenskultur können so Reflexionsräume geschaffen werden, in denen Mitarbeiter ihre Erfahrungen und Emotionen verarbeiten können (Lippmann, 2013). Dazu braucht es aber auch Verständnis und Offenheit auf der Seite der Entscheider und Verantwortlichen innerhalb der Pflege. Oft wird Supervision noch sehr skeptisch begegnet und die Chancen werden noch nicht hinreichend erkannt. Dies wird daran deutlich, dass Supervision insbesondere im Kontext der psychiatrischen Pflege durchaus etabliert, aber insgesamt in allen pflegerischen Arbeitsfeldern immer noch nicht so weit verbreitet ist wie in anderen sozialen Berufen, und auf keinen Fall selbstverständlich ist (Janssen, 2019). Wenn jedoch in der jeweiligen Unternehmenskultur Supervision als ein reguläres Beratungs- und Unterstützungsangebot im Hinblick auf die situativen Kontexte „Patient/Angehörige", „Mitarbeiter", „Team", „Leitung" und „Unternehmen" eingebettet ist, kann sie maßgeblich zu einer harmonischen Arbeitsatmosphäre beitragen, die sich wiederum positiv auf die mentale Gesundheit und Zufriedenheit der Mitarbeiter auswirkt. So erhalten Mitarbeiter die Wertschätzung, Anerkennung und Unterstützung, die so wichtig für sie ist, was ihre langfristige Bindung an das Unternehmen erhöht. Durch gezielte Beratungs- und Unterstützungsangebote (z. B. Team- und/oder Leitungssupervision, Coaching etc.) seitens der Arbeitgeber in der Pflege kann es gelingen, die Mitarbeiter so zu motivieren, dass sie länger gesund und motiviert im Beruf verbleiben. Das unterstützt zumindest die Deckung des Personalbedarf in der Pflege und reduziert die Kosten für Neueinstellungen. Zusätzlich erhöht sich damit die Arbeitgeberattraktivität und die Außenwirkung des Pflegeberufes. Damit kommt der Unternehmenskultur eine herausragende Bedeutung für den ökonomischen Erfolg von Unternehmen zu (Schönborn, 2014).

> **Praxistipp** Neue Mitarbeiter sollten in den ersten sechs Monaten regelmäßig (z. B. alle zwei Monate) an Einzel- oder Gruppensupervisionen teilnehmen, um sich sicherer in ihrer Rolle zu fühlen und langfristig im Pflegeteam anzukommen.

9.6 Teamentwicklung: Zusammenarbeit und Kommunikation fördern

Effektive Kommunikation und eine gute Zusammenarbeit im Team sind im pflegerischen Versorgungsprozess essenziell. Supervision bietet Teams die Möglichkeit, Konflikte konstruktiv zu lösen, Missverständnisse zu klären und die Teamdynamik zu verbessern (Lippmann, 2013, Heringshausen, 2021). So kann z. B. ein starkes Teamgefühl zu einem reibungslosen Ablauf im Pflegegeschehen beitragen und Fehlerquellen minimieren. Im Hinblick auf Supervision und Teamentwicklung ist allerdings die Abgrenzung zur klassischen Teamentwicklung notwendig. Stehen diesbezüglich dort klassische Teamentwicklungsthemen im Vordergrund (z. B. Teamziele, Rollenaushandlung, Vereinbarungen zur Zusammenarbeit), stellen diese in Supervisionszusammenhängen jeweils nur den aktuellen Kontext für das individuelle supervisorische Handeln dar (Dallüge, 2015). Mit dem Blick auf Supervision kann supervisorische Teamentwicklung als die Optimierung einer Gruppen-/Teamleistung (Pflegeteams, Stationsteams) innerhalb des gesamten Systems (Pflege im Krankenhaus, ambulante Pflege) durch Klärung aufgabenbezogener Aspekte (u. a. Arbeitsmethoden, erforderliche Kompetenzen der Teammitglieder) sowie durch Verbesserung der Zusammenarbeit innerhalb des Teams und mit den zugehörigen Leitungs- und Führungskräften verstanden werden. Folgende Funktionen lassen sich im Hinblick auf die Möglichkeiten von Supervision zur Zusammenarbeit und Kommunikation für die Pflege ableiten:

- Verbesserung der Zusammenarbeit mit anderen Personen/Teams innerhalb der eigenen Organisation (z. B. Personen/Teams anderer Stationen) bzw. mit Personen/Teams anderer Berufsgruppen (z. B. ärztlicher Dienst, Rettungsdienst, Funktionsdienste etc.)
- Analyse und Verstehen der im Team ablaufenden Prozesse (z. B. Implementierung von Verfahrensanweisungen, Begleitung und Anleitung von Azubis)
- Entwickeln von Regeln und Verfahren zur besseren Bewältigung von Problemen auf der Sach- und der Beziehungsebene (z. B. soziale Unterstützung, Prozess- und Lösungsorientierung)
- Bewusstmachen der gegenseitigen Abhängigkeit der Teammitglieder und Stärkung des gegenseitigen Beistands (z. B. kollegiale Beratung, soziale Beziehungen)
- Entwickeln der Kommunikation zwischen den Teammitgliedern, um die Effektivität zu erhöhen (z. B. wertschätzende, ressourcenorientierte Sprache)
- Entwickeln und Einüben von Regeln zur konstruktiven Bearbeitung von Konflikten (z. B. konstruktives Feedback)
- Verteilen und Akzeptieren der Rolle eines jeden Teammitglieds (z. B. Rollenklarheit) (vgl. Becker und Langosch 1995, zit. n. Pühl, 2009).

Der Fokus der supervisorischen Arbeit in der Pflege liegt dabei auf den Kooperationsbeziehungen innerhalb des Teams, zur Teamleitung und zur Gesamtorganisation mit ihren Schnittstellen. Da in diesem Zusammenhang sowohl strukturelle als auch konzeptionelle Aspekte betrachtet und angepasst werden können, kann die Leitungs- und Führungskraft, als Teil des Teams (Pflegeteam), auch in die Supervision einbezogen werden (Pühl, 2009). Methodisch bieten sich dazu neben einer klassischen themenoffenen Team-/Gruppensupervision eine Leitungssupervision, ein Coaching einer Person in einer Einzelsupervision zur Unterstützung der professionellen Identität und Karriereplanung bzw. eine konkrete themenspezifische Einzel- oder Teamsupervision im Sinne von Krisenintervention oder auch einem supervisorisch aufgezogenen Entwicklungsprojekt eines ganzen Arbeitsbereiches (z. B. Notaufnahme, Aufnahme, Station, OP-Bereich etc.) an.

▶ **Praxistipp** Führen Sie alle sechs Monate eine teambezogene Supervision zur Reflexion von Rollen, Kommunikation und Zusammenarbeit durch. Inhaltliche Ziele könnten dabei sein, Konflikte in der Zusammenarbeit im pflegerischen Versorgungsgeschehen aufzuarbeiten oder Abläufe bei der multiprofessionellen Kooperation (z. B. mit Ärzten, Funktionsdienst, Rettungsdienst etc.) zu verbessern.

9.7 Personalentwicklung: Personal individuell und beruflich fördern

Eine moderne systematische Personalentwicklung ist eine der entscheidenden Zukunftsaufgaben für Kliniken und Pflegeeinrichtungen. Gesundheitseinrichtungen kann es dadurch gelingen, die eigene Wettbewerbsfähigkeit im stark umworbenen Fachkräfte- und Gesundheitsmarkt zu sichern und parallel die Mitarbeiterbindung des vorhandenen Personals zu stärken. Systematische Personalentwicklung wird somit nach und nach ein zentraler Bestandteil der Personalpolitik in vielen modernen Gesundheitseinrichtungen (Stockinger, 2014, Matzke, 2021). Neben wirksamen Maßnahmen zur Fachkräftesicherung muss der Fokus der Personalentwicklung dabei auf der kontinuierlichen Qualifizierung, Weiterentwicklung und Förderung der Mitarbeiter liegen. Die Notwendigkeit erklärt sich mit Blick auf das Arbeitsfeld der Pflege von selbst: gestiegene Arbeitslast, Zunahme diverser berufsspezifischer Belastungen, stetig anwachsendes Stress- und Konfliktpotenzial etc. (Braeseke, 2024, IFBG, 2024, Lennefer et al., 2024). Systemische Supervision kann dabei eine wichtige Rolle spielen, da sie nicht nur zur Reflexion und Problemlösung im Allgemeinen beiträgt, sondern auch die individuelle und berufliche Förderung der Mitarbeiter im Speziellen unterstützt. Für die eigene berufliche Identität ist die Innensicht eines Individuums bezogen auf den persönlichen Lebensbereich des Berufes und der Arbeit essenziell (Fischer, 2013). Pflegekräfte bringen diesbezüglich bereits viele individuelle Stärken und spezifische Entwicklungsbedarfe mit. Systemische Supervision unterstützt die gezielte Förderung der Mitarbeiter in der Pflege, indem sie einerseits Reflexion und persönliche Weiterentwicklung ermöglicht und zugleich auch als Teil der Unternehmenskultur wahrgenommen wird. Dies steigert natürlich nicht nur die individuelle Kompetenz des einzelnen Mitarbeiters, sondern hat auch Folgewirkung auf die Qualität der gesamten Organisation. Im Hinblick auf Sicherung und Weiterentwicklung der Leistungsfähigkeit der Mitarbeiter aus der Zielperspektive der Personalentwicklung kann Supervision zu folgenden vier Handlungsfeldern (Abb. 9.5) zum Einsatz kommen (Winterstein & Hofmann, 2006):

Die *Aufrechterhaltung der körperlichen Leistungsfähigkeit* der Mitarbeiter ist ein wesentlicher Aspekt der Personalentwicklung. Durch Supervision können individuelle Gesundheitsförderungsmaßnahmen identifiziert, entwickelt und umgesetzt werden. Dies kann die Bereitstellung ergonomischer Arbeitsmaterialien sowie die Entwicklung von Strategien zur Stressbewältigung und Work-Privacy-Balance umfassen. Supervisoren können Mitarbeiter dabei unterstützen, gesund-

9.7 Personalentwicklung: Personal individuell und beruflich fördern

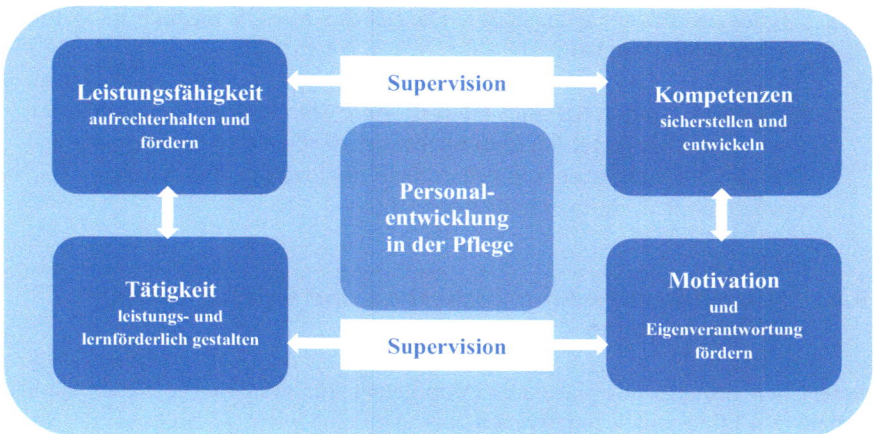

Abb. 9.5 Supervision im Kontext der Personalentwicklung in der Pflege. (Eigene Erstellung in Anlehnung an Winterstein & Hofmann, 2006)

heitsfördernde Verhaltensweisen zu identifizieren und in den Arbeitsalltag zu integrieren. Supervision spielt eine wichtige Rolle bei der *Sicherstellung notwendiger Kompetenzen* im Unternehmen. Durch regelmäßige Reflexion und Beratung können Qualifikationslücken frühzeitig erkannt und entsprechende Weiterbildungsmaßnahmen eingeleitet werden. Besonders wichtig ist dabei der Wissenstransfer zwischen erfahrenen und jüngeren Mitarbeitern. Supervisoren können generationenübergreifende Lernprozesse moderieren und so einen effektiven Wissensaustausch fördern (Conrads, 1997). Ein weiteres zentrales Ziel der Supervision ist es, die *Tätigkeit leistungs- und lernförderlich* zu gestalten, indem die Entfaltung von Kompetenzen und Potenzialen ermöglicht wird. Dies geschieht durch die Erweiterung von Handlungs- und Entscheidungsspielräumen der Mitarbeiter. Supervisoren unterstützen Leitungs- und Führungskräfte dabei, Verantwortung zu delegieren und Mitarbeiter in Entscheidungsprozesse einzubinden. Dadurch werden nicht nur die Fähigkeiten der Mitarbeiter gefördert, sondern auch ihre Motivation und Arbeitszufriedenheit gesteigert. Die *Förderung von Motivation und Eigenverantwortung* ist ein ebenso wichtiger Aspekt der Personalentwicklung durch Supervision. Hierbei geht es darum, Entwicklungsperspektiven zu bieten und eine Wertschätzungskultur im Unternehmen zu etablieren (Winterstein & Hofmann, 2006). Supervision kann im Kontext der Personalentwicklung durch die Sicherstellung der notwendigen Kompetenzen, die Ermöglichung von Potenzialentfaltung sowie die Förderung von Motivation und Eigenverantwortung wesentlich zur Steigerung der Mitarbeiterzufriedenheit und damit zum Unternehmenserfolg beitragen. Unternehmen, die Supervision als festen Bestandteil ihrer Personalentwicklungsstrategie etablieren, schaffen damit eine Basis für kontinuierliches Lernen und Wachstum in einer sich ständig verändernden Arbeitswelt (Mulkau & Erlinghagen, 2023). Dies dürfte zwischenzeitlich auch für die Pflege in Deutschland gelten.

▶ **Praxistipp** Führen Sie mit interessierten Mitarbeitern regelmäßige Coachings oder Einzel-Supervisionen zur individuellen Karriereplanung durch, z. B. für Kollegen, die sich in Richtung Praxisanleitung, Leitungsposition oder Studium orientieren möchten.

9.8 Qualitätssicherung: Sicherheit und Effizienz in der Pflege sichern

Neben den bisher sechs skizzieren Argumenten für systemische Supervision im Arbeitsfeld Pflege spielt Supervision aber auch eine wichtige Rolle bei der Qualitätssicherung aus Sicht der Organisation. Die Zunahme des pflegerischen Arbeitsaufkommens und die daraus resultierenden berufsspezifischen Anforderungen für die Pflegekräfte sind umfassend in Kap. 2 herausgearbeitet worden. Eine hohe Versorgungsqualität und die Sicherstellung der Patientensicherheit sind seit jeher oberste Ziele in der Pflege. Dazu leistet Supervision einen Qualitätsbeitrag. Loebbert (2016) bringt es auf den Punkt: „Wer in einem helfenden Beruf arbeitet, braucht ein gewisses Maß an Supervision, um Hilfeleistung erfolgreich gestalten zu können." (Loebbert, 2016, S. 11). Dieser Qualitätsbeitrag zeigt sich auch darin, dass ineffizient gewordene Routinen aufgelöst, die Bedarfe der Patienten in den Fokus allen pflegerischen Handelns gerückt und die Wirksamkeit der eigentlichen pflegerischen Versorgung nachhaltig verbessert werden. Durch regelmäßige Supervision bzw. Coaching können zudem konkret Fehlerquellen erkannt, Arbeitsprozesse optimiert und die Handlungssicherheit gestärkt werden. Dies führt zu einer effizienteren und sichereren Arbeitsweise, die sowohl den Mitarbeitern als auch den Patienten zugutekommt (Hebenstreit, 2023). Durch die *Förderung einer reflektierten Praxis* ermöglicht Supervision Pflegekräften, ihre Tätigkeit selbstkritisch zu hinterfragen und aus den reflektierten Erfahrungen zu lernen, was zur Fehlerprävention beiträgt. Darüber hinaus ist es durch Supervision möglich, *Arbeitsabläufe und Entscheidungsprozesse* in der Pflege zu optimieren, indem sie den Austausch von Erfahrungen im Team und Best Practices aus Sicht der Akteure fördert. Dies führt zu einer erhöhten Effizienz im pflegerischen Versorgungsgeschehen und verbesserten Reaktionszeiten in zeitkritischen Notfallsituationen. Die kontinuierliche Überprüfung und Anpassung von Prozessen trägt zur stetigen Verbesserung der Arbeit in der Pflege bei. Ein weiteres Argument ist der positive Einfluss von Supervision auf die *Patientensicherheit und Versorgungsqualität*. Durch die Förderung einer offenen Fehlerkultur und die gezielte Aufarbeitung von Vorfällen können zukünftige Fehler vermieden werden, was entscheidend für die Gewährleistung der Patientensicherheit ist. Zusätzlich ermöglicht Supervision den Pflegekräften, ihre eigene psychosoziale Gesundheit zu reflektieren und im Blick zu halten, was angesichts der hohen beruflichen Belastungen im Arbeitsfeld Pflege von großer Bedeutung ist und sich nachweislich positiv auf die Versorgungsqualität auswirkt. Um die Qualität in der Pflege langfristig zu sichern, weiterzuentwickeln und Fehler perspektivisch zu vermeiden, braucht es eine offene Fehlerkultur im Umgang mit Fehlern, einen ehrlichen und direkten Austausch darüber (z. B. in Fallbesprechungen, Supervisionen, Coachings) und regelmäßige zieldienliche Fort- und Weiterbildungen für Pflegekräfte (Hebenstreit, 2023).

▶ **Praxistipp** Integrieren Sie nach kritischen (fehlerhaften) Versorgungssituationen verpflichtende Supervisionssitzungen zur Fehlerreflexion. Setzen Sie dabei den Fokus auf die Verbesserung und zukünftige Fehlerverhinderung: „Was lief schief und was lernen wir daraus?" bzw. „Wie können wir diesen Fehler in Zukunft verhindern?"

9.9 Zusammenfassung und ein systemischer Blick nach voraus

Systemische Supervision gewinnt in der Pflege zunehmend noch stärker an Bedeutung, da sie gezielt auf die vielschichtigen Herausforderungen dieses Arbeitsfeldes eingeht. Durch ihren ganzheitlichen Ansatz berücksichtigt sie nicht nur den individuellen Mitarbeiter, sondern auch das gesamte System, in dem sie agieren – von der Teamdynamik über organisatorische Strukturen bis hin zur Interaktion mit Patienten, Angehörigen und anderen Akteuren. Ein zentraler Mehrwert der systemischen Supervision liegt in ihrer lösungsorientierten Ausrichtung: Sie unterstützt Pflegekräfte dabei, eigene Ressourcen zu erkennen, flexibel zu denken und effektive Strategien für den Umgang mit berufsspezifischen Herausforderungen zu entwickeln. Gleichzeitig fördert sie die Reflexion zwischenmenschlicher Beziehungen und stärkt die Zusammenarbeit innerhalb der Teams sowie in der multiprofessionellen Versorgung von Patienten. Darüber hinaus trägt Supervision wesentlich zur psychischen Widerstandsfähigkeit der Mitarbeiter bei, indem sie den Umgang mit psychischen und emotionalen Arbeitssituationen reflektiert und den Umgang mit psychosozialen Belastungen und Beanspruchungen erleichtert. Auch Konflikte lassen sich durch Supervision frühzeitig erkennen und konstruktiv bearbeiten, was die Teamkultur in der Pflege nachhaltig verbessert. Damit Supervision ihre volle Wirkung entfalten kann, sind jedoch bestimmte Rahmenbedingungen erforderlich: ein kompetenter Supervisor, offene und engagierte Supervisanden, eine wertschätzende und vertrauensvolle Atmosphäre sowie die Unterstützung durch die Leitung und Organisation. Werden diese Voraussetzungen erfüllt, kann systemische Supervision langfristig die Arbeitszufriedenheit steigern, die Teamarbeit stärken und zur psychosozialen Gesundheit der Pflegekräfte beitragen. Durch ihren positiven Einfluss auf die Qualitätssicherung und die langfristige Mitarbeiterbindung sollte sie bereits heute ein fester Bestandteil in allen Arbeitsbereichen der Pflege sein.

Doch was bringt diesbezüglich die Zukunft? Im Auftrag der Deutschen Gesellschaft für Supervision e. V. wurden 2021 fünf Supervisoren bzw. Supervisorinnen und Coaches gebeten, ihre wichtigsten Regeln für die Supervision der nächsten 10 Jahre zu formulieren. Hier ist eine kleine Auswahl (DGSv, 2021):

- Irmengard Hegnauer-Schattenhofer (Supervisorin/Coach, Trainerin, Therapeutin)
  „Supervision darf sich nicht nur abgrenzen, sondern muss sich auch mit anderen Formaten wie Therapie, Coaching, Organisationsberatung verbinden."
- Herbert Hirsch (Dipl.-Pädagoge, Dipl.-Sozialpädagoge, Supervisor)
  „Die Digitalisierung wird die Arbeitswelt weiter verändern. Das erfordert von uns Supervisor*innen zunächst geduldiges Lernen und einen intensiven Dialog mit unseren Kund*innen über die Auswirkungen dieser Veränderung (u. a. Kooperation, Führungsmodelle, sozialer Aspekt von Arbeit). Damit wir – auch mit ihnen – passende Beratungsangebote entwickeln können."
- Inge Kempf-Kurth (Supervisorin/Coach, Integrative Lerntherapeutin, Systemische Familientherapeutin)
  „Ich möchte wachsam sein gegenüber Gleichgültigkeit im Umgang mit Routinen und in der permanenten Fragehaltung bleiben."
- Dr. Bernhard Lemaire (Professor für Sozialpädagogik, Supervisor, Organisationsberater)
  „Unterschätze nicht die Bedeutung der Organisation – nicht jeder Konflikt liegt in der Persönlichkeit der Beteiligten begraben."
- Beatrix Reimann (Dipl.-Sozialpädagogin, Dipl.-Supervisorin, Gutachterin)
  „Von der analogen zur digitalen Beratung!? Die Wirkungen gesellschaftlicher Herausforderungen und Veränderungen nehmen Einfluss auf unsere Beratungsprozesse und erfordern Reflexion, meistens ein hohes Maß an Ambiguitätstoleranz, möglicherweise auch neue Arbeitsformen."

So wie die Zukunft sich entfaltet, entwickeln sich auch Supervisionsansätze stetig weiter und passen sich den neuen Herausforderungen der Arbeitswelt an. Digitale Supervisionsformate, interdisziplinäre Ansätze und präventive Maßnahmen zur psychischen Gesundheit könnten in Zukunft in Supervisionsangeboten eine noch größere Rolle in der Pflege spielen. Angesichts des Fachkräftemangels und der steigenden Anforderungen wird Supervision zudem ein wichtiger Baustein sein, um die Arbeitszufriedenheit und Motivation der Mitarbeiter in der Pflege zu erhalten. Kurz gesagt: Supervision ist und bleibt ein unverzichtbares Element für die Pflege, um die Qualität der Arbeit, die Teamdynamik und die psychosoziale Gesundheit der Pflegekräfte nachhaltig zu sichern.

Literatur

Ahlburg, B. E. (2019). *Live-Supervision im Kontext Systemischer Familientherapie – Auswirkungen auf den psychotherapeutischen Prozess.* Springer.

AOK (2022). *Burnout-Risiko bei Pflegefachpersonen hoch.* Presse und Politik. https://www.aok.de/pp/bv/pm/burnout-risiko-pflegefachpersonen/.

Belardi, N. (1994). Supervision. *Von der Praxisberatung zur Organisationsentwicklung*. Junfermann.
Berger, H. & Nolten, A. (2019). Rahmenbedingungen des BGM: gesundheitspolitische und betriebswirtschaftliche Grundlagen. In: Reinfelder, E.-C., Jahn, R. & Gingelmaier, S. (Hrsg.). *Supervision und psychische Gesundheit*. (S. 27–60). Springer. https://doi.org/10.1007/978-3-658-22193-5_8.
BGW (Hrsg.) (2017). *Psychische Belastung und Beanspruchung. BGW Personalbefragung für die Altenpflege, Krankenpflege und Behindertenhilfe*. Berufsgenossenschaft für Gesundheitsdienst und Wohlfahrtspflege.
Braeseke, G. (2024). Indikatoren guter Arbeitsplätze in der Pflege. In: Schwingeretal, A. (Hrsg.). *Pflege-Report2024*. (S. 111–125). Springer. https://doi.org/10.1007/978-3-662-70189-8_9.
Bundesagentur für Arbeit (2024). *Statistik/Arbeitsmarktberichterstattung. Berichte: Blickpunkt Arbeitsmarkt – Fachkräfteengpassanalyse*.
Conrads, S. (1997). *Supervision in der Führungskräfteentwicklung: Eine qualitative Untersuchung in einer Versicherung*. Hampp.
Dallüge, T. (2015). Coaching im Kontext sozialer Systeme. In: Schreyögg, A. & Schmidt-Lellek, C. (Hrsg.). *Die Professionalisierung von Coaching, Coaching und Supervision*. (S. 87–103). Springer. https://doi.org/10.1007/978-3-658-08172-0_5.
destatis (2024). Pflegekräftevorausberechnung. https://www.destatis.de/DE/Themen/Gesellschaft-Umwelt/Bevoelkerung/Bevoelkerungsvorausberechnung/pflegekraeftevorausberechnung.html.
DGSF (2016). Systemisch gedacht und systemisch gemacht: Supervision, Coaching und Organisationsentwicklung. Fachgruppe Systemische Supervision, Coaching und Organisationsentwicklung. https://dgsf.org/service/download-bereich/systemisch-gedacht-und-systemisch-gemacht-supervision-coaching-und-organisationsentwicklung.
DGSv (2008). Der Nutzen von Supervision. Deutsche Gesellschaft für Supervision e. V.
DGSv (2021). Die Supervision der nächsten Dekade. Journal Supervision 1/2021. 20–25. https://www.dgsv.de/wp-content/uploads/2021/06/JS_1_2021_Sv-der-nächsten-Dekade.pdf
Erpenbeck, J. & Sauter, W. (2013). So werden wir lernen. Kompetenzentwicklung in einer Welt fühlender Computer, kluger Wolken und sinnsuchender Netze. Springer.
Fatzer, G. & Peter, P. (1993). Supervision, Teamentwicklung und Organisationsentwicklung als Mittel der Lehrerfortbildung – In: Beiträge zur Lehrerbildung 11/3, S. 311–320. https://doi.org/10.25656/01:13269.
Fischer, R. (2013). Berufliche Identität als Dimension beruflicher Kompetenz. Entwicklungsverlauf und Einflussfaktoren in der Gesundheits- und Krankenpflege. Bertelsmann. https://doi.org/10.3278/6004350w
Glien, P. et al. (2022). Besondere Patientengruppen in der Notaufnahme. In: Dietz-Wittstock, M. et al. (Hrsg.), Notfallpflege – Fachweiterbildung und Praxis. (S. 265–300). https://doi.org/10.1007/978-3-662-63461-5_16
Gröning, K. (2014). Supervision in der Pflege. *FoRuM Supervision, 36*, 92–95. https://doi.org/10.4119/fs-2164
GUV (2005). Psychische Belastungen am Arbeits- und Ausbildungsplatz – ein Handbuch. Phänomene, Ursachen, Prävention. GUV-I 8628. Bundesverband der Unfallkassen.
Hebenstreit, D. (2023). *Mit Coaching Fehlerkultur im Unternehmen etablieren*. Coaching-Magazin Online vom 16.05.2023. https://www.coaching-magazin.de/fuehrung/fehlerkultur-im-unternehmen.
Heringshausen, G. (2021). An einem Strang ziehen – Ressourcenorientierte Patienten- und Angehörigenkommunikation im Krankenhaus. Dr.med.Mabuse 11–12/21: 47–49.
IFBG (Hrsg.) (2024). *Pflegestudie 2.0 – Wiederholte Ressourcen- und Belastungsanalyse bei Pflegekräften*. Eine Veröffentlichung des Instituts für Betriebliche Gesundheitsberatung (IFBG). https://www.ifbg.eu/pflegestudie-2-0-wiederholte-ressourcen-und-belastungsanalyse/.
Janssen, B. (2019). Warum wir uns mehr um die kümmern müssen, die sich kümmern – Supervision in der Altenpflegeausbildung. *Journal Supervision* 2/2019. 10–12.

Kauffeld, S. & Schermuly, C.C. (2019). Arbeitszufriedenheit und Arbeitsmotivation. In: Kauffeld, S. (Hrsg.). Arbeits-, Organisations- und Personalpsychologie für Bachelor. (S 237–260). Springer. https://doi.org/10.1007/978-3-662-56013-6_9.

Kühl, S. (2008). Coaching und Supervision. *Zur personenorientierten Beratung in Organisationen*. Verlag für Sozialwissenschaften.

Lennefer, T., Drupp, M., Mall, W., Lehr, D. & Ducki, A. (2024). Pflege braucht Pflege: Wie Betriebliche Gesundheitsförderung dem Fachkräftemangel entgegenwirken kann. In: Schwingeretal, A. (Hrsg.). Pflege-Report2024. (S. 127–140). Springer. https://doi.org/10.1007/978-3-662-70189-8_9.

Lippmann, R. (2013). Settings. In: Lippmann, E. (Hrsg.). *Coaching*. (S. 87–106). Springer. https://doi.org/10.1007/978-3-642-35921-7_7.

Loebbert, M. (2016). *Wie Supervision gelingt. Supervision als Coaching für helfende Berufe*. Springer.

Mathias-Wiedemann, U. (2020). Mythos Supervision? Ohne Forschung kein Weiterkommen! SUPERVISION: Theorie – Praxis – Forschung. 04/20. 1–23.

Matzke, C. U. (2021). Innovative und mutige Personalentwicklung im Gesundheitswesen. In: Tewes, R. & Matzke C. U. (Hrsg.) *Innovative Personalentwicklung im In- und Ausland*. (S. 1–22). Springer. https://doi.org/10.1007/978-3-662-62977-2_1

Mulkau, A. & Erlinghagen, R. (2023). Was ist Supervision in Unternehmen? Online-News 30.08.2023. Supervisionwww.haufe.de/personal/neues-lernen/was-ist-supervision-in-unternehmen_589614_573254.html

Murni, D., et al. (2022). Nurse's motivation and job satisfaction In providing nursing services during pandemic covid-19. *Riset Informasi Kesehatan, 88*(2), 159–164. https://doi.org/10.30644/rik.v11i2.679

Neumann-Wirsig, H. (2016). Supervision – eine Beschreibung. In: Neumann-Wirsig, H. (Hrsg.). *Lösungsorientierte Supervisions-Tools. Renommierte Supervisorinnen und Supervisoren beschreiben 50 lösungsorientierte, systemische und hypnosystemische Tools für die Supervision*. (S. 12–18). managerSeminare.

Nickoleit, M., Dietz-Wittstock, M. & Friesdorf, M. (2022). Gewaltfrei in der Notaufnahme. In: Dietz-Wittstock, M. et al. (Hrsg.). *Notfallpflege – Fachweiterbildung und Praxis*. (S. 353–368). https://doi.org/10.1007/978-3-662-63461-5_16

Pühl, H. (2009). Team-Supervision und Teamarbeit. In: Pühl, H. (Hrsg.), *Handbuch Supervision und Organisationsentwicklung*. (S. 161–193). Verlag für Sozialwissenschaften.

Schönborn, G. (2014). *Unternehmenskultur als Erfolgsfaktor der Corporate Identity. Die Bedeutung der Unternehmenskultur für den ökonomischen Erfolg von Unternehmen*. Springer.

Sendera, A. & Sendera, M. (2013). *Trauma und Burnout in helfenden Berufen*. Springer. https://doi.org/10.1007/978-3-7091-1244-1_5.

Sell, M. (2021). Supervision und Coaching auf relationaler Basis – Intersubjektivität geht der Subjektivität voraus. In: Surzykiewicz, J. et al. (Hrsg.). Supervision und Coaching in der VUCA-Welt. (S. 3–21). Springer. https://doi.org/10.1007/978-3-658-32692-0_1.

Steil, M. & Turowski, M. (2018). Führungskräfteentwicklung im Rettungsdienst – Übel oder Chance? In: Neumayr, A., Baubin, M. & Schinnerl, A. (Hrsg.). *Herausforderung Notfallmedizin. Innovation – Vision – Zukunft*. (S. 85 – 94). Springer.

Stockinger, A. (2014). Personalentwicklung im Fokus von Kliniken und Pflegeeinrichtungen. In: Tewes, R. & Stockinger, A. (Hrsg.). *Personalentwicklung in Pflege- und Gesundheitseinrichtungen*. (S. 2–14). Springer. https://doi.org/10.1007/978-3-642-37324-4_1.

Tewes, R. (2015). *Führungskompetenz ist lernbar. Praxiswissen für Führungskräfte in Gesundheitsfachberufen*. Springer.

Weigand, W. (2019). Der kritische Beitrag der Supervision zur Förderung betrieblicher Gesundheit. In: Reinfelder, E.-C., Jahn, R. & Gingelmaier, S. (Hrsg.). *Supervision und psychische Gesundheit*. (S. 81–92). Springer. https://doi.org/10.1007/978-3-658-22193-5_8.

Winterstein, H. & Hofmann, H. (2006). *Wege zu einer nachhaltigen Personalpolitik. Informationen und Angebote zur Lösung personalpolitischer Herausforderungen*. Forschungsinstitut für betriebliche Bildung.

9783662717035